GANE la
guerra INTERNA

El plan alimenticio que combate la
inflamación: la causa oculta de la obesidad
y las enfermedades crónicas

GANE la
guerra INTERNA

Floyd H. Chilton, Ph.D.
con Laura Tucker

RODALE

Impreso en los Estados Unidos de América
Rodale Inc. hace lo posible por utilizar papel reciclado ♻ y libre de ácidos ∞.

Diseño del libro de Ruth Lee Mui

La información contenida en este libro fue publicada anteriormente, en 2005, por A Fireside Book, Simon & Schuster, con el título *Inflammation Nation*.

La edición de Rodale Inc. para la venta directa por correo se publica en 2007 bajo licencia de Simon & Schuster.

Library of Congress Cataloging-in-Publication Data

Chilton, Floyd H.
    [Win the war within. Spanish]
    Gane la guerra interna : El plan alimenticio que combate la inflamación: la causa oculta de la obesidad y las enfermedades crónicas / Floyd H. Chilton, con Laura Tucker.
            p.   cm.
    Includes bibliographical references and index.
    ISBN-13 978–1–59486–692–0 hardcover
    ISBN-10 1–59486–692–9 hardcover
    1. Diet therapy.   2. Inflammation—Popular works.   3. Inflammation—Diet therapy
I. Tucker, Laura, date   II. Title.
    RM217.C4718 2006
    615.8'54—dc22   2006036682

    2   4   6   8   10   9   7   5   3   1   tapa dura

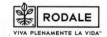

Inspiramos a las personas y les damos la posibilidad de mejorar tanto sus vidas como el mundo a su alrededor

Para conseguir más de nuestros productos visite **rodalestore.com** o llame al 800-424-5152

Dedico este libro a mi hijo, Josh,
y a mi padre, Floyd,
por haberme brindado la inspiración
de su valor extraordinario.

Índice

Segunda Parte: El Programa Chilton

Tercera parte: Herramientas para una vida sana

Agradecimientos

Antes que todo quiero dar las gracias al Señor por su amor y dirección continuos. También quiero expresar mi gran amor por mis hijos Candice, Josh, Shane y Sarah, quienes le dan un propósito permanente a mi vida. Con profunda gratitud pienso en mi madre, por su fuerza y apoyo constantes, y en mis hermanas, Tammy y Tanya, ¡mis *fans* más grandes! Le agradezco a Karen Guedella haberme inspirado el título del libro y le doy las gracias a ella y a Mark Palmer por haber sido los primeros en manifiestar su fe en los fundamentos de *Gane la guerra interna*. El Dr. Cash McCall me señaló incansablemente que todo se iba a poder siempre que me mantuviera fiel a mí mismo, y Briana Laurene siempre creyó que este libro cambiaría las vidas de las personas. Agradezco la inspiración que estos dos queridos amigos me han dado.

Le estaré agradecido eternamente a mi amiga y agente, Laurie Bernstein, por creer en este proyecto y asesorarme desde el principio, y también por haberme presentado a Laura Tucker, mi coautora extraordinaria, que me ha acompañado a lo largo de la aventura más creativa que haya vivido jamás. Nuestra colaboración ha sido maravillosa. Doy las gracias a Linda Easter, M.S., R.D., L.D.N., quien me ayudó a poner el Programa Chilton en práctica a través de ProNutra (Viocare Technologies, Inc.); a Eric Sherertz por sus ilustraciones inspiradoras, y a Carol Colman y Carol Mann.

Mi agradecimiento a muchos amigos y colegas, entre ellos Tim Childress, el Dr. Bob Sherertz, el Dr. Brad Undem, Debra Marshall, Scott Derks, el Dr. Jon Arm, Jim Morgan, Bill Lee, Gary Lackey, Cindy Sally, el Dr. Jim Smith, el Dr. Bill Applegate, Margaret Urquhart, el reverendo Sheldon McCarter, el reverendo Jerry Webb, el reverendo John

Hamilton, Teika York, Frank Sajovic y la Dra. Kristin Anstrom, por su interés y apoyo incondicionales; y a Ted, Cindy y todos mis amigos de Charleston por apoyarme en los momentos críticos. Muchas gracias también al Dr. Kevin High y al Dr. Mark Payne por ayudarme con el desarrollo del *test* para determinar el Cociente Inflamatorio.

Conté con la bendición increíble de haber tenido como maestros a cuatro de los mejores científicos especializados en ácidos grasos en todo el mundo: el Dr. Roger Lumb de la Universidad de Carolina Occidental; el Dr. Robert Wykle de la Facultad de Medicina de la Universidad Wake Forest; el Dr. Robert Murphy del Centro Médico y de Investigación del Centro Nacional Judío; y el Dr. Lawrence Lichtenstein de la Facultad de Medicina de la Universidad Johns Hopkins. Muchas gracias por haberme proporcionado el punto de partida para mi propio trabajo.

Quisiera agradecer a los Institutos Nacionales para la Salud el haber financiado veinte años de investigaciones en mi laboratorio y en los laboratorios de otros cuyo trabajo científico sirvió de inspiración para este libro.

Tanto Laura como yo quisiéramos manifestar nuestro profundo agradecimiento por el profesionalismo del equipo de Simon & Schuster: Trish Todd, Mark Gompertz, Marcia Burke, Loretta Denner y Nora Reichard, y de manera particular de nuestra editora Cherise Davis, por su serenidad y fe y los buenos consejos que nos dio a lo largo del camino.

Laura también quisiera dar las gracias a su familia, los Tucker y los Crowell, por toda la ayuda y la paciencia que le dedicaron, y en particular a Doug y a Lily.

Los principios en los que se basa este libro se derivaron de los resultados de miles de estudios científicos básicos y clínicos. No hubiera sido posible escribirlo sin la contribución de esos científicos ni las aportaciones anónimas de sus estudiantes, becarios de postdoctorado, colaboradores y revisores. Les doy las gracias a ellos y a todos los que continúan trabajando en desarrollar estas ideas.

Prólogo
Charles E. McCall, M.D.

Hace más de cuarenta años, un hombre joven en estado de conmoción, con fiebre y pulmonía, llegó en ambulancia al Hospital de la Ciudad de Cambridge en Massachusetts. Ahí lo traté como médico... por un período muy corto. A las doce horas de haber ingresado al hospital, el paciente, aún en la flor de su vida, murió. Mis breves intentos por ayudarle resultaron inútiles; el desenlace de su enfermedad probablemente se había decidido mucho antes de que ingresara al hospital.

Este evento trágico, que ocurrió durante mi preparación como médico y especialista en enfermedades infecciosas e inflamaciones en la Facultad Médica de la Universidad Harvard, me conmovió terriblemente. Invadido por sentimientos de impotencia, me fui corriendo a la biblioteca de la Facultad de Medicina para tratar de entender la razón de la muerte prematura de mi paciente. A través del microscopio observé que gránulos anormales y extraños de temible aspecto punteaban sus glóbulos blancos. Averigüé muy pronto que estas células se llaman leucocitos "tóxicos" y constituyen una anormalidad que se definió en los comienzos del siglo XX. En el caso de mi paciente, la palabra "tóxicos", que significa venenosos, resultó muy acertada.

Un proceso inflamatorio extendido, en el intento por erradicar una infección, había atacado, en cambio, al propio cuerpo de mi paciente. En lugar de curarlo, el proceso inflamatorio lo mató al trastocar el funcionamiento de sus órganos vitales. En esencia, su cuerpo se había suicidado. Parece asombroso, pero es la verdad. Este encuentro desconcertante y espantoso con la espada de doble filo que es la inflamación —personaje bueno y villano a la vez— me llenó de humildad y determinó el curso de mi carrera como científico médico en el área de las enfermedades inflamatorias.

Unas cuatro décadas después sigo estudiando el proceso de inflamación. Actualmente lo concibo como un regalo no siempre bienvenido de la Naturaleza. Tal es la naturaleza curiosa de este proceso fisiológico. La inflamación es tan antigua como la historia misma del ser humano y los animales y se han encontrado indicios de ella en los fósiles. Se describe en los primeros mensajes escritos del ser humano. De hecho, tal como les recuerdo a mis estudiantes de Medicina, la primera descripción del desarrollo específico de una enfermedad se refiere al de la inflamación. Los textos pictóricos sumerios de hace 7.000 años muestran una "*bier*" o flama para describir el ardor relacionado con las heridas infligidas al cuerpo. Los escritos egipcios, chinos y griegos de la antigüedad también incluían descripciones y símbolos de las características de la inflamación, como el calor, el enrojecimiento, la hinchazón y el dolor.

Para cuando aprendemos a caminar y a hablar, todos hemos experimentado ya alguna inflamación, como el dolor, la hinchazón, el enrojecimiento y la sensación de ardor que se producen alrededor de una cortada, por ejemplo. Cuando el estado de inflamación es crónico destacan otras características generales, como la fatiga crónica, dolores musculares vagos y la falta de apetito, y a veces la pérdida de peso, la somnolencia e incluso la depresión. Estos efectos sistémicos de la inflamación afectan mucho a quienes sufren enfermedades inflamatorias primarias como la artritis reumatoide, el lupus, las enfermedades inflamatorias intestinales y la hepatitis.

Mis pacientes con enfermedades inflamatorias podrían estar a punto de morir, sufrir mutilaciones y discapacidades permanentes o bien ignorar por completo el proceso destructivo que se lleva a cabo silenciosamente entre sus órganos y tejidos, conforme su cuerpo lucha contra un amigo convertido en enemigo.

Por si estas malas noticias no fueran suficiente, ciertos procesos inflamatorios —como el de la ateroesclerosis, el mal de Alzheimer y la demencia— pueden permanecer ocultos durante muchos años. Ocultan su presencia y cuando se manifiestan es posible que ya no haya remedio. La medicina clínica sigue buscando marcadores alternos para descifrar esos secretos y rastrear la epidemia inflamatoria, pero los resultados se están dando muy lentamente. En este libro, el Dr. Chilton nos insta, con razón, a dar pasos razonables ahora mismo para contener la marea inflamatoria.

Gane la guerra interna define el desafío único que las inflamaciones plantean para nuestra salud y nos brinda una forma de atenuar sus efectos. En primer lugar, el Dr. Chilton identifica de manera convincente la epidemia inflamatoria, cuya incidencia sigue subiendo en relación con muchas enfermedades (asma, ateroesclerosis, artritis, psoriasis, diabetes y las enfermedades inflamatorias intestinales, para mencionar unas cuantas) a pesar de los avances médicos que han permitido comprender y tratar muchos tipos de inflamación.

A pesar de que esta epidemia de enfermedades inflamatorias no resulta tan obvia ante el ojo público como la epidemia tan evidente de obesidad, no es por ello menos grave. A partir de sus experiencias como científico de primer nivel mundial, el Dr. Chilton explica con claridad la forma en que las células y los fluidos de los tejidos transportan los mensajes inflamatorios valiéndose de sustancias químicas.

A continuación, el Dr. Chilton identifica un factor causante de la proliferación con proporciones epidémicas de estas enfermedades y proporciona pruebas de que este factor contribuye de manera muy importante a la situación: los ingredientes de la alimentación típica del mundo occidental. Son innegables las repercusiones de nuestra alimentación diaria, y este enemigo terrible se introduce de forma furtiva a través de nuestro sistema digestivo para modificar la naturaleza misma del motor inflamatorio, del mismo modo en que los carburadores de gasolina, al funcionar con demasiado oxígeno, finalmente dan como resultado un motor disfuncional.

Por último, *Gane la guerra interna* brinda esperanza a los enfermos al proporcionar un método bien estructurado para limitar los estragos que los efectos destructivos de un estado de inflamación salido de control causa en nuestra salud. Este enfoque —basado exclusivamente en los alimentos— funciona igual que los medicamentos, pero sin los efectos secundarios ni el costo de los fármacos a los que por lo común recurrimos para tratar a nuestros pacientes. Además, este método no conlleva el riesgo de afectar la función beneficiosa que corresponde al proceso de inflamación, tal como sucede con la mayoría de los medicamentos con los que tratamos las enfermedades inflamatorias.

A lo largo de todas las secciones del libro, el Dr. Chilton pone énfasis en los resultados y en la medicina preventiva dentro del campo de la nutrición, haciéndonos recordar el fin último del ejercicio médico: no sólo diagnosticar y tratar las enfermedades sino predecir las consecuencias negativas y evitarlas siempre que sea posible.

Cuarenta años después de la muerte de aquel desafortunado joven, el asunto de las inflamaciones y de las enfermedades relacionadas con ellas aún me fascina y me desconcierta. Hemos entrado a la era de la genómica, ¡y qué emocionante resulta para los científicos como yo! Los genes buenos, malos e indiferentes contribuyen de igual manera a las enfermedades inflamatorias. No obstante, fijarnos sólo en los genes implica un riesgo. El medio en el que vivimos es igualmente importante o más y, según lo destaca el Dr. Chilton, la epidemia inflamatoria se ha adelantado a los cambios genéticos. Por lo tanto, el medio en este caso —nuestros alimentos tan económicos, deliciosos y fáciles de conseguir— se ha convertido en la causa del problema. Y por su parte, la industria alimenticia, ni corta ni perezosa, se aprovecha de nuestros hábitos a la hora de comer. Entonces, ¿qué debemos hacer. . . y cuándo?

Un comercial de televisión nos recuerda que a fin de cuentas, lo que importa no es la idea sino la acción que se haya inspirado en ella. A la medicina de investigación se le critica, y con razón, por olvidarse de los afectados, por no traducir los descubrimientos y las informaciones nuevas en acción concreta que alivie el sufrimiento humano. En *Gane la guerra interna*, el Dr. Chilton no se limita a presentar información descriptiva sino que da un paso audaz hacia la expresión concreta de sus ideas. Proporciona información a partir de la cual arma un plan de acción. Sus palabras son persuasivas y su mensaje, además de tener sentido, es práctico. Es digno de nuestra atención, pues lo que comemos ayuda a convertirnos en lo que somos.

PRIMERA PARTE

La epidemia secreta

Introducción

Una plaga silenciosa ha invadido los Estados Unidos y la gran mayoría de los habitantes del país se encuentran amenazados por ella. Esta calamidad se manifiesta como una serie incalculablemente devastadora y estadísticamente significativa de epidemias. Es la "madre de todas las epidemias".

Estoy convencido de que puede impedirse en gran medida, pero hemos hecho poco para evitar que se extienda. Por el contrario, hemos estimulado su crecimiento exponencial. En el mejor de los casos, las enfermedades que forman parte de la epidemia afectan la calidad de nuestras vidas; en el peor, son dolorosas, debilitantes y a veces mortales.

Tome en cuenta lo siguiente:

- Setenta millones de personas radicadas en los Estados Unidos padecen artritis, cifra que equivale a *un adulto de cada tres*. Es decir, el número de personas con artritis ha aumentado *al doble* en comparación con hace dos décadas.*
- Más de 20 millones de estadounidenses sufren asma, enfermedad que ocupa el lugar número *seis* en la lista de los males crónicos más comunes padecidos por el ser humano.
- Más de 50 millones de residentes de los Estados Unidos sufren de alergias cada año; el número se ha duplicado a lo largo de los últimos 20 años. En los países desarrollados, el índice de fiebre del heno ha aumentado en un 100 por ciento durante cada una de las últimas tres décadas. La dermatitis alérgica afecta a *tres veces más* personas ahora que en 1960. El 10 por ciento de los niños pequeños la padecen.
- En el año 2002 había 18,2 millones de diabéticos en los Estados Unidos, entre ellos 2 millones que son latinos. Se trata de un aumento del 49 por ciento en comparación con 10 años antes. Cada año, esta enfermedad debilitante tiene que ver con aproximadamente 200 mil muertes en los Estados Unidos.

*Fuente: La Fundación contra la Artritis

Las enfermedades inflamatorias
en los Estados Unidos

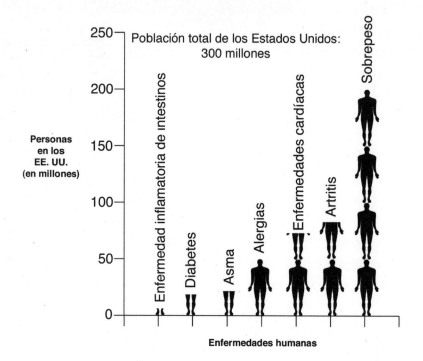

◆ Las enfermedades cardiovasculares son la primera causa de muerte en los Estados Unidos. Alrededor de *64 millones* de personas radicadas en este país las sufren en alguna de sus formas. Casi un millón de personas murió por esta causa en el año 2001.

◆ El eczema es el problema dermatológico más común en los niños menores de 11 años. Un total de aproximadamente 15 millones de personas sufren los síntomas de esta enfermedad en nuestro país.

◆ Un millón de estadounidenses padecen la enfermedad inflamatoria de intestinos.

No hay duda de que estas cifras son abrumadoras e impresionantes. Sin embargo, resultan aún más devastadoras cuando uno se da cuenta de que no se trata de una lista arbitraria de males. De hecho, todas estas enfermedades comparten la misma causa fundamental.

¿Cuál es el denominador común que une a estas enfermedades aparentemente distintas entre sí, así como a otras de gravedad, como el lupus, la enfermedad de Crohn y la psoriasis? La respuesta sorprende: el propio sistema de autodefensa del cuerpo. Todas son *enfermedades inflamatorias*, las cuales se producen cuando el sistema inmunitario del cuerpo se revira contra sí mismo.

Nuestros cuerpos se están atacando a sí mismos en cantidades nunca antes vistas. Cada una de estas enfermedades, tomada por sí sola, representa un problema grave de salud en este país. Cuando se toman en conjunto, como una categoría de males, sólo pueden definirse como pandemia. Es cierto que algunas de ellas coinciden en parte con otras, como las

> Casi el 50 por ciento de las personas radicadas en los Estados Unidos padecen una enfermedad inflamatoria.

alergias y el asma, lo cual dificulta calcular con precisión los alcances totales del problema de las enfermedades inflamatorias en los Estados Unidos. No obstante, a pesar de estas coincidencias, no creo exagerar el problema si digo que las enfermedades inflamatorias afectan hasta a *la mitad* de las personas en este país.

El *cluster* inflamatorio

Es posible que por las noticias y películas como la de *Erin Brockovich* usted ya conozca el fenómeno llamado "*cluster* de cáncer", el cual se da cuando la incidencia de casos de cáncer semejantes entre sí afecta a un número desproporcionado de personas pertenecientes a la misma comunidad o profesión. Se trata de un suceso realmente aterrador.

Cuando se identifica un *cluster*, los investigadores se ponen a buscar inmediatamente una causa material, un agente al que cada uno de los pacientes haya sido expuesto. Al descubrirse el agente causante (una fábrica que deposita sustancias químicas tóxicas en los pozos de agua, por ejemplo), el resto de la población nacional se alegra de que no haya sucedido en *su* comunidad.

Cuando empecé a investigar la conexión que existe entre la alimentación y las enfermedades inflamatorias, simplemente buscaba algo que pudiera ayudar a las personas que padecían enfermedades inflamatorias avanzadas y crónicas. Quería encontrar una solución alimenticia natural que aliviara los síntomas de quienes habían agotado sus demás posibilidades. No obstante, llegué a darme cuenta —como espero que usted también lo haga al leer este libro— de que el problema de las enfermedades inflamatorias era muchísimo más grave de lo que creía: estaba en juego mucho más.

> **Un factor importante en la proliferación de estos males son los alimentos que consumimos.**

De hecho, el índice de enfermedades inflamatorias se ha disparado de tal forma en este país que se puede calificar de *cluster* por derecho propio. Se trata de un *cluster* a nivel nacional, de un *cluster* sin límites que no se ve encerrado por los confines típicos de la geografía o la demografía. *No* es posible lanzar un suspiro de alivio por vivir fuera de los alcances de un derrame de desechos tóxicos, porque no existe ningún lugar que se encuentre "fuera" de dichos alcances. No existe una zona bien definida de peligro, un área limitada que podría acordonarse.

Cuando empezamos a buscar la causa material de esta epidemia tremenda de alcances nacionales se reveló la gravedad terrible de la situación: es posible que la respuesta se encuentre en los platos sobre nuestras mesas. Creo que un factor importante detrás de estas enfermedades es nuestra alimentación; el "derrame de desechos tóxicos", para seguir con la misma metáfora, es *lo que comemos*. No existe una casa segura ni ningún lugar donde escondernos a menos que cambiemos de manera sustancial la forma en que comemos, tal como se indicará en este libro.

El desastre se nos ha acercado furtivamente, pero no de un día para otro, pues las circunstancias que nos han traído hasta este punto vienen preparándose desde hace un siglo o más. Las personas en los Estados Unidos que sufren estas enfermedades dolorosas y debilitantes se podrían comparar con los canarios infelices soltados en las minas de carbón para determinar si se podía respirar bien en ellas. Sus afecciones envían un mensaje fuerte y muy claro a quienes hemos logrado evitar su situación hasta el momento. Este libro no trata de la división entre las personas que tienen enfermedades inflamatorias y las que no. No habla de "quien la tiene" y "quien no"; en cambio, trata de "quien no la tiene" y "¿quién la *tendrá?*". Todos hemos bebido del pozo contaminado, lo cual significa que *todos y cada uno de nosotros* nos encontramos en peligro.

"¿Por qué no he oído hablar de esto?"

Probablemente se estará preguntando por qué no se ha enterado de ello, si es que tengo razón y la inflamación en realidad es una plaga silenciosa que está fuera de control y nos amenaza a todos, no una afección exótica y rara que afecta a unos cuantos desafortunados.

Bueno, la verdad es que usted sabe más sobre las inflamaciones de lo que piensa. Al igual que el oxígeno, resultan esenciales para vivir. Cuando el sistema inflamatorio se sale de su curso normal recurrimos rápidamente a los medicamentos; apuesto a que no existe una sola persona que no cuente con un frasco de aspirina en su botiquín. Este fármaco maravilloso alivia el dolor y la fiebre y reduce la hinchazón, al igual que otros productos antiinflamatorios muy eficaces disponibles para la venta.

Muy bien, pero a veces el sistema se inflama de manera crónica. El *porqué* es un misterio. Llevamos mucho tiempo recopilando información al respecto. Las compañías farmacéuticas han desempeñado un papel importante en el esfuerzo por descifrar el misterioso funcionamiento del sistema inflamatorio. De hecho, me gusta referirme al camino inflamatorio sobre el que trata este libro como el "camino multibillonario", porque a lo largo de los últimos 30 años se le han dedicado más tiempo y esfuerzos de investigación —así como dólares— que casi a cualquier otra área de la medicina. Dentro de poco lo conocerá por otro nombre, el "Camino AA" (de ello hablaré más adelante). La capacidad para bloquear el Camino AA es el secreto en el que se basan fármacos muy populares como *Celebrex* y *Singulair*, al igual que la aspirina y otros medicamentos antiinflamatorios no esteroideos. El Camino AA también es el secreto del Programa Chilton, una forma totalmente nueva y natural de abordar el problema de la inflamación.

¿Y por qué preocuparnos desde ya?

Una de las razones por las que tenemos que resolver esta plaga es el número tan impactante de personas a quienes se les ha diagnosticado alguna enfermedad inflamatoria. El hecho de que cada uno de nosotros puede caer víctima de ello es otra. Sin embargo, hay otros motivos por el que las inflamaciones, al salirse de control, se han convertido en un problema importante de salud pública:

◆ Las enfermedades inflamatorias debilitan y en muchos casos resultan mortales. Y no existe una cura. Si bien hemos mejorado los tratamientos para aliviar muchos de sus síntomas, con frecuencia esto implica tomar medicamentos caros a largo plazo y los efectos secundarios a veces son tan nocivos como las enfermedades mismas. Ni siquiera los mejores medicamentos funcionan todo el tiempo ni para todas las personas.

◆ La inflamación es la causa de un mayor número de enfermedades de lo que nos imaginamos. De hecho, muchas de las afecciones posiblemente mortales que creíamos entender por completo en realidad se deben a inflamaciones. Hace 10 años, por ejemplo, los cardiólogos creían que niveles elevados de lípidos sanguíneos como el colesterol y los triglicéridos eran la causa principal de las enfermedades cardíacas, por lo que clasificamos la ateroesclerosis como un mal que se debe a los depósitos de lípidos. Actualmente, sostenemos la opinión de que las enfermedades cardíacas, que matan a un mayor número de personas en los Estados Unidos que cualquier otra afección, en realidad se dan a causa de un estado de inflamación. Es más, investigaciones recientes indican que otros males que matan a muchas personas, como la enfermedad de Alzheimer y ciertos tipos de cáncer, posiblemente estén relacionados con un estado fundamental de inflamación.

◆ Otros problemas de salud muestran un elemento inflamatorio importante. Incluso afecciones que no se consideran estrictamente inflamatorias con frecuencia cuentan con este elemento, el cual a menudo causa dolor crónico y daña y deforma los tejidos. Por ejemplo, la inflamación representa un componente significativo de la diabetes del tipo II y la demencia senil. De hecho, es posible que represente un papel importante en las afecciones que anteriormente solíamos calificar como "problemas de la vejez". Por lo tanto, tratar y prevenir un estado de inflamación puede representar una bendición tremenda para cualquiera e incrementar enormemente la capacidad para funcionar, en muchos casos, además de aliviar significativamente el dolor.

◆ Las inflamaciones no son la única epidemia de reciente aparición. Aproximadamente el 64 por ciento de los estadounidenses están pasados de peso u obesos. El sobrepeso no sólo exacerba cualquier enfermedad inflamatoria ya existente, sino que las células de grasa desempeñan un papel importante en crear los agentes mensajeros que causan los problemas inflamatorios en primer lugar.

◆ El número de personas afectadas aumenta año tras año. Hoy en día, las estadísticas con respecto a las afecciones inflamatorias son alarmantes. Mañana será peor. Sigue en aumento el número de personas que sufre estos males y que muere por su causa. Nuestros sistemas médicos, medicamentos y tecnologías médicas nunca fueron mejores ni estuvieron jamás al alcance de tantas personas, pero estas afecciones florecen como si viviéramos en la Edad Media.

Si hemos de aliviar esta pandemia de manera significativa tenemos que abordar la causa subyacente. Para lograrlo, debemos investigar por qué estas enfermedades ocurren con una frecuencia tan desproporcionadamente alta y qué estamos haciendo para que aumente dicha frecuencia.

La historia de Tammy: una cruzada personal

Es común que las experiencias fundamentales en la vida comiencen con el deseo intenso de ayudar a alguien a quien amamos. Si casi el 50 por ciento de las personas radicadas en los Estados Unidos padecen una enfermedad inflamatoria, las vidas de todos los estadounidenses han sido afectadas por esta epidemia, y yo no soy la excepción. El contacto personal con los males inflamatorios que padecían personas a quienes quería fue lo que me motivó para dedicar mi vida a investigar esta materia.

A mi hermana Tammy se le diagnosticó artritis reumatoide juvenil (AR) a los 13 años. Estoy convencido de que si Satanás diseñara una enfermedad, sería esta. Muchos de los afectados por AR comparten esta opinión, al igual que los médicos que la tratan. Es monstruoso el sufrimiento que causa este mal incurable caracterizado por un dolor sumamente intenso y el debilitamiento gradual.

Tammy es una de las personas más valientes que he conocido jamás. Si bien padece esta enfermedad demoníaca desde la infancia, creo que nunca la he oído quejarse, aunque la evidencia física de su afección se aprecia en todo su cuerpo. A los 30 años, sus manos presentaban deformaciones tan grotescas que el sólo verlas dolía, y protuberancias óseas le

habían causado una hinchazón tremenda en las rodillas, pues la inflamación crónica había afectado una cantidad tal de tejido que la forma de
la articulación había sufrido daños permanentes.

Para controlar su enfermedad, Tammy ingería medicamentos cada
vez más fuertes. En el otoño de 1997 estaba tomando metotrexato, un
medicamento que originalmente fue diseñado para combatir el cáncer. Se
trata de una sustancia muy potente y tóxica. Entre los efectos secundarios
inmediatos figuraban llagas bucales, diarrea y pérdida de apetito, pero
también existía una amenaza a largo plazo: al tomarse concentraciones
altas durante períodos largos de tiempo, el metotrexate termina por amenazar todos los sistemas importantes de órganos del cuerpo.

El medicamento era costoso, los efectos secundarios le causaban
muchas molestias y, como madre de tres hijos pequeños, le preocupaban
los efectos que pudiera tener en su salud futura. Sin embargo, al igual que
otros muchos pacientes de AR, Tammy simplemente carecía de opciones.
Este medicamento era su única esperanza. Lo peor era que el metotrexate
ni siquiera resultaba muy eficaz. A pesar de ingerir este medicamento tan
fuerte, no podía subir las escaleras ni amarrarse los cordones de los zapa-
tos. Sin importar lo que hiciera, su enfermedad se agravaba.

Después de someterse a cinco cirugías para rehabilitar y reemplazar
las articulaciones de sus manos, Tammy no sabía qué hacer. En los
grupos de apoyo formados por personas afectadas por la AR había
escuchado muchos rumores entusiastas acerca de las "terapias alternativas" que prometían mejorar el funcionamiento del cuerpo y reducir el
dolor. La posibilidad de recibir ayuda resultaba seductora pero inaccesi-
ble: ¡no existía ningún consenso acerca de la eficacia de estos remedios!
Algunas personas afirmaban haber obtenido resultados fantásticos con
dietas que contenían alimentos supuestamente antiinflamatorios y con
dosis enormes de vitaminas antioxidantes y suplementos de ácidos
grasos. Se mencionaban dosis muy diversas, según el que estuviera hablando, y nadie parecía preocuparse mucho por cuestiones científicas o
de seguridad.

Como es de entenderse, Tammy se sentía abrumada por las informaciones contradictorias que se intercambiaban aceleradamente y se comunicó conmigo. En aquel entonces, yo pertenecía al personal docente del

prestigiado Centro Johns Hopkins para el Asma y las Alergias y gozaba de reconocimiento internacional como experto en el asma.

"Necesito probar otra cosa —afirmó—. El médico me dice que he agotado mis opciones, pero evidentemente lo que estoy haciendo no funciona y no puedo seguir así. ¿No hay nada que pueda hacer?".

"No tengo la menor idea —respondí—. Pero *ni te atrevas* a tomar nada hasta que te haya investigado esto".

Dediqué la misma noche a examinar, en la biblioteca médica del Centro, las afirmaciones sobre las que se basaban esos tratamientos alternativos. Tammy tenía razón: existía toda una comunidad de personas que sufrían enfermedades inflamatorias de todo tipo y clamaban ayuda. En casi todos los casos, sus enfermedades eran crónicas y progresivas. Los medicamentos vendidos con receta que ingerían con frecuencia venían acompañados de efectos secundarios inaceptables y era legítimo el miedo que sentían con respecto a la forma en que esas sustancias pudieran afectar su salud a largo plazo. La medicina convencional no les ofrecía soluciones aceptables a estas personas, que desesperadamente buscaban remedios en otras partes.

Sin embargo, si realmente existía algún remedio, no lo iban a proporcionar las empresas que vendían productos naturales, las cuales parecían aprovecharse de las esperanzas y los temores de los desesperados enfermos al hacerles grandes promesas que sólo terminaban por decepcionarlos profundamente. Me asombró la cantidad de informaciones erróneas que encontré sobre la alimentación y los suplementos alimenticios en esos textos. En el mejor de los casos, la información era inútil y los "remedios" no eran más que brebajes ineficaces. En el peor de los casos, se trataba de recomendaciones realmente peligrosas que combinaban los suplementos en dosis tales que podían tener consecuencias mortales, como plaquetas pegajosas e infarto.

Al mismo tiempo, no pude descartar como charlatanería todo lo que encontré. Por necias que fueran algunas de las afirmaciones científicas, reconocí el destello de un auténtico tesoro enterrado ahí. Convencido de no ser el único científico que se planteaba estas preguntas, entré a Medline, una lista que contiene aproximadamente 11 millones de referencias de revistas médicas, para ver qué ofrecía la comunidad médica al respecto.

Busqué estudios clínicos diseñados para probar terapias alternativas contra las enfermedades inflamatorias.

Desafortunadamente, lo que encontré ahí no resultó más concluyente. No había muchos estudios y los que encontré carecían, en su mayoría, de solidez científica auténtica. Muchos no habían utilizado a un grupo de control de placebo, es decir, no existía en realidad una norma con la cual comparar sus resultados. La mayoría no habían tenido lugar en el ámbito de un centro médico importante donde los investigadores pudieran asegurar el cumplimiento estricto de sus pruebas. En algunos casos no quedaba muy claro cómo midieron los resultados. Desde el punto de vista científico las investigaciones no eran adecuadas, por decir poco.

Sin embargo, nuevamente las posibilidades, aunque muy limitadas, bastaron para intrigarme. Una amplia gama de pruebas indicaba que las enfermedades inflamatorias estaban vinculadas con la alimentación, particularmente con los ácidos grasos en nuestra dieta. Y daba la casualidad que yo me especializaba en dichos ácidos.

Pasé varias noches en vela reflexionando sobre las opciones de Tammy y las mías. En ese entonces contaba con dos becas importantes financiadas por los Institutos Nacionales para la Salud y asesoraba a tres grandes compañías farmacéuticas. Es decir, disponía de mucho dinero para la investigación. Era un científico reconocido a nivel mundial y me especializaba en la forma en que el metabolismo del cuerpo asimila los ácidos grasos a nivel celular. Las investigaciones que había encontrado dejaban muy claro que mi área de conocimiento y la de las inflamaciones coincidían en parte.

Al salir el sol después de mi última noche de desvelo, comprendí que tenía la oportunidad de ayudar a mi hermana y a millones de personas que se hallaban en la misma situación. ¿No sería hora de empezar a estudiar el bosque en lugar de concentrarme en los árboles?

De tal forma dio inicio mi esfuerzo —junto con mis colegas de Johns Hopkins y basado en el trabajo del sinnúmero de científicos e investigadores que me precedieron— por desarrollar un método natural con bases científicas, seguro y eficaz, para prevenir y tratar las enfermedades inflamatorias a través de la alimentación.

Ahora creo conocer una de las razones principales por las que se ha dado un incremento epidémico en estas enfermedades en los Estados

Unidos y otras naciones del llamado Primer Mundo, a pesar de los avances médicos sin precedentes que hemos logrado. A partir de esta respuesta pude desarrollar un programa, una solución alimenticia sencilla y fácil de aplicar que estoy convencido ayudará a detener, revertir e incluso prevenir los efectos debilitantes que se dan cuando se le exige de manera permanente un esfuerzo exagerado al sistema inmunitario.

Si bien la intención del programa no fue sustituir los medicamentos, tuvo este efecto en algunos de los pacientes que participaron en los seis ensayos clínicos en las que se pusieron a prueba los principios fundamentales de estos planes alimenticios. Muchas de las personas que padecían enfermedades inflamatorias observaron una diferencia notable en los indicios de inflamación al cabo de *sólo 7 a 10 días.*

Tras aplicar las reglas de mi programa alimenticio durante un mes, una mujer que sufría una enfermedad pulmonar crónica pudo dormir sin una fuente artificial de oxígeno por primera vez en una década. Un ciclista aficionado, asmático de toda la vida, estableció una marca personal en el deporte dos meses después de que se había convencido de que tendría que guardar su bicicleta para siempre. Mi hijo mayor, Josh, quien solía medir su capacidad para controlar su asma según el número de entrenamientos y partidos de fútbol americano que se perdía, no ha faltado a uno solo en más de un año. Y tras seis meses con la dieta, mi hermana abrió y cerró la mano completamente por primera vez desde los 14 años de edad.

Cómo utilizar este libro

Escribí este libro porque pienso que es posible atacar esta "madre de todas las epidemias" de manera segura y natural en el punto donde se encuentra actualmente. Pienso que podemos limitar y en algunos casos incluso revertir los daños que ya ha causado en las vidas de tantos estadounidenses. Pienso que cada uno de nosotros corre el riesgo de desarrollar una enfermedad inflamatoria a menos que volvamos a equilibrar los ácidos grasos. Y sé que las personas que padecen enfermedades inflamatorias experimentan una mejoría apreciable en su estado de salud, a un grado tal que en muchos casos transforma sus vidas, simplemente por cambiar lo que comen. Obviamente logran así una mejoría tremenda en su calidad de vida.

La estructura del libro toma en cuenta este fin. En la primera mitad hablaremos de la epidemia silenciosa. Usted verá cómo la alimentación estadounidense común ha conducido a esta crisis de proporciones realmente gigantescas.

En la segunda mitad del libro le proporcionaré las herramientas que necesita para combatir la situación. Definiremos su "Cociente Inflamatorio", es decir, su perfil de riesgo inflamatorio, el cual a su vez determinará cómo habrá de proceder con el programa. Si se le ha diagnosticado una enfermedad inflamatoria o bien si cuenta con una predisposición genética fuerte en este sentido, aplicará la Dieta Remediadora. Este programa *no* tiene la intención de sustituir el tratamiento que su médico le haya recetado sino la de complementarlo, y sé que tanto usted como su médico estarán encantados al ver lo rápido que mejora al seguir el plan.

Aunque usted no sufra ninguna de estas enfermedades corre un riesgo importante, el cual se debe en parte a su dieta. Por lo tanto, la otra versión del Programa Chilton, la Dieta Evitainflamaciones, está diseñada para beneficiar a las personas que quieren —ellos mismos y también sus familias— hacer todo lo posible por resistirse a las enfermedades inflamatorias o para mantenerlas a raya.

Un programa poderoso y práctico, no problemático

Si bien el Programa Chilton representa una forma nueva y radical de controlar las inflamaciones, no le exigirá que ajuste tajantemente su disfrute de los alimentos. La comida que encontrará en este programa son alimentos comunes y deliciosos típicos en los Estados Unidos. Le proporcionaré cuatro semanas de menús para el la Dieta Remediadora Chilton y cuatro semanas de menús para la Dieta Evitainflamaciones Chilton, para que vea lo fácil que resulta optar por alimentos más sanos y menos inflamatorios. Estoy convencido de que al cabo de ese primer mes se verá y se sentirá mucho mejor.

En el libro encontrará todas las herramientas que le harán falta para incorporar sus nuevos hábitos alimenticios antiinflamatorios con las demás actividades de su vida, mucho tiempo después de haber terminado los programas de menús. Hallará toda la información que necesita para seguir el Programa Chilton en forma de índices fáciles de entender y una nueva pirámide alimenticia antiinflamatoria. Todo ello le permitirá elegir alimentos antiinflamatorios sanos y deliciosos en un abrir y cerrar de ojos.

El Programa Chilton es sencillo en parte porque he diseñado un nuevo sistema para indexar que asigna un factor inflamatorio potencial a los alimentos más comunes a nuestra disposición. Lo he llamado el Índice Inflamatorio. Estos factores le permitirán por primera vez controlar el exceso de inflamación al consumir alimentos con un valor bajo sobre el Índice Inflamatorio. El Índice Inflamatorio innovador y fácil de comprender que se incluye en este libro asegura que siempre tenga las mejores opciones antiinflamatorias a la mano.

Mis investigaciones también indican que no es posible influir en la inflamación tan sólo por medio de los ácidos grasos, sino que también hace falta poner mucha atención en la cantidad y en el tipo de carbohidratos que se consumen. Por consiguiente, ingerir menos carbohidratos es otra piedra angular del Programa Chilton. También es una de las razones por las que al seguir la parte preceptiva para bajar de peso de este programa es posible que adelgace (tal como sucede con otras dietas bajas en carbohidratos, como la Atkins o la South Beach), si le hace falta. No obstante, hay una diferencia enorme: las otras dietas bajas en carbohidratos no toman en cuenta las inflamaciones.

> La mayoría de las dietas bajas en carbohidratos recomiendan alimentos que fomentan las inflamaciones.

Siento un gran respeto por esas dietas, porque han abordado con éxito algunos de los conceptos erróneos más grandes que se tenían sobre la comida en los Estados Unidos. No obstante, me preocupa el hecho de que muchas de sus recomendaciones posiblemente estén empeorando la epidemia de enfermedades inflamatorias.

El índice glucémico es el patrón de oro para medir la forma en que los distintos alimentos afectan el nivel de glucosa en la sangre y los nutriólogos lo utilizan mucho. En este libro encontrará un sistema de clasificación que toma en cuenta ese índice para que usted se asegure de que los carbohidratos que consume no saboteen sus esfuerzos por suprimir la inflamación a través de los ácidos grasos.

Mi meta: ayudarle a cantar victoria

Gane la guerra interna en realidad le ofrece dos libros en uno: el primero explica el porqué de la epidemia inflamatoria y el segundo brinda un programa alimenticio muy práctico que le ayudará a prevenir, tratar y revertir las enfermedades inflamatorias en su propia vida y en la vida de las personas a las que ama.

Son demasiados los estadounidenses que sufren estas enfermedades debilitantes y dolorosas. Un número demasiado grande de personas en los Estados Unidos —como yo— hemos presenciado la ardua lucha que nuestros seres queridos sostienen contra ellas. Y cada uno de nosotros corre mucho riesgo de sufrirlas, a menos que empecemos ahora mismo a cambiar lo que comemos y lo que les damos de comer a nuestras familias.

Siga leyendo. Aprenderá cómo la inflamación, un proceso natural y esencial, trabaja en su contra; cómo dar los primeros pasos para evitar que el sistema natural de defensa de su cuerpo se ataque a sí mismo; cómo incorporar una forma de comer antiinflamatoria y más saludable en su vida; y cómo, al hacerlo, podrá colaborar en repeler esta epidemia de enfermedades tan destructivas.

Capítulo 1
Nuestra prosperidad problemática

Carolina espera delante de la puerta. Se seca las manos sudorosas en los pantalones y vuelve a consultar el reloj del pasillo. Son las 4:02 de la tarde y aún no ha aparecido Luisito.

Después de lo que le parece una eternidad, divisa su pequeña silueta que dobla la esquina. Baja corriendo el camino de entrada para recibirlo y su angustia cede ante la sensación de alivio, pero también de enojo. "¡Luisito! ¡Revisamos el conteo de polen por la mañana! ¡Sabes muy bien que no debes salir! ¿Dónde andabas?".

La mayoría de las madres estarían dispuestas a matar por tener a un hijo que prefiriera jugar fútbol antes que dedicarse a juegos violentos de video o a ver repeticiones de comedias estúpidas de televisión. Sin embargo, para el hijo de Carolina, que tiene un caso severo de asma, correr al aire libre en un precioso día de primavera es como nadar en agua contaminada.

Luisito empieza a toser cuando la familia se sienta a cenar. Tal vez se resfrió o algo, piensa Carolina para no preocuparse, pero en el fondo sabe la verdad: esa tos áspera la provocó el asma. A la hora del postre, toda la familia es consciente de que la noche será larga.

Entonces se entra en acción. Luisito toma todos sus medicamentos, aunque a los esteroides probablemente no les alcance el tiempo para evitar un ataque de asma. Carolina pone el reloj automático para que Luisito inhale su beta-agonista inmediatamente en cuanto se le permita otra dosis. Luisito se sienta en el baño con el agua caliente de la ducha (regadera) abierta hasta que ya no lo soporta y hace su tarea envuelto por la nube del vaporizador. Llega la hora de acostarse. La tos parece haber mejorado un poco. . . ¿o no? Carolina le unta Vicks VapoRub en el pecho, más para contrarrestar su propia sensación de impotencia que porque realmente esté convencida de que pueda ayudar.

El asma es una enfermedad nocturna, así que Carolina también vive de noche. No se despega de la puerta de Luisito y deja de respirar cada vez que lo escucha toser. Más o menos a las 3:00 A.M. lo oye: la terrible boqueada entrecortada y retumbante que significa que su hijo lucha desesperadamente por respirar. No necesita subirle la piyama para ver que está "jalando", metiendo el diafragma profundamente en el abdomen en su esfuerzo por respirar.

Su esposo ya se comunicó por teléfono con la sala de urgencias para decirles que van en camino. Después de pronunciar una oración silenciosa, Carolina carga a Luisito y baja corriendo la escalera hacia el auto.

Empecé este libro con una lista de las estadísticas sobre la incidencia de enfermedades inflamatorias en este país. En el presente capítulo volveremos a esas estadísticas y examinaremos algunos de los grandes cambios que han tenido lugar en los alimentos que se consumen rutinariamente en el mundo, a los que tal vez se deba esta situación.

Cuando los investigadores y los médicos están lidiando con el "cuadro general", al igual que haremos nosotros en este capítulo, a veces tienen que recordar que estas cifras no son sólo una serie de números. Representan a personas auténticas, a personas en peligro y a personas que sufren dolor. Las estadísticas de las que hablaremos representan a nuestras madres y esposas, a nuestros tíos y hermanos y, lo que quizá resulte más aterrador, también a nuestros hijos.

¿Por qué a nosotros?

Indudablemente, nos hallamos ante una epidemia de enfermedades inflamatorias. De acuerdo con mis cálculos, aproximadamente la mitad de las personas radicadas en los Estados Unidos sufren un trastorno inflamatorio y muchos más corremos riesgo de padecer una.

El misterio principal que envuelve esta "madre de todas las epidemias", la cual incluye enfermedades como la artritis, el asma, las alergias, el lupus y la diabetes, es *por qué* se da. Al fin y al cabo, la ciencia médica y la higiene que reinan en los Estados Unidos no tienen igual. Hemos eliminado (o reducido considerablemente) muchos de los males infecciosos que acortaban nuestras vidas hace un siglo. La viruela, el tifo, la polio, el cólera y la peste bubónica ya sólo hacen acto de presencia en las novelas históricas. El número de casos de afecciones que mataron a más personas a comienzos del siglo pasado —como la tuberculosis, la polio, la fiebre tifoidea, la tos ferina y la pulmonía— ha bajado a menos de 50 por cada 100.000 personas. A lo largo de los últimos 100 años, el índice de mortalidad infantil ha disminuido por 10 veces en este país.

Por contraste, las enfermedades inflamatorias no infecciosas se han *agravado* cada vez más a lo largo de las últimas tres décadas. En son de broma, un médico amigo mío dice que el *Celebrex* reemplazó al *Prozac* como el medicamento de rigor en esta década. ¿No le parece a veces que a muchas de las personas que usted conoce les está dando artritis, alergias o asma? A pesar del éxito enorme que hemos logrado al controlar a afecciones que nadie pensó que pudiéramos derrotar jamás, las enfermedades inflamatorias nos están ganando la guerra médica.

> Resulta irónico que nuestro alto nivel de vida esté impulsando esta epidemia de enfermedades inflamatorias. Nuestra prosperidad no alivia los síntomas. En cambio, ¡los agrava!

De hecho, las pruebas epidemiológicas nos brindan una sorpresa impactante que contradice todo lo que supondríamos: entre *más* desarrollado el país, *peor* resulta la epidemia inflamatoria. La mejor prueba de esta afirmación proviene de una investigación llevada a cabo por el Estudio Internacional del Asma y las Alergias en la Infancia (o *ISAAC* por sus siglas en inglés), el cual trató de identificar los factores que pudieran explicar el incremento observado en las enfermedades alérgicas, un trastorno inflamatorio particularmente común. Se trató de un estudio masivo que abarcó a más de 500.000 niños de 6 a 7 y de 13 a 14 años de edad; participaron 155 centros médicos en 56 países.

El ISAAC mostró que el predominio más grande de síntomas del asma se encontraba en países ricos de habla inglesa, como el Reino Unido y Australia. Había menos en los países con menos prosperidad económica, entre ellos los de Europa oriental, Rusia, China, la India y Etiopía. Se observó la misma tendencia para la fiebre del heno y el eczema.

Por lo tanto, parece existir una correlación entre el nivel de vida elevado que tanto enriquece nuestra calidad de vida y la epidemia inflamatoria.

Prosperidad problemática

Tal vez no se considere una persona que tiene un nivel tan alto de vida. Después de todo, dudo que esté leyendo este libro a bordo de su yate privado mientras bebe champaña.

Entonces, ¿a qué me refiero? En este caso, la prosperidad no es una característica personal sino nacional. Estamos hablando de países, no de individuos. En comparación con otras naciones, los Estados Unidos es un país muy rico y disfruta de un desarrollo muy avanzado. Por ejemplo, en este país la carne está disponible casi en todas partes y es relativamente barata. De hecho, la fruta y las verduras frescas cuestan más, en algunas partes, que una hamburguesa de un restaurante de comida rápida o que una cena de pollo frito. Por el contrario, un campesino chino dedicado al cultivo del arroz probablemente dependa, más bien, de su propio huerto y el de sus vecinos para obtener sus alimentos y sólo come carne de vez en cuando. Entre más desarrollado e industrializado el país, más enfermedades inflamatorias parece haber, lo cual convierte la inflamación en una "enfermedad de la prosperidad". Lo irónico es que dentro de los países ricos el mal suele afectar más a algunos de los sectores menos ricos. Por ejemplo, de acuerdo con un estudio realizado por la Iniciativa para el Asma de la organización de asistencia infantil Harlem Children's Zone en el año 2003, uno de cada *cuatro* niños padece asma en el centro de Harlem, uno de los barrios (colonias, vecindarios) más pobres de la ciudad de Nueva York. Es la cifra más alta que se haya registrado jamás en cualquier población estadounidense y resultó dos veces más alta de lo que los investigadores esperaban encontrar al empezar a reunir los datos.

Las teorías que explican la pandemia de enfermedades inflamatorias

En este libro sugiero una posible causa para esta epidemia. Sin embargo, para ser justo, mi teoría no es la única. Se han planteado muchas, de las que algunas son menos contundentes, en mi opinión, que otras. A continuación repasaremos las teorías y las pruebas.

La teoría genética

Una de las teorías que se han propuesto para explicar este aumento brusco en la incidencia de las enfermedades inflamatorias es la susceptibilidad genética; es decir, que las personas originarias de los países prósperos comparten genes que los predisponen para sufrir males como la artritis, el asma, las enfermedades cardíacas y la diabetes.

No cabe duda de que algunas personas son más genéticamente susceptibles de padecer estas enfermedades que otras. Lo sabemos porque con frecuencia se dan varios casos de estas afecciones dentro de la misma familia. Sin embargo, los genes definitivamente no son el único factor que determina si se sufre o se contraerá alguna de estas afecciones inflamatorias. Los epidemiólogos, quienes se dedican a estudiar los factores que intervienen en la distribución de las enfermedades, indican que incluso las personas que comparten cierta semejanza genética llegan a experimentar niveles muy diferentes de inflamación, según el lugar donde vivan.

Considere los siguientes datos: la probabilidad de que a un niño pakistaní le dé diabetes del tipo I es *10 veces* mayor si llega a vivir al Reino Unido que si se hubiera quedado en su país de origen. Es decir, el simple hecho de mudarse de un país en vías de desarrollo a una nación industrializada incrementa 10 veces el riesgo de padecer diabetes que estos niños enfrentan. Un segundo ejemplo sería el hecho de que la población afroamericana tiene una probabilidad mucho mayor de padecer lupus que la población genéticamente semejante del continente africano, según lo han probado los epidemiólogos. En ambos ejemplos, la diferencia está en el hecho de que tanto el Reino Unido como los Estados Unidos son países sumamente industrializados, mientras que una nación como Pakistán o un continente como el africano no lo son.

Las estadísticas epidemiológicas que se obtuvieron tras la unificación alemana quizá sean las más impactantes. Alemania originalmente era un solo país, pero a lo largo de una generación lo dividió un muro; por lo tanto, las poblaciones de ambos lados del muro eran prácticamente idénticas desde el punto de vista genético. Las únicas diferencias estaban relacionadas con la cultura y la prosperidad. La Alemania occidental disfrutó una economía muy próspera y uno de los niveles de vida más altos del mundo e incluso un ingreso anual per cápita que rebasaba el de los Estados Unidos. Por su parte, la Alemania oriental luchaba contra la pobreza, un nivel de vida muchísimo más bajo y servicios de atención a la salud que eran bastante malos en comparación.

Entonces, ¿cómo se explica el hecho de que los niños y los adultos de la Alemania oriental más pobre y menos desarrollada sufrieran menos casos de asma, alergias y fiebre del heno que los niños de la parte occidental mucho más rica? Se realizaron varios estudios para comparar tanto a niños como a adultos de Suecia y Polonia; Suecia y Estonia; Finlandia y Rusia; los países del área báltica; y Suecia, los países bálticos y Uzbekistán, con resultados parecidos. Las pruebas epidemiológicas son claras: incluso en poblaciones semejantes genéticamente que viven en estrecha proximidad geográfica, las enfermedades inflamatorias son más comunes en las sociedades más industrializadas y ricas.

Por lo tanto, los genes no son la única causa del mal. Hay algo en el medio ambiente que nos está enfermando.

La teoría de la contaminación

De manera invariable, una de las explicaciones que la gente ofrece cuando menciono que el número de asmáticos ha subido hasta las nubes es que el incremento en los casos de asma y de alergias está relacionado con un aumento en la contaminación del aire en los países industrializados. Aun si esta teoría fuera correcta, no explicaría el enorme aumento de otras enfermedades inflamatorias como la de Crohn y el eczema. En todo caso, analicemos los méritos de esta explicación.

Para empezar, he aquí un dato sorprendente: la calidad del aire *no* ha empeorado. De hecho, ha mejorado de manera significativa, mientras que la incidencia de asma se ha duplicado a lo largo de las últimas dos décadas. Tanto en los Estados Unidos como en Japón, la contaminación del aire se ha reducido mucho a lo largo de los últimos 20 años, pero el número de casos de asma sigue en aumento constante en ambas naciones.

Y la verdad es que la calidad del aire y las enfermedades inflamatorias no parecen estar relacionadas. En el año 2004, la Fundación Estadounidense para el Asma y las Alergias publicó una lista de las peores ciudades de residencia para los asmáticos. Las poblaciones se juzgaron de acuerdo con

15 factores, entre ellos la incidencia de la enfermedad, el número de casos mortales, el número de medicamentos vendidos para combatirla y el número de especialistas en asma que podían ganarse la vida en el lugar.

¿Sabe usted cuál ciudad estadounidense resultó la peor para los asmáticos? Si pensó inmediatamente en algún centro urbano de aire muy contaminado, como Nueva York, Washington, D.C. o Los Ángeles, se equivoca. La peor ciudad de los Estados Unidos en lo que al asma se refiere es Knoxville, Tennessee; le siguen Little Rock, Arkansas, y San Luis, Missouri. ¿Dónde aparece la bucólica Madison, Wisconsin? También entre las 10 peores ciudades, al igual que Louisville, Kentucky, y Toledo, Ohio.

¿Y las metrópolis grandes y sucias de cuya mala calidad del aire se habla tanto? Bueno, en realidad la mayoría se ubicaron en la segunda mitad de la lista. Atlanta figuró en el lugar número 47; Washington, D.C., en el 50; Chicago, en el 56; y Los Ángeles en el 85. Nueva York compartió el lugar número 32 con Scranton, Pensilvania, mientras que San Francisco y Miami encabezaron la lista de los *mejores* lugares para vivir.

De nuevo, el caso de Alemania después de la unificación nos brinda un argumento contra la teoría de que el problema de la contaminación haya hecho subir radicalmente la incidencia del asma. Una de las primeras prioridades tras la caída del muro de Berlín fue mejorar el estado lamentable en que había caído el medio ambiente de la antigua Alemania oriental mientras el país vivió económica y políticamente separado del resto del mundo. El agua era tóxica y el aire, de acuerdo con algunas fuentes, estaba dos veces más contaminado de lo que se hubiera tolerado en los Estados Unidos. No obstante, los niños de la Alemania oriental, que crecían en un ambiente más contaminado que el de sus países vecinos, padecían menos casos de asma.

Por lo tanto, si bien existen muchísimas razones buenas para limpiar la calidad de nuestro aire y agua, la contaminación probablemente no sea la principal culpable tras el reciente aumento brusco en la incidencia de esta enfermedad inflamatoria en particular.

La teoría de "las enfermedades de la vejez"

Otros más les restan importancia al aumento en la incidencia de enfermedades inflamatorias y afirman que se debe a que nuestra expectativa de vida es mayor. Examinemos esta teoría un poco más de cerca. Es cierto que antes de que progresáramos en la lucha contra males contagiosos como la tuberculosis y la pulmonía en el siglo pasado, la gente no vivía lo suficiente para contraer "enfermedades de la vejez" como la artritis. ¿Acaso la medicina moderna y nuestro nivel de vida más alto sólo mantienen a las personas con vida para que las maten afecciones inflamatorias disfrazadas de enfermedades de la vejez?

Sin lugar a dudas, ciertos cambios tienen lugar en nuestros cuerpos conforme envejecemos, los cuales a su vez aumentan el riesgo de sufrir ciertas enfermedades inflamatorias. En el capítulo 5 entraré en mayores detalles acerca de la razón de ello. No obstante, esta teoría se debilita a la luz de las pruebas epidemiológicas. Fíjese: casi el 65 por ciento de las personas que padecen artritis son menores de 65 años.

> Uno de los sectores importantes de la población que con toda probabilidad se verá afectado por las enfermedades inflamatorias no son los ancianos sino *nuestros hijos.*

Nuestra probabilidad de desarrollar este mal es *dos veces* mayor que para la generación de nuestros padres y se presenta a una edad mucho menor que en su caso. En su mayor parte, el aumento en la incidencia de enfermedades inflamatorias se ha dado en una época (de 1970 hasta la actualidad) durante la cual la expectativa de vida *no* ha aumentado de manera significativa.

La insistencia en considerar estas enfermedades inflamatorias como males típicos de la vejez no sólo es incorrecta, sino que también encierra riesgos. Cuando nos tranquilizamos con la certeza falsa de que se trata de males propios de la vejez, se produce un punto ciego precisamente en el hecho en el que deberíamos concentrar nuestra atención: una gran proporción de los casos nuevos de estas enfermedades involucra a *niños*, *no* a ancianos.

Si usted tiene hijos no le hará falta estudiar las estadísticas que demuestran el incremento en estas enfermedades, sino que sabrá de inmediato a qué me refiero. ¿Acaso no parece como si un número cada vez mayor de niños sufrieran alergias más graves actualmente que cuando nosotros éramos niños? Cuando cumplí seis años, las magdalenas (mantecadas, panquecitos, *cupcakes*) de chocolate estaban recubiertas con un glaseado de crema de cacahuate (maní), dos sabores deliciosos que se llevaban de maravilla. Hoy en día, las alergias a los frutos secos figuran entre las más comunes y potencialmente mortales, hasta el extremo de que las líneas aéreas han reemplazado la merienda tradicional de cacahuates con *pretzels* y muchas escuelas no permiten que los niños lleven sus propias meriendas por temor a que contengan un alergeno que pudiera resultar mortal para un compañero de clase. Las alergias no son el único problema que va en aumento; probablemente verá muchos más inhaladores contra el asma en la fiesta de un niño que cumple seis años actualmente que en la mía, en 1963. De acuerdo con la Fundación Estadounidense para el Asma y las Alergias, el índice de mortalidad por asma entre los menores de 20 años se incrementó en un 78 por ciento entre 1980 y 1993.

La hipótesis de la higiene

Otra de las teorías que se ha planteado es la hipótesis de la higiene. En esencia, se trata de la teoría de la contaminación ambiental pero con una variación interesante: no nos enfermamos a causa de suciedad sino porque somos demasiado limpios.

Esta teoría sugiere que el aumento en la limpieza y en el consumo de antibióticos en los países desarrollados es uno de los factores que han conducido, de manera inadvertida, a la epidemia de alergias. Nuestras casas están más limpias, las aguas sucias se eliminan de manera sanitaria y nuestra reserva de agua es más segura, por lo cual a temprana edad nuestros hijos se encuentran menos expuestos a las bacterias que causan enfermedades, a agentes infecciosos y sus derivados. De acuerdo con esta teoría, tal circunstancia ha modificado la forma en que nuestro sistema inmunitario responde a los invasores inofensivos. Los proponentes de la hipótesis de la higiene afirman que el sistema inmunitario ya no tiene la oportunidad de desarrollarse normalmente por medio de la exposición a una amplia variedad de gérmenes durante la infancia, ya que somos tan limpios y los niños se enfrentan a tan pocas enfermedades. Por lo tanto, el sistema inmunitario se desequilibra y permanece así.

Varios estudios fundamentales han examinado esta teoría en relación con niños radicados en las naciones desarrolladas. Los que viven en granjas sufren menos alergias que los niños de las mismas regiones que no viven en granjas. Un análisis estadístico complejo identificó la exposición de estos niños al ganado y a las aves como la característica de la vida rural que más los protegía contra el asma y la fiebre del heno.

Otros estudios han examinado el papel que desempeñan las infecciones con respecto a las enfermedades alérgicas. Muchos de ellos indican que entre más infecciones padecen los niños a temprana edad, menos probable resulta que desarrollen asma y alergias. Y entre más hermanos y hermanas tengan (rodeándolos de más agentes infecciosos todavía), mejor.

Aunque existen pruebas fuertes para apoyar esta teoría, también tiene sus puntos débiles. De acuerdo con la hipótesis de la higiene, se supondría que sufrir una variedad amplia de infecciones *protege* contra las afecciones alérgicas como el asma, pero en realidad muchos agentes infecciosos más bien desencadenan las reacciones alérgicas y los síntomas del asma. En muchos casos, los agentes infecciosos —como los virus del sarampión y los respiratorios, sobre todo los del tracto respiratorio inferior— incrementan la incidencia de males alérgicos como el asma, en lugar de reducirlos. Por lo tanto, a pesar de que la hipótesis de la higiene es una teoría muy prometedora que merece desarrollarse más a fondo, no se aplica plenamente a toda la gama de enfermedades inflamatorias, como por ejemplo la artritis y la diabetes.

Nuestra alimentación nos está enfermando

Entonces, ¿qué hay detrás de la epidemia? ¿Qué cambio en el estilo de vida sirve para explicar esta explosión en las enfermedades inflamatorias?

Creo que nuestra alimentación representa una causa externa importante —quizá la más importante— *de la epidemia inflamatoria.*

Desde hace años, los investigadores han tratado de identificar una causa alimenticia de las enfermedades inflamatorias, pero al igual que los ciegos del dicho que tratan de identificar a un elefante por medio del tacto, sólo han podido identificar algunas piezas del rompecabezas. Se han estudiado los efectos de la alimentación vegetariana estricta sobre la artritis reumatoide, pero la mayoría de estos estudios carecen de rigor y la mejoría clínica observada fue muy reducida. Otros investigadores han buscado una conexión entre los aditivos alimenticios y las enfermedades inflamatorias. Algunas de las sustancias que se agregan a nuestros alimentos a la hora de procesarlos, entre ellos el glutamato monosódico, el aspartame, varios colorantes alimenticios y algunos conservantes, producen reacciones alérgicas, como por ejemplo el asma, en algunas personas. En efecto, es posible que ciertas personas sean alérgicas a estos aditivos, pero no en cantidades suficientes como para explicar la epidemia de enfermedades inflamatorias.

> En realidad, es posible que la causa de la pandemia inflamatoria se encuentre justamente delante de nosotros, flanqueada por un cuchillo y un tenedor.

No es una revelación que nuestra alimentación no se ajusta a las necesidades de nuestro cuerpo. La mayoría de las fuerzas evolutivas que determinaron nuestro desarrollo genético se ejercieron hace más de 10.000 años, cuando éramos cazadores y recolectores. Aquella programación no nos preparó para un *Big Mac*. Nuestro cuerpo —dicho de manera más específica, nuestra composición genética— simplemente no está diseñado para consumir los "alimentos de la prosperidad" disponibles al habitante urbano del siglo XXI.

Pienso que esta falta de correspondencia es responsable de muchos de los males que actualmente sufrimos.

El factor engordador

A la misma falta de correspondencia también se debe el hecho de que los índices de obesidad hayan subido hasta las nubes; se trata de otra cuestión de salud pública que ha adquirido proporciones epidémicas a lo largo de los últimos 30 años. De acuerdo con las estadísticas que se publicaron en la edición de junio de 2004 de la revista *Journal of the American Medical Association* (Revista de la Asociación Médica Estadounidense), el 64 por ciento de los adultos tienen sobrepeso o son obesos en los Estados Unidos. El 16 por ciento de los niños también están pasados de peso, y se calcula que el 31 por ciento de los restantes corre riesgo de padecer sobrepeso u obesidad.

Las enfermedades inflamatorias y la obesidad no son simplemente afecciones que avanzan por caminos paralelos, sino que por varias razones se encuentran entrelazadas de manera inextricable. Existen

varios vínculos directos entre las libras de más que tenemos y las afecciones inflamatorias.

Uno de los puntos en común es lo que llamo los "alimentos de la prosperidad" y la cantidad abrumadora que la alimentación típica de los países
occidentales contiene de algunos de ellos. Por ejemplo, los seres humanos
de la antigüedad obtenían más de la mitad de sus
calorías de los carbohidratos, pero la mayoría de estos
procedían de las verduras y las frutas, a las que
agregaban unos cuantos frijoles (habichuelas) y
cereales integrales. En las sociedades ricas, los
carbohidratos nos llegan en forma de azúcares refinadas adicionales, así como harinas de cereales muy
procesados; ambos son alimentos con un contenido
muy alto de calorías que no nos proporcionan ninguno
de los nutrientes que se requieren para un estado de salud óptimo. La
disponibilidad amplia de huevos, carne de res y carne de ave es otra característica de nuestra sociedad próspera.

> Ser obeso incrementa la probabilidad de desarrollar una enfermedad inflamatoria y puede empeorar los males inflamatorios que ya se padezcan.

No se trata de la única conexión. De hecho, estoy convencido de que
*la obesidad es una de las fuerzas motrices principales detrás de las enfermedades
inflamatorias*. Las mismas células de grasa producen a los mensajeros
inflamatorios que causan las afecciones inflamatorias. Entre más células
de grasa se tenga y entre más grandes sean estas células, más mensajeros
inflamatorios se producen y más aumenta la probabilidad de sufrir un mal
inflamatorio. Sin duda, se ha escrito mucho acerca de la fuerte correlación
que existe entre el sobrepeso y las enfermedades. La obesidad tiene un
impacto directo en las enfermedades cardíacas, la diabetes, el derrame
cerebral, la presión arterial alta (hipertensión), algunos tipos de cáncer, la
gota, la osteoartritis y el síndrome de ovario poliquístico. No es por nada
que la lista incluya varias enfermedades que pertenecen a la categoría
de afecciones inflamatorias. De hecho, la correlación entre la grasa y
la inflamación es explícita y directa. Las epidemias inflamatoria y de la
obesidad no sólo comparten la misma causa sino que se estimulan mutua-
mente, para gran perjuicio nuestro. En la mayoría de los casos no es posible separarlas. La obesidad es un estado inflamatorio y tener sobrepeso
agrava las enfermedades inflamatorias. No podemos combatir la una

sin tomar en cuenta la otra, y no podemos combatir ninguna de las dos sin modificar lo que comemos.

Comemos más carne que nunca antes

A fin de responder de manera eficaz a las fuerzas que causan la inflamación, debemos estudiar los cambios globales que han tenido lugar tanto en nuestros hábitos alimenticios como en los alimentos que consumimos. Creo que estos cambios han abierto un verdadero abismo entre los alimentos que nuestros cuerpos están diseñados para comer y lo que en realidad comemos. Es posible que tal ruptura represente una de las claves principales para resolver el misterio que envuelve la epidemia inflamatoria.

En 1800, la gran mayoría (aproximadamente el 97 por ciento) de la población mundial vivía en zonas rurales. Para el año 2000, casi el 76 por ciento de los habitantes de los países desarrollados habitan en un ámbito urbano. Este cambio demográfico ha dado como resultado un crecimiento sin precedentes de la industria ganadera del mundo, así como una alteración importante en el contenido alimenticio de la misma.

En los países menos industrializados, la gente consume muchos cereales sin procesar, al igual que proteínas no derivadas de la carne (como frijoles/habichuelas y soya), porque son más baratas que la carne y porque es difícil almacenar productos perecederos cuando la refrigeración es un lujo. Piense, por ejemplo, en una comida asiática típica, la cual consiste en mucho arroz y verduras a las que se agrega un poco de carne para lograr cierta variedad y sabor. Compare tal plato con el típico de los Estados Unidos, donde la carne, las papas y el pan reemplazan las verduras y el postre es algo inevitable, no un detalle sabroso para ocasiones especiales.

Las ciudades cuentan con la infraestructura necesaria para distribuir los productos perecederos —como la leche, los huevos, la carne, el pescado y la carne de aves— antes de que se echen a perder. A causa de todo ello, la carne se ha vuelto relativamente abundante. . . y barata. ¡Actualmente, resulta más caro preparar comidas basadas exclusivamente en frutas, verduras frescas y legumbres! Además, con frecuencia la carne se puede conseguir más rápidamente. Por ejemplo, resulta mucho más fácil —y más barato— detenerse en un restaurante de comida rápida para comprar hamburguesas o pollo frito con una guarnición de papas fritas para cenar que comprar los ingredientes para preparar una comida. ¡El autoexprés (*drive-through*) es el problema!

Esta modificación en nuestra alimentación ha tenido un impacto enorme en la producción de alimentos en este país. A lo largo de los últimos 30 años, conforme el mundo se ha industrializado cada vez más, el consumo de ganado ha aumentado en un asombroso 50 por ciento.

El problema del pescado

Otro cambio importante en los alimentos que consumimos es la cantidad —y el *origen*— del pescado que comemos.

Antiguamente, el ser humano solía consumir más pescado. En términos generales, el consumo de pescado a través de la alimentación se ha reducido. Es posible que el hecho esté relacionado con el cambio en los precios: en la mayoría de los casos es más económico alimentar a la familia con pollo, carne de pavo (chompipe) o cerdo que con pescado fresco. El pescado es una fuente importante de ácidos grasos esenciales, los cuales no somos capaces de producir por nuestra propia cuenta. Estos ácidos grasos tienen un impacto tremendo en la salud, por lo cual la comunidad médica está llevando a cabo enérgicas campañas para persuadir a la gente de consumir más pescado graso. La Asociación Estadounidense del Corazón recomienda actualmente que las personas que no padezcan enfermedades cardíacas coman pescado por lo menos dos veces a la semana y que las personas enteradas de que sufren una enfermedad cardíaca coman pescado todos los días.

Sin embargo, estoy convencido de que estas recomendaciones supuestamente "saludables" en realidad contribuyen a enfermarnos.

¿De qué manera?

Antes de explicarle el problema del pescado quisiera enfatizar algo muy importante: son completamente ciertas las pruebas de que los ácidos grasos omega-3 de cadena larga procedentes del pescado silvestre o de suplementos de aceite de pescado —los "ácidos grasos esenciales"— *sí* reducen el riesgo de sufrir un infarto, así como otros problemas relacionados con las enfermedades cardíacas y los vasos sanguíneos. Estos ácidos grasos al parecer no alteran los niveles totales de colesterol, de colesterol LAD ni de colesterol LBD, pero sí pueden reducir el de triglicéridos, cuya concentración alta, según se ha demostrado, es un indicio importante de futuras enfermedades cardíacas. Me asombra que las personas que padecen enfermedades cardíacas en los Estados Unidos no aprovechen más esta solución increíblemente sencilla y segura al problema de salud más devastador de la nación.

No obstante, ha sucedido algo que convierte a algunos pescados en una opción alimenticia mucho menos saludable de lo que creemos. Se ha dado un cambio radical en el origen de los pescados que comemos, lo cual ha tenido implicaciones trascendentes para nuestra salud. Al llegar los años 70 del siglo pasado, las reservas de pescado silvestre se habían reducido gravemente por diversas razones, desde la pesca excesiva en nuestras aguas hasta la contaminación, las presas y los desarrollos industriales, los cuales afectaron la capacidad natural de los peces de reproducirse. Este agotamiento llevó a un aumento en la piscicultura; es decir, se crearon las granjas de peces. Esta nueva industria intervino para abordar un déficit grave; en la actualidad, una gran proporción del pescado que se consume en los países desarrollados proviene de tales granjas.

En resumen: creo que estos cambios alimenticios son precisamente lo que nos revela algunas de las causas más importantes de la epidemia inflamatoria. Fuimos diseñados para consumir los alimentos en ciertas proporciones equilibradas. Cuando se modifica el equilibrio de los alimentos se alteran eventos metabólicos importantes, lo cual afecta de manera directa al rendimiento del cuerpo. Para entender mejor cómo sucede esto, consideremos el siguiente ejemplo: un atleta profesional quema un número suficiente de calorías para comer lo que quiera, ¿no? Entonces, ¿por qué no vemos a los atletas profesionales devorando las porquerías fritas que se venden en los restaurantes de comida rápida? La verdad es que el atleta profesional les pone aún más atención a sus elecciones alimenticias que el resto de nosotros, simplemente porque comprende que tiene que alimentar su cuerpo con el mejor combustible disponible para lograr un rendimiento máximo.

La misma idea corresponde a todos nosotros. Tenemos que consumir alimentos en cantidades equilibradas para rendir lo máximo. Durante la Edad de Piedra, los seres humanos lograron este equilibrio sin ni siquiera darse cuenta. Hoy en día, debido a los cambios que se han dado en la forma de producirse la comida y las cantidades en las que comemos ciertos alimentos, hemos perdido dicho equilibrio. Creo que el desequilibrio resultante ha afectado nuestra salud de manera adversa al estimular nuestros sistemas inflamatorios, que a su vez terminan manteniéndose en un estado de alerta inapropiadamente alto.

Espero demostrar, a lo largo de este libro, que con un simple cambio en su alimentación usted podrá recuperar el equilibrio perdido a causa de todas estas modificaciones modernas. El resultado: los alimentos que consuma servirán para mejorar su estado de salud en lugar de estimular las enfermedades inflamatorias.

(*Nota*: si encuentra en este capítulo términos que no entiende o que nunca ha visto, remítase al glosario en la página 310).

Se detecta una violación del cerco de seguridad.

Suena una alarma ensordecedora. Los agentes de reconocimiento ubicados en el lugar de la violación responden al instante con precisión militar e inician una serie de maniobras relámpago. Se evalúa y se descodifica la naturaleza exacta del invasor, se definen los blancos, se registran y sincronizan las coordenadas. Se lanza un contraataque letal. Las tropas guerrilleras de avanzada asumen su posición para señalar y neutralizar a los invasores. Con base en la información que proporcionan, se despliegan tropas de comando especializadas y ola tras ola de fuego letal llueve sobre los intrusos.

Al concluir el combate, la devastación es impresionante. Los muertos de ambos bandos cubren el campo de batalla aún humeante y el área circundante está quemada y dañada. Los equipos de limpieza llegan para llevarse a los muertos y extinguir los fuegos que continúan ardiendo, pero incluso antes de que hayan terminado su trabajo ya resulta claro que las secuelas de la batalla se harán sentir del lado ganador por mucho tiempo.

Nuestro ejército esencial

Lo anterior no forma parte de un reportaje sobre una guerra en otro país, sino que es la descripción de la secuencia compleja de sucesos que se dan cuando el cuerpo se ve obligado a defenderse: cuando se golpea el dedo del pie, por ejemplo, o cuando le empieza a dar un resfriado (catarro). El cuerpo cuenta con su propio sistema de defensa, que forma parte del sistema inmunitario, y una de sus armas es este proceso: el de la inflamación.

Ya que la inflamación se encuentra en el origen de una plétora de enfermedades que atormentan a nuestro país, sería tentador considerar la respuesta inflamatoria del cuerpo como el enemigo, pero sería un grave error. De hecho, en ello radica una parte de la paradoja fundamental de las enfermedades inflamatorias: el estado de inflamación por sí mismo no tiene nada de malo. Todo lo contrario.

El despliegue imponente de fuerzas de ataque por parte del sistema inmunitario no sólo es apropiado sino que resulta del todo esencial para preservar la vida. No sería una exageración afirmar que la inflamación es una de las piedras angulares de nuestra salud y de la supervivencia misma de la especie humana.

Cuando el cuerpo se ve invadido por un virus o una bacteria, el sistema inmunitario le permite conquistar al enemigo. Si la respuesta inmunitaria se encuentra suprimida o funciona por debajo de su capacidad, el cuerpo queda desemparado y corre peligro. Por eso las personas que sufren deficiencias inmunitarias, como los afectados por el SIDA (el síndrome de inmunodeficiencia adquirida), viven un estado de vulnerabilidad ante las infecciones oportunistas: sus sistemas inmunitarios son incapaces de reaccionar incluso frente al retador más debilucho. Por lo tanto, tal como lo hemos observado con demasiada frecuencia a lo largo de los últimos 20 años, la exposición a algo tan inocuo como el resfriado común puede tener consecuencias mortales para un enfermo de SIDA.

El sistema inmunitario del cuerpo es complejo y está diseñado para reconocer y destruir a cualquier invasor que tenga la capacidad de dañarlo. En el presente capítulo examinaremos cómo este sistema sumamente sofisticado (cuando funciona de manera normal) protege al cuerpo.

Lo fundamental sobre la inflamación

Las primeras líneas defensivas

En primer lugar, el cuerpo cuenta con muchos niveles de seguridad para detener a los invasores hostiles antes de acudir al sistema inmunitario. La piel, por ejemplo, proporciona una barrera que mantiene fuera a una multitud de atacantes. También secreta varios agentes antibacterianos que neutralizan a muchas bacterias al entrar en contacto con ellas. Otros posibles puntos de invasión, como los ojos, la boca y la nariz, están recubiertos

de membranas mucosas que atrapan y destruyen a los invasores potenciales antes de que penetren en el torrente sanguíneo.

Las unidades de vigilancia

Si un invasor logra penetrar estas defensas e introducirse al torrente sanguíneo, unas células de vigilancia especializadas encienden un sistema de
alarma sumamente sofisticado. Estas células de vigilancia funcionan
como centros de comando y control para el ataque contra el invasor y sus
alarmas activan al sistema inmunitario del cuerpo. El invasor puede ser
cualquier cosa, desde una bacteria hasta un virus, un parásito o células
cancerosas.

El sistema de alarma se distingue por una exquisita complejidad que
consta de varios componentes. Las células de vigilancia liberan sus propias defensas locales, pero también envían mensajes químicos diversos
por todo el cuerpo para solicitar ayuda y refuerzos. Como respuesta a
estos mensajes, el cuerpo manda a su ejército, empezando por la infantería
en forma de los glóbulos blancos que se producen en la médula ósea.

La infantería

El ejército de glóbulos blancos se compone de varias divisiones que
cumplen con tareas especializadas. Una de ellas, los **linfocitos B**, funciona como guardia de avanzada al producir anticuerpos, unas proteínas
especializadas diseñadas para atacar a bacterias, virus y proteínas tóxicas.
Otro tipo de glóbulo blanco, los **neutrófilos**, tiene una vida muy corta.
Son sumamente destructivos y aprovechan el poco tiempo del que dispo-
nen para obtener el efecto máximo, de modo que actúan como pilotos
kamikaze o bombas de racimo y arrasan con todo lo que se cruza en su
camino. Los **macrófagos**, un tercer tipo de glóbulo blanco, se especializan
en devorar a los invasores y en liberar unas enzimas antibacterianas que
funcionan de manera muy parecida a un equipo de limpieza. Otro tipo
más de glóbulo blanco, los **linfocitos T** o células T, rastrea y destruye a los
invasores que se escapan del torrente sanguíneo para ocultarse entre
los tejidos del cuerpo. Estas células T destruyen las células alteradas por

los invasores o piden refuerzos en forma de otros tipos de glóbulos blancos mejor calificados para la tarea.

Los mensajeros inflamatorios

En el sitio del ataque, los glóbulos blancos y otras células de tejidos producen sus propias señales que ayudan a destruir al invasor. Un arma importante del arsenal químico inflamatorio son los mensajeros de la inflamación. Una de las familias más importantes de mensajeros inflamatorios se compone de ácidos grasos complejos. Entre ellos figuran las moléculas que se llaman **leukotrienos** y **prostaglandinas,** las cuales están hechas de un ácido graso, el ácido araquidónico o AA.

> Los leukotrienos y las prostaglandinas son mensajeros inflamatorios clave.

Estos mensajeros inflamatorios desempeñan un papel crucial dentro del proceso inflamatorio y volveremos a mencionarlos una y otra vez a lo largo de este libro. No sorprende que sean la causa de muchos de los indicios y los síntomas que solemos relacionar con la inflamación.

Las prostaglandinas

Cuando uno se corta con un cuchillo, la parte afectada se hincha y se enrojece y los tejidos alrededor de la cortada se vuelven sensibles al tacto. La culpa es de las protaglandinas y ahora le diré por qué. Estos mensajeros inducen los vasos sanguíneos alrededor del área afectada a dilatarse para que al ejército de glóbulos blancos se le facilite llegar a donde tiene que llegar. Al abandonar los vasos sanguíneos, la sangre se manifiesta en forma de hinchazón y enrojecimiento, dos indicios clave de inflamación.

> Bloquear la producción de prostaglandinas evita el dolor relacionado con las inflamaciones.

Además, las prostaglandinas estimulan unos nervios que envían mensajes de dolor al cerebro. El dolor es un mensaje en sí, pues le indica que deje de hacer lo que esté haciendo, por si acaso se trata de la causa del dolor. Si uno no sintiera dolor no quitaría la mano de la olla caliente. Si uno no sintiera dolor saldría a correr aunque no estuviera totalmente recuperado de la rodilla lastimada. Por lo tanto, las prostaglandinas y otros mensajeros inflamatorios envían la alarma del dolor, por si algo de lo que está haciendo es la causa de la reacción inflamatoria.

Muchos calmantes que se venden sin receta, como la aspirina y el ibuprofeno, bloquean la producción de prostaglandinas.

Los leukotrienos

Los leukotrienos, otro tipo de mensajero inflamatorio que pertenece a la misma familia, ayudan a dirigir al ejército de glóbulos blancos. Estos mensajeros convocan a las tropas; cuando llegan, los leukotrienos les indican adónde ir y a cuántos batallones enviar. En el caso ideal, el ataque que el cuerpo lance contra el invasor debe ser lo bastante agresivo para inmovilizar al enemigo, pero a la vez controlarse de tal forma que no se destruyan las células y los tejidos que rodean el campo de batalla. La cantidad de leukotrienos presentes en el lugar de ataque de los glóbulos blancos influyen en la *magnitud* del mismo.

Una vez que los glóbulos blancos se meten en los tejidos, los leukotrienos adoptan un papel de apoyo que aún es importante. Preparan a los soldados blancos para lanzar sus armas y los mantienen con vida por mucho más tiempo de lo que sobrevivirían por cuenta propia.

> El número de leukotrienos que estén presentes en el sitio del ataque define la magnitud del mismo.

Por lo tanto, cuando se viola la seguridad del cuerpo, una gran variedad de tropas muy especializadas se lanza a la batalla, dirigidas y controladas por los mensajeros inflamatorios. Cabe mencionar que existen muchos tipos de mensajeros inflamatorios, pero sobre el camino crítico que causa dolor e inflamación las prostaglandinas y los leukotrienos son los principales y se les puede controlar por medio de la alimentación. Así que dentro del contexto de este libro nos concentraremos en ellos. El efecto de reducir la producción de estos mensajeros inflamatorios es precisamente por qué el Programa Chilton resulta tan eficaz para frenar una inflamación exagerada.

El campo de batalla: los tejidos del cuerpo

Cuando el sistema inmunitario lanza una guerra relámpago como la que describí al inicio de este capítulo, los tejidos circundantes se destruyen.

Por lo general, se reparan durante el proceso normal de curación y la vida continúa: un poco de daño reparable a los tejidos es un precio bajo que pagar a cambio de una infección vencida con éxito.

No obstante, cuando el proceso inflamatorio normal se vuelve anormal, los peores estragos se sufren aquí, sobre el campo de batalla de los tejidos del cuerpo.

De la inflamación a la enfermedad

Si usted padece un mal inflamatorio crónico (o tiene un ser querido que lo sufre), sabe muy bien que el proceso esencial de la inflamación, que resulta fundamental para asegurar nuestra salud y bienestar, puede convertirse en causa de muchísimo dolor y sufrimiento.

¿Dónde se descompone el asunto? ¿Cómo es posible que algo tan básico e importante para nuestra buena salud se transforme en un peligro tan tremendo? ¿Por qué un proceso tan esencial para que sobrevivamos como especie ahora nos amenaza hasta el punto de que puede considerarse una epidemia?

Demasiado para un solo cuerpo

Las enfermedades inflamatorias son, para expresarlo en términos sencillos, un exceso de algo que en el fondo era bueno. El proceso inflamatorio funciona básicamente de la misma manera cuando el cuerpo ataca un blanco legítimo, como una infección, o cuando se ataca a sí mismo, como lo hace cuando se padece una afección inflamatoria.

> Las enfermedades inflamatorias simplemente representan una exageración de la respuesta normal del sistema inmunitario.

Estamos acostumbrados a pensar en las enfermedades como lo que sucede cuando un órgano o un sistema esencial del cuerpo deja de funcionar; por ejemplo, si los ojos no funcionan, no se puede ver. Por contraste, las enfermedades inflamatorias no se dan a causa de un defecto en el funcionamiento del sistema. De hecho, el sistema está perfectamente bien; el problema está en que se lanza al combate con demasiada frecuencia. El reloj interno de nuestros cuerpos, ajustado para desencadenar esta reacción defensiva esencial, se encuentra en permanente estado de "alerta roja".

La guerra interior

Fase Nºl: la guerra está a punto de estallar

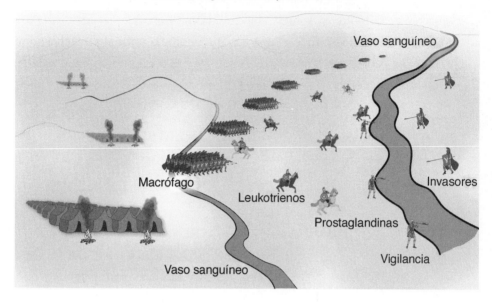

Vaso sanguíneo

Macrófago

Leukotrienos

Invasores

Prostaglandinas

Vigilancia

Vaso sanguíneo

La guerra interior

Fase NºII: la batalla dentro de los tejidos

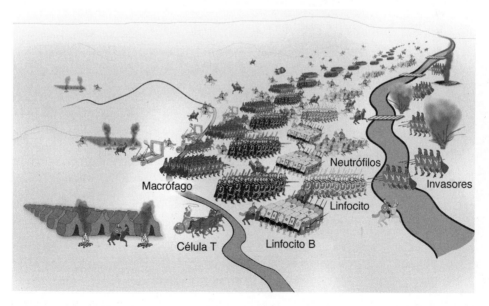

Neutrófilos

Macrófago

Invasores

Linfocito

Célula T

Linfocito B

La guerra interior

Fase NºIII: los estragos de la guerra

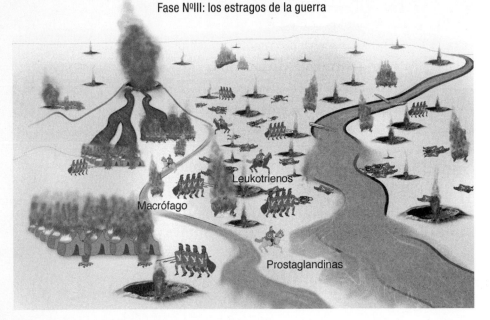

En realidad, las enfermedades inflamatorias son lo contrario del SIDA y de otros estados de deficiencia inmunitaria. En el caso de estos males, el guardia de seguridad se queda dormido en su escritorio. La artritis, el asma y otras afecciones inflamatorias son lo que sucede cuando el guardia se vuelve paranoico y ataca sin pensarlo.

Mientras más mensajeros, más problemas

La inflamación, incluso cuando se lleva a cabo de manera apropiada, evidentemente deja sus huellas. La amplificación exagerada del sistema en una persona que sufre una enfermedad inflamatoria sólo se encarga de incrementar la devastación.

Según sabemos en la actualidad, los males inflamatorios empiezan a partir de un cálculo erróneo. El cuerpo cree estarse defendiendo, pero en realidad libra una guerra contra un espectador inofensivo o, lo que es peor, contra sus propios tejidos sanos. La falla en la interpretación de la información no se limita al ataque. El cuerpo no sólo manda a tropas por error sino que también —como parte de la reacción exagerada— envía a demasiados mensajeros con muchas órdenes. Es como si se oprimiera el

botón de la máquina para fotocopias cien veces aunque sólo se necesitara una copia.

Cuando se padece una enfermedad inflamatoria, el cuerpo produce un exceso de los mensajeros inflamatorios llamados leukotrienos y prostaglandinas.

El sistema se inunda con estos mensajeros. En
vista de lo que ya sabe acerca de cómo funcionan,
comprenderá por qué las enfermedades inflamatorias son tan dolorosas y destructivas.

Entre más prostaglandinas produzca el cuerpo,
más se dilatan los vasos sanguíneos, lo cual se traduce
en un mayor enrojecimiento e hinchazón. Más prostaglandinas también significan más dolor. Un mayor
número de leukotrienos, por otra parte, significa que el cuerpo enviará a
más glóbulos blancos, los cuales a su vez dañan *aún más* a los tejidos.
Entre más leukotrienos hay, más tiempo sobreviven los glóbulos blancos,
causando mayores estragos en el campo de batalla circundante.

Un círculo curativo vicioso

El cuerpo padece estragos tremendos cuando se sufre una enfermedad
inflamatoria. Toda inflamación daña los tejidos aunque el ataque se justi-
fique, como contra bacterias o una infección. El cuerpo también es muy
capaz de repararse a sí mismo y en circunstancias normales lo hace
muy bien. En el caso de un mal inflamatorio crónico por desgracia los
daños son mucho mayores. Debido a la cantidad exagerada de mensajeros, la guerra —que en muchos casos no era justificada en primer
lugar— adquiere dimensiones enormes. Y el carácter crónico de la enfermedad significa que se repite una y otra y otra vez.

Batallón tras batallón de glóbulos blancos inundan el área donde se
detectó al invasor inofensivo y los daños a los tejidos contiguos son rui-
nosos. Es como si se utilizara un lanzallamas para encender las velas de un
pastel (bizcocho, torta, *cake*) de cumpleaños. Los esfuerzos que el cuerpo
realiza para limpiar la zona sólo aumentan los estragos. Cuando este tipo
de lesiones graves a los tejidos tienen lugar de manera incesante y persistente, como ocurre cuando se padece una enfermedad inflamatoria, el
cuerpo nunca tiene la oportunidad de ponerse al día con sus trabajos
de curación. En cambio, se ve atrapado por un círculo realmente vicioso
de daños y reparación parcial, daños y reparación parcial, el cual termina

por destruir el campo de batalla, y a su vez esto agota al cuerpo y con frecuencia produce dolor crónico.

Con el tiempo, la lucha constante que se lleva a cabo dentro de los tejidos empieza a trastocar la estructura y el funcionamiento fundamentales del propio campo de batalla. Los ataques y las reparaciones parciales se repiten una y otra vez y terminan por dañar y cicatrizar los tejidos de manera permanente. En la piel, una cicatriz no suele ser más que una imperfección. Una cicatriz sobre los órganos y los tejidos *dentro* del cuerpo puede convertirse en un mayor problema. Las cicatrices que se producen a causa de las guerras crónicas que tienen lugar dentro de las articulaciones de alguien que sufre artritis reumatoide con el tiempo pueden terminar por deformar y torcer la articulación misma, por lo que es incapaz de funcionar como debería. Son cicatrices las que obstruyen los intestinos en las personas que padecen la enfermedad de Crohn y es la cicatrización de las arterias la que produce la ateroesclerosis.

> Los males inflamatorios son crónicos —es decir, de larga duración y recurrentes—, de modo que el cuerpo no logra curarse nunca del todo.

Ataques agudos y crónicos

La inflamación que acompaña muchas enfermedades es de tipo agudo, lo cual significa que la afección comienza de repente y será de duración corta. Según lo que hemos visto, el cuerpo puede arreglárselas con la destrucción que se produce a causa de una inflamación aguda, puede curarla. . . siempre y cuando llegue en algún momento a su fin. La diferencia entre un mal inflamatorio agudo y uno crónico radica en el tiempo del que dispone la reacción inflamatoria para dañar a los tejidos.

Así que, por ejemplo, tal vez se sorprenda al encontrar la bronquitis en una lista de enfermedades inflamatorias, porque suele pensar en ella simplemente como la tos fuerte que le da a uno después de un resfriado (catarro) muy intenso, el cual se le quita rápido cuando el médico le receta antibióticos. Esto *en realidad* es bronquitis, pero de tipo agudo. La bronquitis aguda *sí* es una afección inflamatoria, pero en este caso la inflamación está cumpliendo con su misión: reunir a las tropas para defender al cuerpo contra el ataque que sufrieron los pulmones.

La inflamación crónica resulta de ataques crónicos. Por lo tanto, la bronquitis crónica es la que se da cuando el ataque a los pulmones se repite una y otra vez. La inflamación tiene que atrincherarse de manera permanente para defender al cuerpo contra una amenaza que nunca logra rechazar del todo. Fumar cigarrillos, una de las causas principales de la bronquitis crónica, constituye este tipo de ataque repetido. El hábito de fumar cigarrillos de manera crónica significa que el cuerpo debe instalar fuerzas de seguridad de tiempo completo para "proteger" a los pulmones contra la toxinas que los atacan; con el tiempo, la inflamación crónica produce cicatrices en los pulmones.

Ruidos en la oscuridad

Cuando se sufre una enfermedad inflamatoria, el sistema inmunitario se pone en estado de alerta máxima y está listo para reaccionar aunque los "invasores" en cuestión sean en realidad inofensivos, como una mota de polvo, el pelo de un animal o una brizna de polen.

Si el proceso inflamatorio normal representa una respuesta estratégica controlada ante una amenaza real, la enfermedad inflamatoria crónica es como un cañón en manos de un loco que abre fuego de manera indiscriminada contra cualquier ruido en la oscuridad.

De hecho existen distintos tipos de "ruidos en la oscuridad" que desencadenan esta respuesta exagerada por parte del sistema inmunitario en la persona que padece una enfermedad inflamatoria. Está la categoría de enfermedades inflamatorias que se conoce como alergias. Las propias células del cuerpo también pueden provocar este tipo de respuesta exagerada, como sucede en el caso de las enfermedades autoinmunes. Hay varios males inflamatorios que se dan en personas que también tienen sobrepeso, lo cual ha inducido a los científicos a examinar si la obesidad de alguna manera contribuye a echar a andar la respuesta inflamatoria. Y hay muchas enfermedades cuyas causas desencadenantes desconocemos del todo.

La reacción alérgica exagerada

El estado alérgico causa muchas enfermedades inflamatorias, entre ellas las alergias, el asma y muchas molestias de la piel. La reacción alérgica se da cuando el sistema inmunitario del cuerpo se vuelve tan hipersensible que saca toda la batería de armas pesadas para responder al invasor más inofensivo. Una mota de polvo no plantea una verdadera amenaza a la mayoría de las personas sanas, pero si usted tiene sensibilidad a este alergeno su cuerpo percibirá al intruso inocuo como una amenaza seria y responderá en consecuencia.

La reacción del cuerpo a lo que percibe como amenaza es el verdadero peligro que encierran las alergias. Considere, por ejemplo, la alergia a los cacahuates (maníes), la cual puede tener consecuencias mortales. En realidad, no es el cacahuate el que hace daño sino la *reacción exagerada* del cuerpo al cacahuate: si usted padece esta alergia muy común (y muy peligrosa), la reacción inflamatoria exagerada en los pulmones se convierte en algo que se llama anafilaxia, o sea, las vías respiratorias se cierran, por lo que se hace difícil respirar y obtener el oxígeno que se necesita para sobrevivir. La ironía terrible radica, desde luego, en el hecho de que muchas de estas reacciones alérgicas severas —a sustancias aparentemente inofensivas, como el polvo dorado del polen o un fruto seco común— llegan a amenazar ellas mismas la vida.

La autoinmunidad: un fuego amistoso

Los trastornos autoinmunes, como la artritis reumatoide y el lupus, componen otra categoría importante de males inflamatorios crónicos. En este caso la reacción exagerada del cuerpo no se dirige contra un invasor inofensivo, como sucede con las alergias, sino contra sí mismo. De hecho, el cuerpo desarrolla una alergia a sus propios tejidos y responde ante ellos como si se tratara de un intruso hostil. Suelo describir estos males con la metáfora del "fuego amistoso", la cual me parece muy atinada. En todas las guerras hay bajas. Es un precio terrible y muy alto que hay que pagar, pero se entiende. La situación es diferente cuando las bajas se dan por error, como cuando se lanza una bomba o se abre fuego contra tropas aliadas. Se trata de la peor pesadilla de todos los soldados: que una falla en la información recibida los involucre accidentalmente en un combate contra sus compañeros. Es pre-

> Cuando se padece una enfermedad autoinmune, el sistema de defensa del cuerpo ataca *sus propias* células y tejidos como si se tratara de invasores.

cisamente lo que sucede en el caso de las enfermedades autoinmunes: el sistema que debe proteger al cuerpo contra la infección y las enfermedades lo ataca. Cuando alguien padece un mal autoinmune, el fuego amistoso —y el fratricidio que va implícito— se convierte en una terrible constante diaria.

¿Cómo puede ocurrir tal error monumental? Bueno, el sistema defensivo del cuerpo está diseñado para defendernos contra amenazas externas. A fin de hacerlo de manera eficaz, tiene que saber a ciencia cierta cómo distinguir entre el "yo" y el "otro", lo cual constituye un cálculo complicado y sofisticado que el cuerpo realiza de manera automática y con precisión espectacular, siempre y cuando el sistema inmunitario funcione de manera normal. Por desgracia y por razones que aún no se comprenden del todo, el sistema de defensa puede volverse defectuoso. Cuando ya no es posible confiar en los guardias de seguridad para distinguir entre lo propio y lo ajeno, el cuerpo empieza a lanzar campañas contra sí mismo a través de un proceso que se llama "autoinmunidad".

La obesidad: ¿causa o efecto?

Los investigadores han observado coincidencias que existen entre las epidemias "gemelas" de la inflamación y la obesidad: muchas enfermedades inflamatorias, como las cardíacas y la diabetes, también están relacionadas con la obesidad. El sobrepeso incrementa la probabilidad de que se diagnostique un mal inflamatorio y muy posiblemente llega a exacerbar la afección inflamatoria que ya se padece. Sin embargo, ¿qué papel representa la obesidad en todo esto? ¿Se trata de una causa o bien de un efecto?

> La obesidad *causa* un estado de inflamación.

Después de todo, resulta ser la causa.

Actualmente, sabemos que la obesidad es una de las fuerzas impulsoras principales del estado inflamatorio demasiado activo que provoca enfermedades.

Por eso la he incluido aquí entre las otras "causas" de una respuesta inmunitaria poco apropiada, como los alergenos o la incapacidad del cuerpo para reconocer sus propios tejidos. ¿Cómo desencadena el sobrepeso un estado inflamatorio demasiado activo? La búsqueda de una respuesta a esta pregunta se está convirtiendo en una de las áreas más controvertidas de investigación científica hoy en día. Veamos lo que se sabe.

Si bien resulta tentador pensar en la grasa simplemente como ese tejido fofo que cuelga por encima del cinturón (correa), sería una idea errónea y peligrosa. En las décadas recientes, los científicos han descubierto que a nivel metabólico, la grasa es una sustancia muy activa. Las células de grasa no sólo son grandes, sino también controladoras, ya que dirigen muchas de las interacciones y los procesos químicos que participan en mantener al cuerpo. De hecho, los científicos que estudian la grasa la conciben más bien como una glándula o un órgano, debido a la forma en que las células de grasa actúan como centro de control para muchos de los procesos que determinan cómo se comporta el cuerpo.

Esta es una de las razones por las que la obesidad se reconoce actualmente como un estado inflamatorio crónico. Una de las cosas que hacen tanto las células de grasa como los glóbulos blancos dentro de la misma es producir mensajeros inflamatorios como si el cuerpo estuviera sufriendo un ataque.

Es posible que dentro del marco evolutivo exista una razón que explique por qué hacen esto. Además de desempeñar un papel crítico en relación con el metabolismo de la grasa, las células de grasa también ofrecen un complemento importante para los sistemas inmunitarios de varios miembros del reino animal, entre ellos el ser humano. De acuerdo con el investigador G. S. Hotamisligil, todo parece indicar que las personas prehistóricas cuyas células de grasa habían desarrollado caminos inflamatorios tenían una oportunidad mayor para sobrevivir las enfermedades infecciosas. En aquella época, estas probablemente eran la peor amenaza contra la vida. Por lo tanto, el proceso de selección natural favoreció este rasgo. Los humanos modernos, por el contrario, tenemos demasiada grasa corporal, lo cual tiene consecuencias desastrosas para nuestros sistemas inmunitarios. Lo comentaremos con mayor detalle en el capítulo 12.

Entre más engordamos, más empeora el asunto. La mayor parte del tiempo no se producen más células de grasa al subir de peso; las que ya se tienen simplemente aumentan de tamaño. No obstante, cuando estas células han alcanzado su tamaño máximo, sí se empiezan a crear más células. Las personas obesas tienen células más grandes de grasa y las personas muy obesas tienen más células de grasa. Las investigaciones científicas han demostrado que las células de grasa, cuando son más grandes, *hacen* más —es decir, desarrollan una mayor actividad metabólica— que sus homólogas más pequeñas. Por lo tanto, cuando las células de grasa y los glóbulos blancos dentro de la grasa fabrican a mensajeros inflamatorios en una persona que tiene sobrepeso, producirán un número anormalmente grande de estos mensajeros. Se piensa que se trata del mecanismo clave por medio del cual la obesidad influye en las enfermedades inflamatorias.

Al tomar en cuenta que aproximadamente la tercera parte de todas las personas radicadas en los Estados Unidos se consideran obesas, este estímulo inflamatorio tiene consecuencias desastrosas al impulsar la pandemia de males inflamatorios.

Aún no conocemos la causa del problema

En algunos casos, los investigadores aún no terminan de armar las piezas del rompecabezas para descubrir por qué la inflamación crónica que provoca estas enfermedades se ha instalado en los tejidos del cuerpo. En lo que se refiere a ciertas enfermedades, como la psoriasis y la enfermedad de Crohn, sabemos que el funcionamiento defectuoso del sistema inmunitario causa la inflamación que alimenta a esa afección en particular, pero no sabemos a ciencia cierta dónde se da ese funcionamiento defectuoso ni cuál es su origen. Resulta muy frustrante. Uno siente un gran estrés y malestar al enterarse de que padece una enfermedad, angustia que se multiplica al comprender que el médico no tiene la menor idea de por qué el cuerpo se ha revirado contra sí mismo en esta forma.

Aunque su enfermedad tenga un origen desconocido, por favor no caiga en la desesperanza. A pesar de que esa información sin duda resulta esencial para comprender estas enfermedades plenamente, en realidad ocupa el segundo lugar en importancia detrás de nuestro propósito, que es lograr que usted se sienta mejor y mejorar su estado de salud reduciendo la inflamación. Aunque no conozcamos la razón precisa por la que su cuerpo se ataca a sí mismo, la inflamación es la que daña los tejidos. Estoy convencido de que combatir la inflamación por medio del Programa Chilton aliviará sus síntomas, sin importar cuál sea la disfunción del cuerpo que haya desencadenado el ataque erróneo inicial.

Las afecciones inflamatorias: ¿serán preexistentes?

Según lo hemos visto, sólo se requiere un movimiento leve del péndulo para pasar de un sistema inflamatorio que funciona de manera normal para proteger al cuerpo contra los agresores perjudiciales a un sistema inflamatorio que funciona en sobremarcha. Los males inflamatorios no representan una falla en el sistema sino un sistema que se encuentra en un estado de alerta innecesariamente alta. El sistema inflamatorio no funciona de manera distinta cuando se sufre una enfermedad inflamatoria, simplemente se esfuerza *más*. En fin: la canción es la misma, pero el volumen está muy alto.

Cualquiera que haya pasado tiempo con un niño de cuatro años conoce muy bien lo que yo llamo "el eterno '¿por qué?'". Ninguna respuesta satisface a un niño de cuatro años, pues a la cebolla siempre le queda otra piel que desprender, con otro "¿por qué?" esperando debajo. No sabemos por qué se dan las enfermedades inflamatorias, por lo que todos nosotros —investigadores, médicos y pacientes por igual— nos convertimos en niños de cuatro años a la caza constante del eterno porqué, sin una respuesta satisfactoria a la vista.

Más allá de los ataques crónicos, no sabemos por qué las afecciones inflamatorias afectan a algunas personas. "¿Por qué tengo alergias?". "Porque su cuerpo reacciona de manera exagerada a un alergeno inofensivo". "¿Por qué?" "Parece haber una susceptibilidad genética". "¿Por qué?" Con el tiempo las respuestas se agotan, porque no sabemos por qué. Sin embargo, con base en 20 años de investigaciones sospecho que el asunto se encuentra estrechamente relacionado con los cambios en lo que comemos a diario. En vista de que las enfermedades inflamatorias no son más que un proceso normal en sobremarcha, se explica por qué cada uno de nosotros corre riesgo a menos que cambiemos nuestro rumbo alimenticio ahora mismo. Cada uno de nosotros posee esta capacidad inflamatoria, pero en el caso de algunos el péndulo aún no iniciado su viaje traicionero hacia el otro lado.

En vista de que la enfermedad inflamatoria no cambia el proceso sino simplemente la *cantidad* de inflamación, ¿no sería posible decir que la enfermedad inflamatoria es una afección preexistente, que es probable que se desencadene a menos que entremos en acción para quitarnos de su camino?

Bueno, es cierto que algunos de nosotros tenemos una predisposición genética especial para contraer estas enfermedades; de hecho, muchos de nosotros la tenemos. Sin embargo, no hay forma de saberlo por adelantado con toda certeza. Aún no existe una prueba diagnóstica que indique si nos hallamos ante la línea de fuego. En efecto, los investigadores y los epidemiológos han observado aumentos súbitos en los casos de enfermedades inflamatorias dentro de poblaciones nuevas, en personas que no habían sufrido previamente una incidencia alta de estas enfermedades. Entre los niños, por ejemplo, el asma se ha extendido a una velocidad asombrosa.

> No sabemos por qué se dan las enfermedades inflamatorias.

Resulta aterrador. Los cambios que nos han traído hasta este punto son de carácter masivo y global, vienen preparándose desde hace más de 100 años, y nos han dejado a cada uno de nosotros tambaleándose a la orilla de un precipicio, de modo que este proceso común que nos mantiene con vida requiere sólo un empujoncito para transformarse en su expresión más siniestra. Lo peor es que en mi opinión, damos permiso tácitamente en cada comida para que ello suceda, con cada bocado que ingerimos.

Por eso encontrará una dieta preventiva en este libro. Si usted es uno de los afortunados que no conviven con una enfermedad inflamatoria, resulta esencial que haga todo lo que esté a su alcance para asegurar el control sobre el movimiento del péndulo.

Si *efectivamente* padece una de estas enfermedades, el Programa Chilton por fin le brindará las herramientas que necesita para ayudar a equilibrar su sistema inflamatorio de nuevo.

Capítulo 3
El continuo inflamatorio

Ahora sabe qué es la inflamación y cómo una inflamación demasiado activa se convierte en una enfermedad. Tal vez ahora se esté preguntando qué tiene esto que ver con usted. ¿Cuál es el papel que la inflamación *realmente* desempeña en relación con enfermedades como la artritis, las alergias, los males cardíacos y el asma?

La inflamación forma parte de un gran número de afecciones humanas, incluso de muchas que no consideramos inflamatorias: constituye la defensa principal de nuestro cuerpo y a través de ella respondemos a *todo* lo que el cuerpo interpreta como amenaza. La diferencia radica en el papel desempeñado por la inflamación. Estas son las cuestiones que examinaremos con detalle en el presente capítulo.

Cruzar la frontera entre un estado bueno y malo de salud

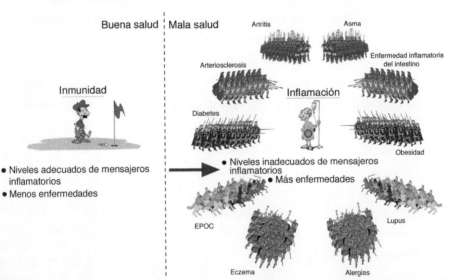

Las tres categorías de enfermedades inflamatorias

La verdad es que la medicina moderna apenas ha comenzado a comprender el papel fundamental que le corresponde al sistema inmunitario y a la inflamación demasiado activa en el contexto de muchas enfermedades que, apenas hace una década, no eran consideradas como males vinculados con la inflamación. En fin, hemos encontrado inflamación y mensajeros inflamatorios en lugares totalmente inesperados.

En fechas recientes me reuní con tres colegas para diseñar el *test* del Cociente Inflamatorio que encontrará en la página 165 de este libro. Había un cardiólogo, un especialista en enfermedades infecciosas, un inmunólogo clínico y un biólogo molecular alrededor de esa mesa, cada uno un experto reconocido en su área.

La pregunta que planteé fue la siguiente: ¿cuáles enfermedades humanas poseen un componente inflamatorio? Cabe notar que las tres categorías que definimos se basan en el estado actual de nuestros conocimientos, lo cual significa que no son fijas y cambiarán conforme avanzan las investigaciones. (Tenga presente este hecho, ya que hablaré más sobre el paradigma cambiante más adelante en este capítulo).

Establecimos las siguientes tres categorías:

◆ Las enfermedades que *sabemos* que las causa una inflamación demasiado activa
◆ Las enfermedades que *pensamos* que las causa una inflamación demasiado activa
◆ Las enfermedades que *sospechamos* que las causa una inflamación demasiado activa

Estoy convencido de que pueden derivarse muchos beneficios de volver a equilibrar una inflamación demasiado activa, así como de tratar al componente inflamatorio de cualquier enfermedad, independientemente de que la inflamación represente la fuerza impulsora principal de la afección en cuestión o sólo le corresponda un papel secundario.

Veamos algunos ejemplos de enfermedades en cada categoría.

> Se obtienen muchos beneficios al volver a equilibrar un estado de inflamación demasiado activa, ya sea que esta represente el elemento principal de la enfermedad o sólo desempeñe un papel secundario.

Las enfermedades que *sabemos* que las causa una inflamación demasiado activa

La información de la que disponemos nos indica que la inflamación es la causa principal de estas enfermedades. O sea, un número abrumador de estudios clínicos revelan que al equilibrarse la inflamación los síntomas de estos males se alivian de manera significativa en la mayoría de las personas afectadas por ellos.

El asma

El asma sirve como ejemplo clásico de una afección cuya fuerza impulsora principal es la inflamación. Se trata de una enfermedad en la que las vías respiratorias —es decir, los pasajes de los pulmones— se inflaman y se hinchan, lo cual dificulta la respiración. Entre los síntomas figuran respirar con dificultad, tos, la sensación de ahogo en el pecho y la garganta y la imposibilidad de respirar hondo y de manera satisfactoria.

La forma más común de asma —la cual, según los cálculos, corresponde al 60 por ciento de los casos— es el asma alérgica, la cual se desencadena cuando se inhala o se come algo a lo que se tiene alergia. Con este tipo de asma, sustancias que normalmente son inofensivas, como el polen, estimulan a centros clave de "comando y control", con lo que se inicia la producción de mensajeros inflamatorios potentes. Estos a su vez movilizan a batallones de glóbulos blancos que llegan hasta los "campos de batalla" ubicados en las vías respiratorias pequeñas; el fuego que abren causa daños estructurales al recubrimiento de estas vías, lo cual provoca una disfunción pulmonar. En la superficie del polen que se inhala hay ciertos elementos que el cuerpo reconoce como ajenos. Una vez que el cuerpo los ha identificado como enemigos peligrosos no tarda en reconocerlos al inhalarlos en otra ocasión, lo cual produce un ataque de asma.

Hace 20 años, cuando empecé a estudiar los mensajeros inflamatorios de las vías respiratorias, el asma no se clasificaba como una enfermedad inflamatoria. Simplemente pensábamos que se debía a vías respiratorias demasiado estrechas o hipersensibles. Si bien ambas descripciones pueden aplicarse a los asmáticos, entendemos ahora que la inflamación es la causa fundamental de esta enfermedad; de esta forma, combatir y corregir la inflamación demasiado activa se convirtió en la meta principal del tratamiento. Comprender el papel que la inflamación desempeña con respecto al asma les permitió a los investigadores y a las compañías farmacéuticas desarrollar, por ejemplo, una nueva generación de medicamentos antiinflamatorios —más seguros y eficaces y más fáciles de tolerar— para prevenir y controlar los ataques.

Las alergias

La alergia más común es la rinitis alérgica conocida como "fiebre del heno". En este caso, ciertas sustancias que normalmente son inofensivas, como el polen, estimulan la producción de mensajeros inflamatorios potentes en centros clave de "comando y control". A su vez, estos mensajeros movilizan a batallones de glóbulos blancos que llegan a los "campos de batalla" situados, en este caso, en las vías respiratorias superiores; el fuego que abren causa daños estructurales al recubrimiento de estas vías, lo cual provoca estornudos y secreción de moco. En esencia, la fiebre del heno es un tipo de asma alérgica de la nariz.

La artritis reumatoide

La **artritis reumatoide** (AR) es otro tipo de enfermedad inflamatoria: en lugar de ser una afección alérgica causada por un estímulo externo, la AR se da cuando el sistema inmunitario ataca a los tejidos sanos del propio cuerpo dentro de las articulaciones y otros órganos internos, donde produce inflamación.

Entre los síntomas de esta enfermedad figuran la fatiga general, así como dolor, hinchazón, rigidez y sensación de calor en las articulaciones afectadas. Las células inflamatorias pueden trasladarse a los huesos y al cartílago cercano y también liberar enzimas que con el tiempo destruyen estos tejidos. Conforme los daños adquieren un carácter permanente es posible que la articulación pierda su forma por completo y deje de funcionar.

Las personas que padecen asma, artritis reumatoide y las otras enfermedades incluidas en esta categoría (o que debido a antecedentes familiares u otros factores corren riesgo de sufrir estos males) pueden beneficiarse mucho de una estrategia dietética antiinflamatoria como la que ofrece el Programa Chilton.

OTRAS ENFERMEDADES CAUSADAS POR UNA INFLAMACIÓN DEMASIADO ACTIVA

La **DERMATITIS ATÓPICA** es una inflamación de la piel que con frecuencia acompaña las alergias y el asma y que a menudo afecta a varios miembros de la misma familia. Por lo común, se manifiesta en forma de una erupción roja, con hinchazón y prurito. Si la erupción se convierte en llagas abiertas puede haber riesgo de infección.

Las **ENFERMEDADES INFLAMATORIAS INTESTINALES** son, tal como lo indica el nombre, una categoría de enfermedades causadas por una respuesta inflamatoria crónica de los intestinos grueso y delgado. Varios males específicos se encuentran dentro esta categoría general. La **enfermedad de Crohn** suele aparecer en la parte inferior del intestino delgado, mientras que la **colitis ulcerativa** afecta la parte superior del intestino grueso; sin embargo, ambas pueden presentarse en cualquier parte del tracto digestivo. Ambas enfermedades comparten síntomas como dolor abdominal, retortijones (cólicos), fiebre y diarrea. Otros efectos son la reducción del apetito, pérdida de peso y a veces incluso desnutrición. Es posible que las cicatrices que resulten del proceso inflamatorio provoquen bloqueos en los intestinos y estrechamiento de los conductos digestivos; y ambas enfermedades pueden producir llagas abiertas —úlceras—, en el sistema digestivo, lo cual a veces se vuelve muy grave. En las personas afectadas por la **enfermedad celiaca**, ingerir gluten (el cual se encuentra en el trigo, la cebada, el centeno y la avena) provoca una respuesta inmunitaria que daña el intestino delgado, el cual pierde su capacidad para absorber los nutrientes de la comida. El resultado es la desnutrición.

El término **ESCLERODERMIA** significa "piel dura" y se le conoce popularmente como la enfermedad que convierte a las personas en "piedra". Un trastorno autoinmune conduce a la sobreproducción de colágeno, el cual hace endurecer la piel. Existen dos formas de esclerodermia: la localizada, que se limita a áreas pequeñas de piel, y la difusa o sistémica, que puede afectar áreas grandes de la piel, así como las articulaciones y los órganos internos.

La **GOTA** es una enfermedad inflamatoria de las articulaciones, producto de depósitos de ácido úrico cristalino. En más de la mitad de las personas que desarrollan esta enfermedad, la inflamación se presenta primero en la articulación del dedo gordo del pie.

El **LUPUS** es una afección autoinmune inflamatoria crónica que se da cuando el cuerpo produce unas proteínas especializadas que atacan y destruyen los tejidos del propio cuerpo. No existe una prueba de diagnóstico para el lupus. Entre los síntomas del mal figuran la fatiga, el dolor y la debilidad musculares, una erupción en las mejillas y la nariz, fiebre y dolor de cabeza. En la mujer, el lupus puede provocar la terminación prematura del embarazo.

La **PSORIASIS** es una enfermedad inflamatoria de la piel que se da cuando unos glóbulos blancos afectados en su funcionamiento envían mensajes inflamatorios a las células de la piel, por lo que estas se reproducen y maduran de manera acelerada. Se acumulan capas de células muertas en la superficie de la piel, lo cual da como resultado áreas dolorosas, resecas, agrietadas o ampolladas recubiertas frecuentemente con una especie de escamas plateadas. La **artritis psoriática**, una forma más grave de la enfermedad, se da cuando la psoriasis ataca las articulaciones. Los síntomas de la artritis psoriática se parecen a los de la artritis reumatoide e incluyen dolor, anquilosamiento e hinchazón de las articulaciones.

Las enfermedades que *pensamos* que las causa una inflamación demasiado activa

Dentro de esta categoría de enfermedad es menos definitiva la información que poseemos acerca del papel que la inflamación desempeña en ellas. En la mayoría de los casos, existen estudios convincentes que indican que la inflamación representa un elemento —posiblemente importante— de la enfermedad. No obstante, para cimentar nuestros conocimientos, resulta esencial realizar pruebas clínicas más concluyentes centradas específicamente en el papel que corresponde a las inflamaciones.

Con frecuencia las personas afectadas por las enfermedades que pertenecen a esta categoría —y los médicos de avanzada que las tratan— observan una mejoría importante en los síntomas de su mal al incluir terapias antiinflamatorias en el protocolo clínico.

Ateroesclerosis

La **ateroesclerosis,** una afección vascular causada por el endurecimiento de las arterias, es la causa de la mayoría de las enfermedades cardíacas. De la misma forma en que por fin hemos comprendido el papel que la inflamación desempeña en relación con el asma, se está dando un cambio paradigmático muy semejante en el campo de la cardiología.

Los investigadores solían pensar que los depósitos sobre las paredes arteriales estrechaban las arterias, como un tubo de desagüe tapado, hasta que la sangre ya no podía pasar, causando en última instancia un infarto. Por lo tanto, los cardiólogos siempre creyeron que la ateroesclerosis se debía a los depósitos de lípidos y que el colesterol era el principal culpable.

Cada vez se acumulan más pruebas que indican que la inflamación desempeña un papel clave en la aparición y el desarrollo de las enfermedades arteriales coronarias. Las células inflamatorias que viven en la arteria devoran las grasas, como el colesterol y los triglicéridos, que ahí se acumulan. Si comen una cantidad suficiente de estas sustancias, las células inflamatorias se convierten en células espuma (que literalmente se parecen a la espuma). Estas células espuma tienen una vida relativamente corta. Al morirse dentro de las arterias, explotan y liberan su carga de espuma tóxica dentro del vaso sanguíneo, donde causa daños y —seguramente ya lo adivinó— más inflamación.

Los equipos de limpieza convocan a células musculares para formar una capa protectora por encima de los desechos que rápidamente se acumulan. Si el trabajo de reparación está incompleto o el campo de batalla dentro de los tejidos locales es demasiado inestable, la capa puede romperse y causar la formación de coágulos. Estos coágulos pueden obstruir la parte interior de la arteria por completo, provocando un infarto o un derrame cerebral.

Las pruebas de que la ateroesclerosis es una enfermedad inflamatoria se han visto reforzadas de manera significativa por estudios que ponen de manifiesto el valor que posee un marcador de la inflamación llamado proteína C-reactiva (PCR). La PCR es una proteína de la sangre que se une a las paredes de las bacterias y las marca para que el cuerpo pueda reconocerlas y destruirlas posteriormente. Los sucesos inflamatorios que causan la producción de mensajeros inflamatorios estimulan al hígado para producir la PCR. El nivel de PCR suele ser bajo en los individuos normales, pero aumenta de 100 a 200 veces en un estado de inflamación aguda.

La PCR se descubrió hace más de 70 años, pero en fechas más recientes los cardiólogos han descubierto su capacidad para predecir un infarto o un derrame cerebral futuro en personas que aparentemente son sanas. La importancia de la PCR en este sentido aumenta al combinarse con la medición del colesterol: cuando una persona tiene niveles altos de PCR y de colesterol, su riesgo de sufrir un infarto o un derrame cerebral es *nueve* veces mayor que en el caso de las personas con niveles bajos de PCR y de colesterol.

El vínculo con la inflamación se vuelve aún más claro cuando consideramos la ateroesclerosis dentro del contexto de otras enfermedades inflamatorias. De hecho, la enfermedad se parece bastante a la artritis reumatoide, con la única diferencia de que se da en las paredes arteriales y no en las articulaciones. Ambas enfermedades implican a muchas de las mismas células y mensajeros inflamatorios y el nivel de PCR es elevado en ambos casos.

Identificar y tratar la inflamación como factor importante en relación con las enfermedades cardíacas, el derrame cerebral y otras muchas enfermedades humanas crónicas representa uno de los cambios más significativos que están teniendo lugar actualmente dentro de la comunidad científica. Tal como lo hicieron en relación con el asma hace 20 años, los científicos y las compañías farmacéuticas pretenden desarrollar nuevos medicamentos antiinflamatorios (y utilizar los fármacos disponibles actualmente) para tratar estas enfermedades y otras que también parecen tener factores inflamatorios importantes, según se ha revelado recientemente.

Diabetes

La **diabetes** es un trastorno metabólico que se caracteriza por un nivel alto de glucosa en la sangre. La hormona que transporta la glucosa al interior de las células, para que pueda utilizarse como fuente de energía, se llama insulina. Cada vez que se come algo, se libera glucosa en el torrente sanguíneo. Ahí, la insulina recibe la glucosa y la lleva a las células, donde se almacena para utilizarse posteriormente. La cantidad de insulina que el cuerpo libera aumenta (o disminuye) según la demanda. Si hay una gran cantidad de azúcar y grasa en el torrente sanguíneo, se libera mucha insulina para llevarla a otra parte.

El sistema funciona bien a menos que se consuma mucha azúcar con regularidad o se coma en exceso en general. Entonces el cuerpo libera insulina de manera constante, anticipándose a la siguiente carga. Con el tiempo, al igual que los vecinos del pueblo con el niño que les advertía de la presencia de un lobo, las células dejan de responder a la insulina.

Se trata de una situación muy peligrosa. Si la insulina no funciona, los niveles de glucosa en la sangre pueden salirse de control muy rápidamente. Esta situación se llama "resistencia a la insulina" y se considera una afección prediabética, porque se trata del factor más importante que conduce a la diabetes del tipo II. Se calcula que para el año 2020, el número de diabéticos del tipo II habrá aumentado a más de 250 millones de personas en todo el mundo.

Los diabéticos también tienen niveles elevados de ciertos mensajeros inflamatorios que, según se ha demostrado, causan la resistencia a la insulina, uno de los síntomas más significativos de la diabetes. Se ha demostrado que medicamentos antiinflamatorios reducen el riesgo de desarrollar tanto la diabetes del tipo I (que se manifiesta a una edad temprana) como la del tipo II (que se manifiesta a una edad más avanzada).

LAS ENFERMEDADES QUE *SOSPECHAMOS* QUE LAS CAUSA UNA INFLAMACIÓN DEMASIADO ACTIVA

Esta categoría corresponde a las enfermedades que poseen un elemento inflamatorio importante. Es posible que un mayor número de estudios con el tiempo demuestre que se trata de afecciones inflamatorias, pero al menos por el momento existe una cantidad igual de pruebas que indica que estas tienen otras causas.

La **INSUFICIENCIA RENAL CRÓNICA** es muchas veces el resultado de una inflamación leve pero recurrente que conduce a cicatrización, la cual con el tiempo reduce la eficacia de los riñones en su tarea de limpiar la sangre de productos de desecho.

La **HEPATITIS CRÓNICA** (hepatitis significa "inflamación del hígado") se da cuando se dañan las células del hígado. Es posible que la lesión sea el resultado de abuso del alcohol o las drogas, de enfermedades o de un trastorno autoinmune. La inflamación daña el hígado y los esfuerzos del cuerpo por repararlo producen cicatrices, las cuales causan la **cirrosis**, un estado de cicatrización irreversible. Esta cicatrización le dificulta a este órgano esencial purificar la sangre y producir nutrientes fundamentales para la salud.

La causa más común de la **TIROIDITIS CRÓNICA** es un trastorno autoinmune que lleva al cuerpo a atacar las células de la tiroides. En algún momento se destruye una cantidad tal que la glándula ya no es capaz de producir hormonas ni de regular el metabolismo de manera eficaz.

La **PANCREATITIS CRÓNICA** es una inflamación del páncreas, un órgano que secreta enzimas digestivas e insulina. Las causas más comunes son el abuso del alcohol o los cálculos biliares. Entre los síntomas figuran dolor abdominal intenso y de la espalda, náuseas y fiebre. Las personas que la padecen corren el riesgo de sufrir infecciones.

La **OSTEOARTRITIS** es una inflamación crónica de alguna articulación, por lo general a causa de tejidos dañados. El cartílago diseñado para evitar que los huesos se froten unos contra otros normalmente comienza a desgastarse como resultado del uso normal o de una lesión.

La **BRONQUITIS CRÓNICA** se refiere a una inflamación de los bronquios, los cuales conectan la tráquea con los pulmones. La bronquitis aguda, que dura unos 10 días, por lo común aparece después de una infección viral o un resfriado (catarro) y desaparecerá con el tratamiento apropiado. La enfermedad crónica puede deberse a la exposición repetida a algún irritante, como el humo de cigarrillos, sustancias químicas, polvo y alergenos. La bronquitis crónica es una de las enfermedades que corresponde a la categoría general de enfermedades pulmonares obstructivas crónicas o EPOC.

El **ENFISEMA,** al igual que la bronquitis crónica, entra en la categoría de enfermedades pulmonares obstructivas crónicas. Se trata de una aflicción pulmonar inflamatoria crónica causada por fumar o bien por contaminantes del aire, ambientales o químicos. En este caso la inflamación ataca los alvéolos en el fondo de los pulmones, lo cual reduce la capacidad de estos órganos para oxigenar la sangre. En las personas que padecen enfisema, con el tiempo la inflamación destruye los tejidos pulmonares que hacen falta para sostener la forma física y la función de los pulmones.

El vínculo con la obesidad. . . ¿otra vez?

Las dos enfermedades a las que hemos brindado atención especial por considerarlas emblemáticas de la segunda categoría de enfermedades, las cardíacas y la diabetes, también suelen relacionarse estrechamente con la obesidad. No es ninguna casualidad. De hecho, ambas afecciones nos vuelven a ofrecer la oportunidad de examinar más de cerca la conexión que existe entre la inflamación y la obesidad y cómo ambos factores chocan entre sí en el caso de estos dos males.

Veamos primero la diabetes. La obesidad y la resistencia a la insulina van de la mano. Las personas con sobrepeso tienen un alto nivel de ácidos grasos en la sangre, una de las causas conocidas de la resistencia a la insulina. De hecho, la mayoría de los estudios que se han hecho al respecto con animales utilizan ácidos grasos omega-6 —presentes en exceso en la alimentación estadounidense común— para desencadenar la resistencia a la insulina. En vista de lo que comemos, no sorprende que la resistencia a la insulina sea un problema creciente en este país.

Además, entre más engordamos, más mensajeros inflamatorios son producidos por nuestras células de grasa, y estos mensajeros inflamatorios provocan resistencia a la insulina, la cual conduce a la diabetes. *Así* es cómo la diabetes termina siendo una enfermedad inflamatoria.

De igual modo, existe una correlación fuerte entre el exceso de peso y las enfermedades cardíacas, lo cual coincide con nuestra idea de las enfermedades cardíacas como un problema de depósitos de lípidos: las mismas cosas que engordan se encargan de obstruir las arterias. No obstante, también en este caso es posible que la relación entre el sobrepeso y la inflamación intervenga hasta cierto punto. Entre más gordo se esté, más mensajeros inflamatorios se producen, lo cual puede empeorar la ateroesclerosis. Sin embargo, no se trata del único vínculo.

Otro factor que entra en juego es un poco difícil de pronunciar: la adiponectina. Esta hormona media trabalenguas posee fuertes propiedades antiinflamatorias y las personas con sobrepeso la producen en cantidades mucho menores. Además, la adiponectina impide la transformación de los glóbulos blancos en células espuma, las cuales desempeñan una función crítica en el estrechamiento de las arterias, uno de los factores principales vinculados con las enfermedades cardíacas y el infarto. Es posible que estas circunstancias expliquen por qué un nivel

La producción de mensajeros inflamatorios en los tejidos de personas sanas y obesas

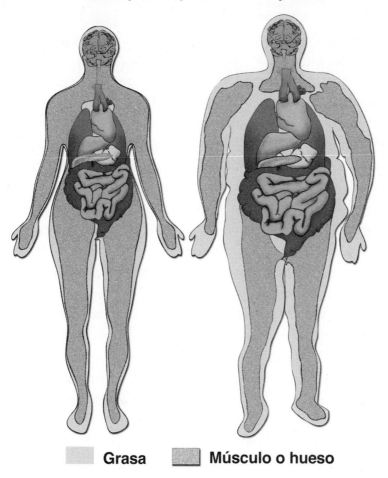

Grasa   Músculo o hueso

Una comparación de la cantidad de los mensajeros inflamatorios en los tejidos de varios órganos

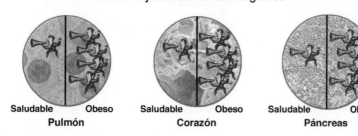

Saludable Obeso	Saludable Obeso	Saludable Obeso
Pulmón	Corazón	Páncreas

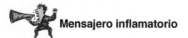 Mensajero inflamatorio

bajo de adiponectina en la sangre —como ocurre con muchas personas obesas— se relaciona con un mayor índice de enfermedades cardíacas.

Las enfermedades que *sospechamos* que las causa una inflamación demasiado activa

Ahora que la inflamación está surgiendo con claridad como uno de los factores (si no es que el principal) que intervienen en una gama tan amplia de enfermedades humanas, los investigadores la buscan cada vez más. . . y la encuentran, muchas veces en lugares muy sorprendentes, como las enfermedades que pertenecen a esta tercera categoría.

La enfermedad de Alzheimer

Esta enfermedad neurodegenerativa progresiva es responsable de la mayoría de los casos de demencia en los países prósperos. Algunos de los síntomas de **la enfermedad de Alzheimer** son la pérdida de memoria, la incapacidad para hablar, la confusión, la falta de orientación, un estado de intranquilidad y cambios bruscos en el estado de ánimo.

Se ha dado un aumento pronunciado en el número de casos de esta enfermedad a lo largo de las últimas décadas y se supone que para el año 2050 el número de estadounidenses afectados por la enfermedad se habrá triplicado.

A lo largo de los últimos años, los investigadores científicos han comenzado a darse cuenta de que algunos de los fenómenos relacionados con la enfermedad de Alzheimer son indicio de inflamación. La tardanza en armar las piezas del rompecabezas se debió al hecho de que el cerebro se encuentra protegido por algo que se llama la "barrera sangre-cerebro", una especie de foso que lo defiende de sustancias en la sangre. Fue una gran sorpresa descubrir que la inflamación era capaz de cruzar esa barrera sangre-cerebro.

No obstante, el cerebro sí cuenta con sus propias células parecidas a las inflamatorias, muy semejantes a cierto tipo de glóbulo blanco. Llama la atención que los mensajeros inflamatorios producidos por estas células del cerebro son casi idénticos a los que producen los glóbulos blancos.

Los datos de los que se dispone actualmente aún no alcanzan para que la comunidad científica establezca de manera definitiva que la enfermedad de Alzheimer sea un mal inflamatorio. Indudablemente, posee componentes que lo son. Una teoría plantea que el proceso inflamatorio que está detrás de la enfermedad de Alzheimer se parece mucho al proceso que causa la ateroesclerosis. Se ha sugerido que la destrucción de los vasos sanguíneos pequeños del cerebro causa el mal de Alzheimer, de una manera muy parecida a la forma en que el proceso inflamatorio que se describe arriba destruye los vasos sanguíneos del corazón y así causa las enfermedades cardíacas.

La conexión se fortalece aún más por la observación siguiente: el riesgo de contraer la enfermedad de Alzheimer baja en las personas que han ingerido medicamentos antiinflamatorios por mucho tiempo para tratar otra afección como la artritis.

El cáncer

Es poco probable que la mayoría de nosotros relacionemos el cáncer con el fenómeno de la inflamación. De hecho, muchos científicos tampoco lo han hecho, por lo menos hasta la fecha. En apariencia, los mecanismos básicos que conducen a las enfermedades inflamatorias y al cáncer parecen distintos, pero diariamente surgen vínculos claros entre ambas afecciones. Se trata de la punta más avanzada de las investigaciones y hay que hacer más para determinar exactamente qué tan grande es el papel que representa la inflamación con respecto a esta enfermedad. Lo que sí es cierto es lo siguiente: si se demuestra que tratar las inflamaciones impide o sirve para tratar ciertos tipos de cáncer, se abrirán vastos caminos terapéuticos nuevos.

Un artículo publicado en marzo de 2001 por la revista *Journal of Experimental Medicine* (Revista de Medicina Experimental) decía: "La inflamación crónica predispone al ser humano a sufrir carcinomas [cáncer] de mama, hígado, intestino grueso, vejiga, próstata, mucosa gástrica, ovarios y piel. Una gran cantidad de datos indica que ingerir medicamentos antiinflamatorios [aspirina y otras medicamentos no esteroideos] reduce el riesgo de sufrir cáncer de colon en un 40 a 50 por ciento y tal vez sirva para prevenir cáncer de pulmón, esófago y estómago".

El cáncer del cuello del útero es otro tipo de cáncer que posiblemente tenga un componente inflamatorio. Con frecuencia lo causa el papilomavirus humano (PVH) u otras enfermedades de transmisión sexual como el herpes, la gonorrea o la clamidia. Estas enfermedades de transmisión sexual producen una inflamación del cuello del útero, lo cual posiblemente contribuya a los cambios celulares que a su vez conducen al cáncer.

Es difícil ser más específico con respecto al papel exacto que la inflamación representa dentro de esta tercera categoría de enfermedades; simplemente, no hay suficientes datos científicos al respecto. Por lo tanto, es difícil saber si el Programa Chilton pueda intervenir de manera eficaz en su tratamiento. Nos encontramos a la vanguardia de estas investigaciones y estoy convencido de que muy pronto dispondremos de una idea mucho más completa acerca de cómo las estrategias antiinflamatorias, entre ellas los medicamentos y el Programa Chilton, pueden ayudar tanto a las personas que corren riesgo como a los que ya padecen estas enfermedades.

¡Incluso las personas que ya padecen una enfermedad inflamatoria corren más riesgos!

Cuando la enfermedad se trata abordando la inflamación subyacente, se cumple con más de un propósito a la vez. En primer lugar, se reducen los síntomas y la severidad de la enfermedad, un factor sumamente importante de por sí. No obstante, tal énfasis en el tratamiento también protege contra otras afecciones inflamatorias al frenar la hipersensibilidad destructiva del cuerpo. Me explico: cuando el control de volumen de su sistema inmunitorio se pone muy alto, las reverberaciones se sienten en todo el cuerpo, no sólo en el área donde se concentra el mal inflamatorio.

Sufrir una afección inflamatoria aumenta considerablemente el riesgo de contraer otra.

Esta es la razón por la que un número tan grande de estas enfermedades parecen presentarse al mismo tiempo: las personas que padecen psoriasis, por ejemplo, con frecuencia también sufren asma y artritis. Si el nivel de inflamación del cuerpo en su conjunto es demasiado alto, todos los sistemas corren riesgo. Por lo tanto, hay que cortar un estado de inflamación demasiado activa desde la raíz.

Debemos tratar la *causa* de estas enfermedades en lugar de abordar simplemente sus síntomas. Tomar un medicamento para tratar los síntomas de una enfermedad inflamatoria no hace nada para suprimir el nivel general de inflamación en el cuerpo. Por lo tanto, la persona es vulnerable a ataques por otros frentes.

¿Habrá más?

Asma. Psoriasis. Enfermedades cardíacas. Lupus. Eczema. Diabetes. Enfermedades inflamatorias intestinales. Artritis. Es increíble la variedad de las enfermedades que se reúnen bajo la sombrilla única de la inflamación.

Ahora debo hacer sonar otra alarma: personalmente, estoy convencido de que esta lista aparentemente aleatoria de enfermedades inflamatorias está a punto de alargarse mucho más todavía.

Hace algunos años, mientras jugaba al hospital, mi pequeña hija Sarah le diagnosticó a su querido osito de peluche, Lucerito, un caso grave de "ositis". He escuchado esta chiste infantil viejo mil veces (tengo cuatro hijos), pero por primera vez la escuché *realmente*. El sufijo *itis*, por si no lo sabe, proviene de la palabra griega por inflamación. La utilización automática de "itis" por parte de mi hija para diagnosticar a su oso me hizo comprender hasta qué grado el estado inflamatorio es sinónimo de un estado de enfermedad; están estrechamente vinculados entre sí.

> **Las enfermedades que ahora clasificamos como inflamatorias quizá sólo representen la punta del témpano.**

Conforme las investigaciones avanzan hemos descubierto que mi hija tenía mucha razón. El estado inflamatorio de hecho se encuentra inextricablemente entretejido con el de enfermedad, y es posible que las afecciones que calificamos como enfermedades inflamatorias representen sólo la punta del témpano.

Muchas de las enfermedades correspondientes a la segunda y tercera categorías indican un cambio próximo. De hecho, las categorías que mencionamos arriba constituyen más una reflexión sobre el punto en el que la ciencia se encuentra en este momento —es decir, lo que los investigadores saben sobre el papel que la inflamación desempeña en relación con estas enfermedades— que sobre la patología de las enfermedades mismas.

O sea, el simple hecho de que una enfermedad se haya asignado a la segunda o tercera categorías no significa que la inflamación represente un factor menos importante en su desarrollo que en el caso de las enfermedades de la primera categoría. Simplemente significa que, de acuerdo con los conocimientos que la comunidad médica posee actualmente, los científicos sienten que la clasificación dentro de estas categorías es la adecuada.

En vista de la velocidad con la que se están adquiriendo nuevos conocimientos, es muy posible que dentro de cinco años una enfermedad pueda desplazarse de la segunda categoría —una afección con respecto a la cual se sabe que la inflamación es un factor importante— a la primera, es decir, un mal que se sabe que es *causado* por la inflamación.

A esto lo llamo el continuo inflamatorio.

El hecho de que los límites que separan las categorías no son nada definidos se aprecia al volver a considerar los ejemplos de las enfermedades cardíacas y de la enfermedad de Alzheimer que mencionamos anteriormente. Nadie creía que estos males estuvieran relacionados con un estado de inflamación, y ahora sabemos que este representa un papel importante en relación con ellos. Conforme se dan a conocer los resultados de las investigaciones, la mayoría de las veces se demuestra que la inflamación ocupa un lugar más importante de lo que se pensaba en un inicio.

Desde el punto de vista científico resulta fascinante tratar con esta área médica en este momento. No obstante, también es espantoso. A medida que aumenta el número de enfermedades que pueden asignarse a estas categorías, también se incrementa el número de personas afectadas por ellas. Y si usted cree, como yo, que algo en nuestro medio contribuye a impulsar esta epidemia inflamatoria, cada uno de nosotros, sin saberlo, está poniendo en peligro su propia salud y la de su familia.

Posibilidades positivas

Por espantoso que tal vez parezca el hecho de que todas estas enfermedades, sin importar las diferencias que aparentemente las separen entre sí, compartan la misma amenaza fundamental, este denominador común también tiene sus ventajas. Si se confirma que el Programa Chilton descifró el código que controla los estados de inflamación demasiado activa, contamos con una muy buena posibilidad de prevenir, tratar e incluso revertir *muchas* de estas enfermedades.

En el siguiente capítulo aprenderá cómo el Programa Chilton detiene el proceso inflamatorio, con base en los mismos principios científicos fundamentales que han dado lugar a la ola más poderosa de medicamentos antiinflamatorios en la historia de la medicina.

Imagínese un medicamento de espectro amplio —vendido sin receta médica— que alivie el dolor causado por cualquier cosa, desde dolores de cabeza hasta tensión muscular y que también baje la fiebre alta. Esta sencilla píldora también resulta ser una ayuda importante para prevenir los coágulos de sangre que producen el derrame cerebral y el infarto y que le corresponde, según piensan los investigadores, un papel significativo en la prevención del cáncer de colon, de mama y de otros tipos.

En realidad, no tiene que imaginarse tal medicamento, pues ya existe. Se trata de la aspirina y probablemente se encuentre en su botiquín.

La aspirina es asombrosa, y no sólo a causa de su carácter versátil y eficacia. Al explorarse con métodos científicos los secretos que se hallan detrás de este medicamento maravilla se logró uno de los descubrimientos más importantes del siglo XX en relación con las inflamaciones: el descubrimiento del camino del ácido araquidónico (Camino AA). El ácido araquidónico es un ácido graso omega-6 que desempeña un papel clave en el proceso de inflamción.

Hay que evitar el exceso de mensajeros

En el capítulo 2 vimos que dos mensajeros inflamatorios, los leukotrienos y las prostaglandinas, controlan algunos aspectos principales de la respuesta inflamatoria del sistema inmunitario.

Estos mensajeros inflamatorios controlan la *intensidad* del ataque al solicitar que glóbulos blancos acudan al sitio donde tuvo lugar la infección o lesión. Controlan los *daños colaterales* que se producen durante el ataque al concentrar al ejército de glóbulos blancos en ciertas áreas de los tejidos, y

Cómo bloquear el camino multibillonario

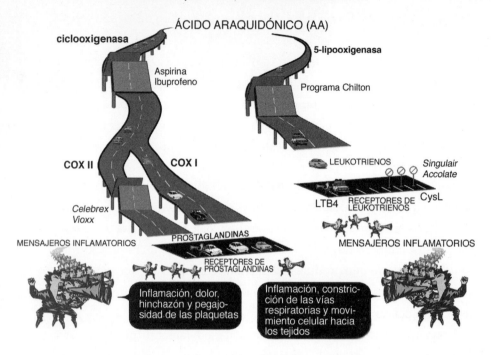

controlan *la duración del ataque* al ayudar a los glóbulos blancos a permanecer con vida por más tiempo de lo que sobrevivirían por cuenta propia.

Si se da un exceso de estos mensajeros el sistema inmunitario reacciona de manera exagerada, lo cual tiene consecuencias devastadoras.

En este punto se encuentra, pues, el meollo del asunto. La razón por la que enfrentamos una epidemia sin precedentes de enfermedades inflamatorias en este país —y en todos los países del mundo desarrollado— es que por algún motivo un número extraordinariamente elevado de personas producen demasiados mensajeros inflamatorios de este tipo, así como otros más.

Si hemos de revertir esta tendencia terrible —y prevenirla en las personas que hasta el momento han tenido la suerte de evitarla—, hay que responder a la pregunta de si podemos hacer algo para prevenir esta respuesta exagerada. ¿Es posible bloquear la producción de estos mensajeros inflamato-

> Cuando producimos demasiados mensajeros inflamatorios, nuestra respuesta inflamatoria se vuelve demasiado intensa y prolongada, lo cual provoca las enfermedades inflamatorias crónicas.

rios de tal forma que los produzcamos en cantidad suficiente para defendernos contra las enfermedades y las infecciones, pero no en exceso?

El esfuerzo por responder a esta pregunta ha dado lugar a una enorme inversión por parte de la industria farmacéutica, la cual ha gastado miles de millones de dólares en la búsqueda de una "bala mágica" capaz de controlar la sobreproducción de estos mensajeros inflamatorios. Si bien no contamos aún con tal bala mágica para dispararle al problema, la inversión ha dado ya frutos abundantes, tanto para las compañías que costean las investigaciones como para sus beneficiarios, las personas que sufren enfermedades inflamatorias.

En primer lugar, las investigaciones han dado lugar a la ola más grande de medicamentos antiinflamatorios que la humanidad haya visto jamás, entre ellos fármacos que se han vuelto familiares en muchos hogares del país, como *Celebrex* o *Singulair*. Tal como lo verá en este capítulo, las mismas investigaciones también han abierto la puerta para permitir un enfoque completamente novedoso en el tratamiento de las inflamaciones: el Programa Chilton, un enfoque natural basado en resultados científicos comprobados y cuyos efectos siguen la misma senda que aquellos medicamentos con su éxito impresionante de ventas. Tal como lo verá más adelante, este programa alimenticio natural con bases científicas hace lo mismo que los medicamentos y aún más.

De la aspirina al Camino AA

El descubrimiento del camino del ácido araquidónico (Camino AA) empezó como un misterio médico hace miles de años.

El ácido salicílico es una sustancia que se deriva de la corteza del sauce. Por ello la corteza del sauce ha formado parte de varios "remedios" exitosos a lo largo de miles de años. Los egipcios y los sumerios la utilizaban para tratar los síntomas del reumatismo e Hipócrates, el padre de la medicina, la mencionó en el año 400 a.C. como analgésico para el parto. En 1763, el reverendo Edmund Stone, un vicario inglés, fue el primero en describir sus efectos por escrito, en una carta, y en toda Europa hubo científicos que trataron de crear un analgésico a partir de esta corteza.

Más de 100 años después, un químico alemán llamado Felix Hoffman logró sintetizar un medicamento que poseía todos los efectos analgésicos y antiinflamatorios del ácido salicílico, con una sustancia reguladora para reducir la irritación estomacal que este causaba. Esta medicina, que se creó cuando Hoffman trabajaba para una compañía llamada Bayer, la conocemos como aspirina.

El nuevo medicamento se difundió rápidamente y se convirtió en el más usado en toda la historia de la medicina, por lo bien que funcionaba en una gama tan amplia de problemas. No obstante, a pesar de su uso tan extendido, nadie supo con precisión cómo funcionaba hasta casi un siglo más tarde.

En 1971, Sir John Vane, un investigador inglés, y sus colegas descubrieron que los efectos de la aspirina y de otros medicamentos semejantes se debían al hecho de inhibir la producción de ciertos mensajeros inflamatorios que se llaman prostaglandinas. Estos mensajeros inflamatorios son fundamentales en el desarrollo de las inflamaciones, pues hacen que los vasos sanguíneos se dilaten, a lo que se debe la hinchazón y el enrojecimiento típicos del proceso inflamatorio, y estimulan las terminaciones nerviosas que envían mensajes de dolor al cerebro.

La aspirina manda a callar a los mensajeros

¿Cómo se crean estos mensajeros inflamatorios, las prostaglandinas y los leukotrienos? Se sintetizan a partir del ácido araquidónico (AA). Obviamente, hace falta contar con cierta cantidad de AA para que el sistema inmunitario del cuerpo no quede indefenso. No obstante, cuando tenemos demasiado AA, producimos un exceso de mensajeros inflamatorios; si hay demasiados mensajeros, el resultado son las enfermedades inflamatorias.

La producción de mensajeros inflamatorios a partir de este ácido graso se llama el Camino AA. Este camino es el punto de partida para un elemento fundamental de las inflamaciones, ya sea que se trate de una respuesta apropiada a un peligro o del resultado de una aceleración excesiva del sistema inflamatorio, tal como se da en el caso de las enfermedades inflamatorias.

El descubrimiento por parte de Vane de cómo funciona la aspirina fue revolucionario. Sabíamos que las prostaglandinas eran un producto del

Camino AA, pero sus investigaciones dieron a conocer el mecanismo por medio del cual era posible *bloquear* la producción de mensajeros inflamatorios a través de este camino.

Es decir, para que el AA se convierta en prostaglandinas tiene que pasar por un proceso químico que me gusta comparar con el de la cocción. Si uno pone a cocinar tomates (jitomates), cebolla, ajo y un poco de orégano en una olla tendrá, al poco tiempo, la salsa marinara tradicional. No obstante, sin el calor de la estufa los elementos individuales no se mezclarán para producir la salsa.

Vane demostró que la aspirina (y otros medicamentos semejantes) bloquean una enzima crucial, una llave química llamada ciclooxigenasa o COX. Esta enzima ayuda a convertir al AA en prostaglandinas. La aspirina apaga la llama piloto, por decirlo de algún modo, y si el AA no puede reunirse con la enzima que necesita, no puede transformarse en prostaglandinas.

Es decir, la aspirina frena el dolor y las inflamaciones al impedir que se produzcan los mensajeros inflamatorios. Por eso se trata de un "medicamento maravilla" que sirve para muchos fines, desde aliviar el entumecimiento muscular y los dolores de cabeza hasta prevenir las enfermedades cardíacas. Vane y sus colegas ganaron el Premio Nóbel de Medicina en 1982 por su labor. El impacto de sus investigaciones simplemente no puede sobreestimarse y sigue sintiéndose hoy en día.

Otro descubrimiento importante

Mientras tanto, otro equipo encabezado por dos investigadores, Sune Bergstrom y Bengt Samuelsson, seguía otra línea de investigaciones que impulsaría aún más nuestra comprensión del mecanismo que hay detrás de las inflamaciones. Estos científicos identificaron una sustancia en los pulmones de los asmáticos que llamaron "la sustancia de reacción lenta que produce la anafilaxis". Cuando pasaron esta sustancia a los pulmones de perros se demostró que causaba las mismas señales y síntomas del asma en humanos —inflamación, estrechamiento y bloqueo de las vías respiratorias, desplazamiento de glóbulos blancos a los pulmones— en estos animales.

Entender exactamente qué era la sustancia, cómo se producía y cómo funcionaba llevó casi una década; una parte del Premio Nóbel en Medicina de 1982 también se otorgó a estos científicos por su trabajo. Resultó que esta sustancia de reacción lenta de la anafilaxis se componía de otra familia de mensajeros inflamatorios, los leukotrienos. Los leukotrienos eran mil veces más potentes que la histamina, el mensajero principal que ya se había aislado en los asmáticos.

Los leukotrienos, una fuerza impulsora clave detrás de muchas enfermedades inflamatorias, entre ellas el asma, la enfermedad de Crohn, las enfermedades cardíacas y la artritis, eran diferentes de las prostaglandinas, pero sin dejar de ser un producto del mismo camino marcado a partir del ácido graso: el Camino AA.

En conjunto, estos descubrimientos sobre cómo los mensajeros inflamatorios se producen a partir del AA y cómo es posible interrumpir este Camino AA fueron verdaderos hitos. Significaban que podríamos tratar de bloquear los mensajeros inflamatorios, lo cual nos acercó un paso más a poder ayudar a las personas que sufren enfermedades inflamatorias devastadoras.

Los medicamentos antiinflamatorios: populares pero problemáticos

Los medicamentos antiinflamatorios representan el método más popular para tratar el dolor provocado por las afecciones inflamatorias. También sirven para bajar la fiebre. Se consiguen fácilmente, algunos con receta médica y otros sin ella.

De los medicamentos antiinflamatorios que requieren receta, las más fuertes son los esteroides como la prednisona y la cortisona. Millones de personas utilizan antiinflamatorios no esteroideos (AINE), entre los que figuran inhibidores de COX-2 vendidos con receta, como *Celebrex*, al igual que medicamentos vendidos sin receta, como la aspirina, el ibuprofeno y el naproxeno.

Aún no está claro qué punto del espectro antiinflamatorio corresponde a los productos con acetaminofeno. Si bien se parecen a los AINE en algunos de sus efectos, otros son diferentes.

Los efectos secundarios de los medicamentos antiinflamatorios pueden abarcar desde trastornos estomacales menores hasta complicaciones potencialmente mortales, como sangrado estomacal, infartos y derrames cerebrales. Por este motivo, no debe ingerirse ningún producto antiinflamatorio —y mucho menos los que requieren una receta médica para su venta— por mucho tiempo sin supervisión médica.

La manera en que la aspirina combate las enfermedades cardiovasculares

Un gran número de pruebas clínicas demuestran la importante función que desempeña la aspirina para prevenir los infartos y los derrames cerebrales. Millones de estadounidenses sanos toman diariamente una aspirina de dosis baja como principal medida de prevención contra cualquier evento cardiovascular. Millones más —después de sufrir un infarto o un derrame cerebral— toman una aspirina de dosis baja diariamente para protegerse contra otros en el futuro.

Se piensa que la aspirina combate las enfermedades cardiovasculares al unirse al sitio activo de la enzima COX-1 en las plaquetas sanguíneas. Este proceso evita que las plaquetas se vuelvan pegajosas y recubran las paredes de las arterias y venas en forma de placa. Es decir, la aspirina previene el endurecimiento de las arterias que con tanta frecuencia conduce a infartos y derrames cerebrales.

En 1994, los investigadores descubrieron que la terapia con aspirina de dosis baja reduce en un 25 por ciento el riesgo de sufrir eventos cardiovasculares, independientemente de la edad del paciente, su sexo, su presión arterial o si es diabético o no. En lo que se refiere a los beneficios absolutos, tal resultado se traduce en la prevención de entre 20 y 40 eventos cardiovasculares por 1.000 pacientes de alto riesgo al año, lo cual es muchísimo.

Desde la prueba de 1994, varios estudios a gran escala han confirmado que la aspirina ayuda a proteger contra las enfermedades cardiovasculares y disminuye considerablemente el riesgo de sufrir un infarto. Sin embargo, las investigaciones disponibles hasta el momento no indican que otros AINE vendidos con o sin receta ofrezcan los mismos beneficios. Hay varias teorías para explicar por qué. Una de las más populares es que la aspirina, al unirse al sitio activo de la enzima COX-1 en las plaquetas sanguíneas, bloquea la enzima de manera total e irreversible. De esta forma se impide la producción de un mensajero del AA llamado tromboxano, el cual hace más pegajosas las plaquetas de la sangre y estrecha los vasos sanguíneos, por lo que se eleva el riesgo de sufrir un infarto o derrame cerebral.

De acuerdo con esta teoría, otros AINE se unen al sitio activo de la COX-1 de manera reversible. El sitio activo de cualquier enzima es el lugar donde hace todo su trabajo. Estos AINE sólo lo bloquean de manera parcial y por cierto tiempo. Por lo tanto, es poco probable que protejan al mismo grado contra las enfermedades cardíacas como lo hace la aspirina de dosis baja.

La búsqueda de mejores medicamentos antiinflamatorios: los inhibidores de COX-2 que se venden con receta médica

A pesar de los muchos beneficios probados que ofrece, la aspirina no está libre de efectos secundarios. Cuando se ingiere por períodos largos de tiempo puede causar numerosas complicaciones gastrointestinales, entre ellas sangrado estomacal y úlceras. En algunos casos, estas complicaciones son tan graves que llegan a amenazar la vida.

Hasta la fecha, se han gastado miles de millones de dólares en el desarrollo de medicamentos antiinflamatorios que no tengan efectos secundarios gastrointestinales. Gran parte de estas investigaciones corren a cargo de compañías farmacéuticas y de centros médicos financiados por ciertos organismos gubernamentales, como los Institutos Nacionales para la Salud.

En los años 90, formé parte de uno de los dos equipos científicos que descubrieron la existencia de dos tipos de enzima del tipo COX —la COX-1 y la COX-2— que convierten el AA en prostaglandinas y tromboxano. En aquel momento, creíamos que la COX-1 era una enzima esencial; es decir, de las que siempre están presentes en los tejidos y se encargan de funciones cotidianas importantes, como mantener el tracto gastrointestinal. Dentro de este contexto, llegamos a la conclusión de que en muchos casos bloquear la COX-1 de hecho resultaría dañino.

Por su parte, las pruebas iniciales indicaron que la COX-2 era una enzima inducida. O sea, un estado inflamatorio incrementaría la producción de la COX-2, lo cual a su vez produciría niveles mucho más altos de prostaglandinas inflamatorias. Por lo tanto, pensamos que bloquear la COX-2 sería una manera eficaz de prevenir y tratar inflamaciones.

Siguiendo estas hipótesis, científicos procedentes tanto del ámbito académico como de la industria dedicaron muchos esfuerzos a comprender las diferencias estructurales entre la COX-1 y la COX-2. Se encontró que los sitios activos de la COX-1 y la COX-2 —el lugar donde trabaja la enzima y que se encarga de convertir el AA en prostaglandinas y tromboxano— eran ligeramente diferentes. Este descubrimiento le permitió a la industria farmacéutica producir medicamentos que inhibían sólo la COX-2, no la COX-1. Las investigaciones dieron lugar a una nueva clase de medicamentos antiinflamatorios: los inhibidores de COX-2, entre los que figuran productos como el *Vioxx* y el *Celebrex*.

En vista de que los inhibidores de la COX-2 no afectan a la COX-1 —la enzima que ayuda a proteger al tracto gastrointestinal—, los científicos creían que los medicamentos ofrecerían un beneficio importante por encima de otros AINE que bloquean tanto a la COX-1 como a la COX-2. De manera específica, los inhibidores de la COX-2 afectarían menos al estómago y al resto del tracto digestivo. Esta circunstancia se convirtió en un argumento muy importante para la venta de estos productos y se tradujo en billones de dólares en ventas para las compañías farmacéuticas. Las pruebas clínicas iniciales y muchas que se han llevado a cabo desde entonces respaldaban este punto de vista.

Sin embargo, pruebas más recientes indican que los inhibidores de la COX-2 tal vez no protejan tanto como originalmente pensábamos. A finales de 2005, la *British Medical Journal* (Revista Médica Británica) publicó un estudio de 9.407 pacientes a quienes se les había encontrado su primer sangrado estomacal o úlcera. De estos pacientes, el 45 por ciento había ingerido un AINE convencional y el 10 por ciento un inhibidor de la COX-2. El estudio también incluyó a un grupo de control compuesto por 88.867 pacientes, de los que el 33 por ciento ingerían un AINE convencional y el 6 por ciento un inhibidor de la COX-2.

Los investigadores llegaron a la conclusión de que tanto los AINE convencionales como los inhibidores de la COX-2 estaban relacionados con un mayor riesgo de sufrir eventos gastrointestinales adversos. Una vez que los resultados se ajustaron para incluir otros factores, los riesgos se redujeron, pero seguían siendo considerables para todos los medicamentos excepto *Celebrex*. "En términos generales, no encontramos pruebas fuertes de que la seguridad gastrointestinal aumente al ingerir cualquiera de los nuevos inhibidores de la COX-2 en comparación con los antiinflamatorios no esteroideos y no selectivos", declararon los investigadores.

El desastre del *Vioxx*: cómo ocurrió

Las primeras inquietudes en cuanto a los efectos cardiovasclares de los inhibidores de la COX-2 surgieron en el año 2000, cuando Merck, el fabricante de *Vioxx*, presentó el estudio VIGOR (Investigación de Resultados Gastrointestinales con *Vioxx*) a la Dirección de Alimentación y Fármacos (*FDA* por sus siglas en inglés). El estudio VIGOR encontró que el riesgo de sufrir eventos cardiovasculares graves, como infartos y derrames cerebrales, aumentaba significativamente en los pacientes que tomaban *Vioxx* en comparación con aquellos que tomaban naproxeno. En el año 2002, la FDA le exigió a Merck que advirtiera a los consumidores de *Vioxx* sobre este peligro potencial.

Investigaciones posteriores han confirmado la relación entre el *Vioxx* y un mayor riesgo de sufrir eventos cardiovasculares. Algunos estudios indican que los consumidores de *Vioxx* enfrentaban un riesgo dos e incluso tres veces mayor de padecer un infarto y derrame cerebral, en comparación con quienes tomaban otros AINE. En el año 2004, Merck retiró el *Vioxx* del mercado de forma voluntaria.

Hasta la fecha, las investigaciones no han demostrado una relación fuerte entre el *Celebrex* y un riesgo mucho más grande de sufrir un evento cardiovascular. Si bien algunos estudios sugieren que este medicamento puede elevar tales riesgos, las pruebas son mucho menos fuertes que en el caso del *Vioxx*.

¿Cómo ocurrió el desastre del *Vioxx*?

Es posible que el problema radique, en parte, en el hecho de que los ensayos clínicos iniciales hayan sido demasiado breves —de nueve meses o menos— para evaluar de manera adecuada los efectos del medicamento a largo plazo. No obstante, la hipótesis más plausible puede involucrar el efecto que los inhibidores de la COX-2 tienen sobre otro mensajero importante del Camino AA: la prostaciclina.

La prostaciclina es un mensajero beneficioso que se halla en las paredes de las arterias y las venas. Ayuda a evitar que las plaquetas de la sangre se vuelvan pegajosas y también dilata los vasos sanguíneos. De esta forma, reduce el riesgo de sufrir un infarto o un derrame cerebral.

Los científicos creyeron, en algún momento, que la producción de prostaciclina se debía en su totalidad a la actividad de la COX-1, por lo que los inhibidores de la COX-2 no la afectarían. Ahora sabemos que la COX-2 también interviene en la producción de prostaciclina.

En vista de que la aspirina y los AINE tradicionales suprimen tanto la COX-1 como la COX-2, no reducen la actividad sólo del tromboxano perjudicial sino también de la prostaciclina beneficiosa. Tal vez recuerde que el efecto de la aspirina para ayudar a prevenir las enfermedades cardíacas se atribuye al hecho de que bloquea a la COX-1 y también la producción no deseada de tromboxano.

Por otra parte, los inhibidores de la COX-2 tienen dos efectos no deseados. Suprimen la prostaciclina beneficiosa, pero no hacen nada para bloquear el tromboxano perjudicial. Se piensa que esto da por resultado un desequilibrio importante entre el tromboxano y la prostaciclina, lo cual inclina la balanza en beneficio del tromboxano perjudicial.

A causa de este desequilibrio, es posible que los inhibidores de la COX-2 fomenten la presion arterial alta (hipertensión) y el endurecimiento de las arterias. También es posible que intensifiquen la formación natural de coágulos con la que el cuerpo responde a la ruptura de las plaquetas dentro de los vasos sanguíneos. En conjunto, estos efectos aumentan el riesgo de sufrir enfermedades cardíacas y derrames cerebrales.

En los años 90, cuando los científicos comenzaron a estudiar las enzimas COX-1 y COX-2, creían comprender perfectamente las acciones de las mismas. No sabían que los inhibidores de la COX-2 podían inhibir la producción de la prostaciclina beneficiosa ni que este fenómeno tuviera efectos tan devastadores sobre el sistema cardiovascular.

Los AINE y el Programa Chilton

A pesar del riesgo de sufrir complicaciones gastrointestinales propio de la aspirina, al parecer este medicamento ofrece grandes ventajas sobre los inhibidores de la COX-2. En vista de que inhibe tanto la COX-1 como la

COX-2, ayuda a mantener un equilibrio adecuado entre la prostaciclina y el tromboxano. Aunque tanto la aspirina como los inhibidores de la COX-2 reducen los niveles de la proteína C-reactiva (PCR), un marcador importante de las inflamaciones, sólo se ha demostrado que la aspirina reduce los riesgos cardiovasculares de manera significativa.

Estudios recientes han demostrado que los efectos antiinflamatorios tan amplios de la aspirina posiblemente se deban al hecho de que también incluyen a los tejidos adiposos, una de las fuentes principales de inflamación en todo el cuerpo, según hemos visto. No hay muchas pruebas de que los inhibidores de la COX-2 tengan un efecto directo sobre los tejidos adiposos.

Hasta el momento, los datos disponibles apoyan de manera abrumadora el consumo de la aspirina de dosis baja como terapia de prevención contra los infartos y los derrames cerebrales. Es posible que también ayude a proteger contra ciertos tipos de cáncer, entre ellos el de colon.

A la luz de lo que actualmente sabemos acerca de los efectos de los inhibidores de la COX-2, recomiendo cautela al tomar estos medicamentos. Como científico, quisiera ver más investigaciones sobre la posibilidad de que ciertos grupos de la población sean más susceptibles que otros de padecer los efectos adversos de estas sustancias. Sospecho que ciertas diferencias genéticas entre las personas causan variaciones en nuestro nivel de producción natural de mensajeros como la prostaciclina y el tromboxano.

Lo que sabemos con certeza es que los ácidos grasos naturales del Programa Chilton hacen exactamente lo mismo que los AINE, sólo que de manera más segura. Por ejemplo, el pescado contiene un aceite llamado ácido eicosapentanoico (AEP), así como sus aceites naturales. Ambos se convierten en mensajeros beneficiosos, entre ellos una prostaciclina especial que se llama PG1-3; un tromboxano especial, el TXA-3, y un leukotrieno especial, el LTB-5. Por su parte, otro tipo de aceite, el de borraja, contiene otro ácido graso omega-6, el ácido gamma-linolénico o AGL. Este se convierte en ácido dihomo-gamma-linolénico (ADGL), el cual a su vez se convierte en una forma especial de prostaglandina E que reduce las inflamaciones. Además, el ADGL inhibe la conversión de AA en leukotrienos.

Si bien estos ácidos grasos afectan tanto a la enzima COX-1 como a la COX-2, difieren de los AINE en el sentido de que no las inhiben de manera selectiva. En cambio, se asemejan a un ácido graso natural, el AA, en la produción de los mismos efectos antiinflamatorios.

Los bloqueadores de leukotrienos

Otra categoría de medicamentos antiinflamatorios que surgieron a partir de las investigaciones sobre el Camino AA eran los bloqueadores de leukotrienos. Se llaman así porque les impiden a los leukotrienos, el otro tipo de mensajero inflamatorio del AA, llamar a células infla-matorias.

Estos medicamentos, como *Singulair* y *Accolate*, también han adqui-rido una popularidad asombrosa desde su aparición. Tan sólo *Singulair* tuvo ventas de más de 2 mil millones de dólares en el año 2003, lo cual significó un aumento del 35 por ciento en comparación con 2002. Desafortunadamente, si bien se trata de medicamentos maravillosos que han aportado muchísimos beneficios a un gran número de personas, sólo bloquean a un tipo de leukotrieno, no a toda la familia de estos men-sajeros. Si los resultados que usted obtuvo con estos medicamentos no fueron del todo satisfactorios, probablemente se debió a que no bloquea-ban el tipo de leukotrieno que causa su enfermedad.

Un gran triunfo para los suplementos alimenticios antiinflamatorios

La osteoartritis representa un enorme problema que afecta a más de 50 millones de personas tan sólo en los Estados Unidos. A comienzos de 2006, los Institutos Nacionales para la Salud dieron a conocer los resulta-dos de las pruebas de tercera fase del Estudio *GAIT* (Estudio de Inter-vención de Glucosamina y Condroitina), en el cual se puso a prueba la eficacia y la seguridad de los suplementos alimenticios glucosamina y sulfato de condroitina para tratar la osteoartritis de la rodilla. Los resulta-dos se publicaron en la revista *New England Journal of Medicine* (Revista de Medicina de Nueva Inglaterra) en febrero de ese año.

Dentro del marco del estudio, los investigadores dividieron al azar a 1.583 pacientes de osteoartritis de la rodilla en cinco grupos, a los que durante 24 semanas trataron bien con glucosamina, con sulfato de condroitina, con glucosamina y sulfato de condroitina, con *Celebrex* o bien con un placebo. Los investigadores observaron que la combinación de glucosamina y sulfato de condroitina era más eficaz que el *Celebrex* para aliviar el dolor de moderado a severo de la rodilla, sin efectos adversos significativos. En comparación con el grupo que tomó el placebo, la respuesta al tratamiento que se registró en el grupo de la glucosamina y condroitina era mejor en un 24,9 por ciento, mientras que el índice de respuesta del grupo tratado con *Celebrex* era mejor en un 15,1 por ciento.

Sin embargo, la victoria de la glucosamina y del sulfato de condroitina no fue total. El estudio encontró que los suplementos alimenticios no servían para aliviar un dolor leve de la rodilla, ya sea que se tomaran solos o combinados. No hay pruebas concluyentes que indiquen su eficacia para tratar otros estados inflamatorios aparte del dolor entre moderado y severo de la rodilla.

De todas formas, los resultados del estudio GAIT son sumamente importantes. No se suelen estudiar los productos naturales dentro del marco de pruebas clínicas de tercera fase y a gran escala. Cuando se hace, por lo general los resultados son decepcionantes. Nunca habíamos visto nada parecido a los resultados del estudio GAIT. Quienes pensamos que ciertos suplementos alimenticios pueden producir beneficios importantes para la salud necesitábamos un gran triunfo, y al parecer lo obtuvimos.

Como científico suelo recibir con escepticismo las afirmaciones que se hacen con respecto a los beneficios de los suplementos alimenticios. Si no existen pruebas científicas sólidas para apoyar su eficacia y seguridad, me parece que en el mejor de los casos significan una pérdida de tiempo y de dinero y que, en el peor de los casos, pueden ser peligrosos.

Después de haber presenciado el sufrimiento de mi hermana a causa de la artritis reumatoide, me resultan ofensivos los intentos agresivos por persuadir a las personas de gastar dinero en remedios no comprobados, abandonando tratamientos que sí pueden servir. No obstante, los resultados concluyentes del estudio GAIT han despertado en mí la esperanza de que una prueba clínica de tercera fase, llevada a cabo a gran escala, con el tiempo confirme las investigaciones cada vez más numerosas según las cuales el AEP y el AGL constituyen sustancias antiinflamatorias eficaces con las que es posible prevenir y tratar una amplia gama de enfermedades inflamatorias.

La manera en que el Programa Chilton complementará su tratamiento

Mientras que las compañías farmacéuticas respaldaban a los científicos con cientos de millones de dólares para descubrir la siguiente ola de medicamentos que les aportaran un éxito impresionante de ventas, yo estaba decidido a utilizar los fondos que recibía de los Institutos Nacionales para la Salud para explorar si una solución alimenticia pudiera servir para lo mismo. Además de que el interés científico planteado por el tema era enorme, había visto de cerca —y estudios recientes lo confirman— los estragos que se causan en el cuerpo cuando pacientes crónicos llegan a depender de medicamentos muy fuertes para obtener algún alivio.

Definitivamente, no me opongo a que se utilicen medicamentos, en particular para tratar las enfermedades inflamatorias. Estos productos literalmente les han salvado la vida a millones de personas, entre ellas a mi hermana y a mi hijo. No creo que nadie que tenga experiencias reales con estas enfermedades vaya a oponerse al uso de unos medicamentos que alivian tanto dolor y les brindan una mejoría tan grande en la calidad de vida a las personas que padecen estos males. De hecho, participé en muchos de los estudios que dieron lugar a la creación de algunos de los medicamentos que han tenido un éxito tan impresionante de ventas y le aplaudo a la industria farmacéutica sus investigaciones permanentes en esta área.

Ahora bien, no creo que vaya a escandalizar a nadie si afirmo que estos medicamentos distan mucho de ser perfectos: aún no existe una solución farmacéutica para las enfermedades inflamatorias. Cualquier cosa que apoye a estos medicamentos sin duda será bienvenida.

Lo animo *de corazón* a pensar en el Programa Chilton como una estrategia *complementaria*, no alternativa. No tiene por qué escoger entre una cosa y la otra. El Programa Chilton está diseñado para apoyar y mejorar los resultados que le brinden sus medicamentos. Los médicos siempre tienen la meta de reducir las dosis o de lograr que el paciente pueda vivir sin ellos, pero sólo si se trata de una meta realista. Ante la disponibilidad de medicamentos que salvan vidas, nadie debería sufrir dolor ni una exacerbación de su enfermedad por probar una solución natural.

Una solución sin efectos secundarios

Uno de los argumentos más convincentes para hallar una solución alimenticia a esta madre de todas las epidemias es la necesidad de lograr el alivio sin efectos secundarios.

Todos los medicamentos tienen efectos secundarios de algún tipo. Cada vez que su médico le receta algo, sopesa los beneficios potenciales del fármaco contra las molestias o los perjuicios que probablemente resulten de los efectos secundarios. A esto se le llama relación riesgo-beneficio y se trata de un factor que los médicos toman en cuenta cada vez que prescriben un medicamento.

Es por este motivo que a menudo a los pacientes de cáncer se les recetan medicamentos que se considerarían venenos si los tomara una persona sana. Producen efectos secundarios severos, pero el potencial que encierran para salvar vidas es más importante que los riesgos que presentan.

Esta relación riesgo-beneficio se presenta cada vez que se receta un medicamento, pero adquiere dimensiones importantes cuando se trata de una enfermedad crónica (como lo son muchos de los males inflamatorios). En muchos de los casos de enfermedades inflamatorias crónicas, cuando a alguien se le receta un medicamento lo tomará por un período prolongado de tiempo, quizá incluso de por vida. Por lo tanto, el médico siempre debe tomar en cuenta los efectos secundarios que los medicamentos tienen a largo plazo.

Lo que es peor, muchas de estas enfermedades son de carácter progresivo, por lo que enfrentan a los pacientes y a sus médicos con una serie de decisiones cada vez más difíciles acerca de los medicamentos a tomar. Una de las cosas que me impacta cuando me encuentro en la misma habitación con un grupo de personas afectadas por enfermedades inflamatorias es observar que gran parte de su conversación no trata de sus afecciones sino de cómo hacer frente a los efectos secundarios de sus medicamentos.

Veamos el ejemplo de Jennifer, a quien se le diagnosticó un caso de artritis reumatoide de leve a moderado. Su médico le recetó *Celebrex*, un AINE que inhibe la COX-2, para controlar la dificultad matutina de movimiento y algunas de las molestias que sentía en las rodillas y los codos. Los AINE que inhiben la COX-2 son mejores para el estómago que la familia de medicamentos que afecta la COX-1, de eso no cabe duda, pero no carecen totalmente de efectos secundarios. Es más, estudios muy recientes sugieren que posiblemente produzcan más efectos secundarios de lo que se creía en un inicio. Como sea, el médico de Jennifer no se sorprendió cuando ella empezó a padecer trastornos estomacales después de haber tomado el fármaco durante más o menos un año.

Jennifer soportó su artritis reumatoide (y los efectos secundarios gastrointestinales de su AINE) durante otro año, con ciertas molestias, cuando la enfermedad se agudizó de repente y el dolor se intensificó justo antes de la boda de su hijo.

El médico le recomendó un tratamiento con esteroides para estabilizar su estado. No se trata de los mismos esteroides que los atletas utilizan para mejorar su nivel de rendimiento, o sea, los esteroides *anabólicos*. Los *corticoesteroides*, como la prednisolona, se utilizan para tratar todas las formas de enfermedad inflamatoria de moderada a severa. Son muy eficaces para detener las inflamaciones, aunque producen muchos efectos secundarios a corto plazo y *particularmente* a largo plazo. Una vez le comenté a un colega que probablemente podríamos aliviar la mayoría de los síntomas de las enfermedades inflamatorias si pudiéramos recetar una dosis lo suficientemente alta de esteroides por un período lo bastante largo de tiempo. Respondió de manera irónica que el paciente seguramente experimentaría algún alivio, ya sea porque los esteroides hubieran logrado acabar con la inflamación o porque los efectos secundarios lo hubieran matado.

El médico de Jennifer trató de mantenerla con la dosis más baja posible de esteroides, pero de todas formas los efectos secundarios que sufrió fueron típicos. Subió de peso, se enfermó del estómago, le salieron cardenales (moretones, magulladuras) con facilidad y sufrió cambios anímicos bruscos, como depresiones severas. Después de investigar un poco los efectos secundarios a largo plazo, entre los que figuran la osteoporosis, la diabetes y la supresión permanente de la glándula adrenal, sintió un gran alivio al saber que sólo tendría que tomar el medicamento hasta haber superado la manifestación aguda de su enfermedad.

Los efectos a largo plazo de las dosis altas de esteroides no son buenos. Esto sucede porque los esteroides no son selectivos. Cuando se toma un esteroide, la droga infiltra el núcleo de *todas y cada una* de las células del cuerpo y empieza a jugar con los genes que encuentra ahí. Probablemente lo haga con cientos de genes.

Un número reducido de esos genes controla el dolor y la inflamación relacionados con las enfermedades inflamatorias; los esteroides apagan a muchos de estos genes, lo cual nos conviene. No obstante, en vista de que no son selectivos, también regulan los genes que controlan el funcionamiento de los riñones, el hígado, el cerebro y el corazón, lo cual *no nos conviene*. Es probable que los tratamientos con esteroides también manipulen a otros genes, entre ellos algunos de los que no sabemos mucho en estos momentos. Por lo tanto, en cierta medida estamos esperando que se presenten problemas futuros al respecto.

En el caso de enfermedades como el asma, es posible reducir muchos de los riesgos de los esteroides al utilizar un inhalador, lo cual significa que el esteroide se queda en los pulmones. En el caso de otras enfermedades inflamatorias, como la artritis de Jennifer (e incluso el asma, cuando la afección se vuelve grave), hay que asimilar la droga por vía interna, de modo que invade todo el cuerpo, aumentando la probabilidad de que se produzcan efectos secundarios a corto plazo, así como daños a largo plazo.

Desafortunadamente, los intentos que Jennifer hizo de manera repetida para dejar de utilizar el esteroide no tuvieron éxito. Su enfermedad se agravó al punto de que no podia dejar de ingerir el medicamento sin experimentar un recrudecimiento doloroso del mal. A lo largo de los dos años siguientes, su afección siguió empeorando hasta que ni siquiera los esteroides eran capaces de controlarlo del todo. Hay muchos días en los que sufre un dolor tan intenso que no puede funcionar de manera normal.

Actualmente, Jennifer y su médico están explorando otras opciones, como el metotrexato, un medicamento contra el cáncer que puede retardar el avance de la enfermedad de manera efectiva pero también causar daños muy severos a los riñones y al hígado. También están considerando el *Enbrel*, que también es muy eficaz, aunque se ha relacionado con varios efectos secundarios de largo plazo, entre ellos infecciones graves.

El caso ilustra cómo funciona la relación riesgo-beneficio. Conforme la enfermedad y los síntomas de Jennifer se agravan, los medicamentos que debe tomar para aliviar sus síntomas y detener el avance de la enfermedad se vuelven más fuertes y producen efectos secundarios cada vez más severos.

Estoy convencido de que el Programa Chilton puede ayudar a proporcionarle a Jennifer y a su médico un plan de tratamiento complementario que posiblemente contribuya a mejorar mucho su estado de salud a largo plazo.

Y estoy seguro de que Jennifer notará una diferencia enorme en cómo se siente una vez que empiece a ingerir alimentos saludables y deliciosos perfectamente adaptados a las necesidades de su cuerpo. Estoy dispuesto a apostar a que no observará la diferencia sólo en los síntomas de su enfermedad inflamatoria sino también en su estado de salud y actitud en general.

No se deje engañar. Un remedio no tiene por qué producir efectos secundarios nocivos para ser una solución poderosa. Estamos tan acostumbrados a los perjuicios que nos causan los medicamentos eficaces que desconfiamos de todo lo que no tenga tales efectos. No obstante, en este caso, según

> Un remedio no tiene por qué causar efectos secundarios nocivos para ofrecer una solución poderosa.

verá, es posible que este enfoque seguro y completamente natural incluso resulte *más* eficaz que los medicamentos fuertes con sus efectos secundarios igualmente fuertes.

Mucho abarca, mucho ayuda

La eficacia del Programa Chilton se basa en lo siguiente: cuando las necesidades del cuerpo se cubren proporcionándole los alimentos que requiere en proporciones correctamente equilibradas, es posible lograr de manera natural lo que ningún medicamento puede hacer a pesar de los miles de millones que se gastan en las investigaciones.

Consideremos a los bloqueadores de leukotrienos, por ejemplo.

Algunos de los fármacos más populares que se venden actualmente, como el *Singulair*, sólo son eficaces contra un leukotrieno en particular. Eso es excelente si ese leukotrieno es el que causa la afección inflamatoria, pero no tan bueno si otro leukotrieno, en el fondo, es el culpable.

Por el contrario, el Programa Chilton es capaz de inhibir la producción de *toda la familia* de leukotrienos. Desde hace años, los médicos —y las compañías farmacéuticas— han dicho que les encantaría poseer una "bala mágica", algo que funcione como un inhibidor general para toda la gama de leukotrienos. Diseñé mi dieta precisamente para lograr esto. Al controlar el equilibrio de ácidos grasos que consumimos, bloquea a todos estos mensajeros inflamatorios.

> El Programa Chilton ofrece una forma natural basada en la alimentación para atacar el Camino AA.

En uno de varios ensayos clínicos fundamentales que realizamos en la Escuela de Medicina de la Universidad de Wake Forest, demostramos que al aplicar las reglas del Programa Chilton a los asmáticos podíamos inhibir la producción de leukotrienos en la gran mayoría de pacientes de asma. Por ejemplo, de acuerdo con los resultados de este estudio, logramos suprimir la producción de leukotrienos en el 78 por ciento de los enfermos de asma. O sea, observamos un índice de éxito del 78 por ciento. Este resultado superó por mucho incluso nuestras propias expectativas.

Resulta interesante que el Programa Chilton haya bloqueado los leukotrienos más eficazmente en los asmáticos —el 50 por ciento de los participantes— que producían el nivel más alto de mensajeros inflamatorios. O sea, les ayudó más a las personas que más lo necesitaban, con frecuencia a gente cuyos medicamentos no les surtían efecto.

Más allá de los síntomas

Si bien no pretendo, ni por un instante, minimizar los beneficios que los medicamentos aportan, resulta claro que no ofrecen una solución completa a las personas que sufren enfermedades inflamatorias.

¿Existe alguna solución aparte de estos medicamentos que permita combatir a los mensajeros inflamatorios? Si bien drogas como *Singulair* y

Accolate desempeñan un papel muy importante, no afectan la causa de fondo de estas enfermedades, la *producción* de mensajeros inflamatorios.

Aun cuando un bloqueador de leukotrienos le funciona, en realidad no detiene la reacción poco apropiada del cuerpo ante intrusos inofensivos como el polen y el pelo de mascotas. Más bien, se experimenta alivio por reducirse la intensidad de la respuesta poco apropiada. Se trata de una mejoría, pero no de una solución. Usando una comparación, uno no quiere que a su hijito le dé una rabieta (pataleta, perreta) leve, sino que de ninguna manera le dé una.

Debemos hacer más que tratar los síntomas. No será posible resolver la pandemia con curitas (*Band-Aids*). Tenemos que enfrentar la afección subyacente que impulsa a nuestros cuerpos a atacarnos de esta forma tan destructiva.

La simple verdad es que las enfermedades inflamatorias pueden ser mortales y muchas veces lo son. No exagero. La esperanza de vida de una persona que padece artritis reumatoide es menor que la de la población en general. Las personas mueren de esclerodermia. Mueren de asma. Y un número nunca antes visto está muriendo actualmente, un número cada vez mayor a pesar de las mejorías en la tecnología médica, las cuales incluyen estos medicamentos.

Podemos detener la inflamación antes de que se presente en primer lugar

Agradezco que la nueva ola de medicamentos antiinflamatorios esté disponible para quienes sufren afecciones inflamatorias, pero creo que debemos enfrentar la *causa* subyacente de un estado de inflamación demasiado activo. Podemos lograrlo no sólo al interrumpir el Camino AA, como lo hacen los medicamentos, sino deteniéndola antes de que se produzca.

O sea, si bien se puede enyesar una pierna fracturada, ¿no sería más prudente evitar la lesión en primer lugar? Al comienzo de este capítulo nos preguntamos si es posible bloquear a los mensajeros inflamatorios, y según lo visto sí lo es, por lo menos a veces. Sin embargo, ¿no sería mejor preguntar si es posible intervenir en una fase más temprana todavía, para evitar la sobreproducción de mensajeros inflamatorios por completo y por lo tanto no tener ya necesidad de bloquearlos? ¿Existe algún remedio que podamos aplicar a nuestro estilo de vida tanto a nivel individual como en el país en conjunto para ayudarnos a normalizar nuestra producción de estos mensajeros?

¿Podemos controlar el Camino AA antes de que se salga de control?

Me da muchísimo gusto afirmar, tras años de investigación, que en mi opinión la respuesta a esta pregunta es un rotundo *sí*. Ahora que entendemos muchos de los intrincados mecanismos por medio de los cuales nuestra alimentación regula al Camino AA, podemos empezar a controlar nuestra sobreproducción de estos mensajeros inflamatorios. Ese "sí" posee ramificaciones extensas e importantes en las vidas de todos nosotros. Si bien todos corremos peligro, no es necesario que todos nos convirtamos en víctimas.

También creo que ese "sí" significa que somos capaces de ayudar a las personas que sufren enfermedades inflamatorias terriblemente dolorosas y debilitantes. Por último, ese "sí" significa que podemos comenzar a sacar a nuestra nación de este vuelo en picada causado por las inflamaciones, si nos protegemos a nosotros y a nuestras familias de la amenaza inminente de estas enfermedades.

El Programa Chilton —mi tratamiento alimenticio fácil de seguir y completamente natural— combate las inflamaciones que se han salido de control de dos formas:

Al igual que sucede con *Singulair* y *Accolate*, dos medicamentos con patente que han tenido un éxito impresionante, el principio más importante del Programa Chilton es bloquear la capacidad de los mensajeros inflamatorios, como los leukotrienos, para enviar señales a las células inflamatorias.

El Programa Chilton cuenta con una ventaja definitiva por encima de esos medicamentos, porque le entrega al cuerpo las armas que necesita para bloquear a *muchos tipos diferentes* de leukotrienos, de los que cada uno lleva su propio mensaje inflamatorio. Por el contrario, *Singulair* y *Accolate* sólo bloquean la capacidad de un tipo de leukotrieno —y de su mensaje particular— para interactuar con las células inflamatorias del cuerpo. Por lo tanto, esta solución alimenticia bloquea a una gama más amplia de mensajeros inflamatorios, los cuales controlan a un gran espectro de señales de enfermedad y síntomas.

> El Programa Chilton inhibe las inflamaciones *antes de que comiencen.*

Sin embargo, el poder del Programa Chilton no se detiene ahí. Inhibe las inflamaciones *antes de que comiencen* al reducir al número de elementos que componen a los mensajeros inflamatorios.

Al reducir el material del que los mensajeros inflamatorios están hechos, el Programa Chilton *impide* un estado de inflamación demasiado activo. Este segundo principio clave por primera vez presenta una solución preventiva para las enfermedades inflamatorias. Los males inflamatorios se dan porque el cuerpo produce una cantidad excesiva de mensajeros inflamatorios, por lo cual el sistema inflamatorio se pone en estado de alerta roja y está listísimo para lanzar un ataque total contra algo inocuo como un alergeno o los tejidos del propio cuerpo. El cuerpo necesita ciertos elementos para armar a estos mensajeros. Al reducir el número de estos elementos, reducimos el número de señales poco apropiadas que el cuerpo puede enviar. Por lo tanto, en lugar de esperar hasta que las células estén amartilladas y cargadas, listas para disparar contra nosotros, el Programa Chilton entra en acción en un punto anterior del proceso. Al sacar a algunos de esos elementos de nuestra sangre, lo que en efecto hacemos es sacarle algunas balas al rifle.

Lo que hemos aprendido hasta ahora

¿Cómo es posible que unos simples cambios a la alimentación tengan efectos tan trascendentes, en algunos casos mayores que los resultados que se obtienen con algunos de los mejores y más sofisticados medicamentos disponibles actualmente?

Un exceso de AA nos lleva a producir demasiados mensajeros inflamatorios, y un exceso de mensajeros inflamatorios produce las señales y los síntomas de las enfermedades inflamatorias.

Dediquemos un momento a repasar lo que sabemos. Sabemos que una sobreabundancia de mensajeros inflamatorios interviene de manera importante en el desarrollo de las enfermedades inflamatorias. Sabemos que nuestro cuerpo produce estos mensajeros inflamatorios a partir de un ácido graso llamado AA (ácido araquidónico). Sabemos que un nivel elevado de este ácido graso causa la sobreproducción de estos mensajeros.

En tal caso, ¿no resulta lógico que controlar los niveles de AA en la sangre sea clave para controlar un estado de inflamación demasiado activo?

Para comprender esto con claridad debemos ahondar un poco más en la génesis misma del proceso inflamatorio para responder a la siguiente pregunta lógica:

¿Cómo podemos reducir la cantidad de AA en nuestro cuerpo? ¿De dónde provienen los niveles elevados de este ácido graso? A continuación veremos. . .

La verdad sobre la grasa

A fin de encontrar el origen de estos niveles altos de AA, tendremos que mirar más de cerca lo que usted sabe —y lo que *cree* saber— sobre la grasa. No se trata, de ningún modo, de repasar el debate sobre las grasas "buenas" y "malas" que los consumidores al tanto de cuestiones de salud deben de conocer muy bien. De hecho, nuestro descubrimiento nos obligará a reconsiderar por completo las ideas que teníamos sobre este macronutriente.

La población de los Estados Unidos ha sido víctima de una campaña de información equivocada sobre las grasas, una campaña permanente y de gran magnitud. En los años 80 se pensaba que todas las grasas eran "malas". Una ola tras otra de productos bajos en grasa o sin grasa (¡y cargados de azúcar!) llenaron los estantes de las tiendas de comestibles. En los años 90, la población en general aprendió a diferenciar entre la grasa saturada, que se encuentra en los productos animales, y las grasas insaturadas más saludables para el corazón, como las que se encuentran en el aceite de oliva, el aguacate (palta) y la almendra. Se presentaba a las grasas saturadas como "malas" y a las insaturadas como "buenas".

En fechas más recientes, hemos agregado otro nivel de sofisticación a nuestros conocimientos. Ahora sabemos que no todas las grasas insaturadas son iguales. Las grasas poliinsaturadas (GPIS) pueden dividirse en dos categorías: los ácidos grasos omega-3 (como los que se encuentran en el pescado graso) y los ácidos grasos omega-6 (como los que se encuentran en el aceite de soya). Varias dietas populares, entre ellas algunas diseñadas por los médicos más famosos, afirman que todos los ácidos grasos omega-3 son "buenos" y todos los omega-6, "malos". Si bien es cierto que consumimos ciertos ácidos grasos omega-6 en exceso y que nos falta ingerir ciertos ácidos grasos omega-3 en mayor cantidad, mis propias investigaciones científicas niegan de manera directa la prudencia de asignar estrictamente a estas grasas una categoría positiva y una negativa.

Los ácidos grasos omega-3 y omega-6 se llaman "ácidos grasos esenciales" porque necesitamos obtenerlos de la alimentación. El cuerpo humano no es capaz de producirlos y, si no los recibimos, corremos el peligro de sufrir trastornos cardíacos, cerebrales y del hígado; retraso en el crecimiento; esterilidad; susceptibilidad a las infecciones; problemas de visión y dificultades emocionales y de aprendizaje.

Aunque no somos capaces de producir estos ácidos grasos, podemos convertirlos en otros tipos de ácidos grasos una vez que los hemos ingerido. Este proceso de conversión es como jugar con cubos de Lego o de Duplo. Modificamos a los ácidos grasos sometiéndolos a un proceso químico en el que intervienen enzimas y que agrega curvas o segmentos adicionales a su estructura.

Veamos cómo funciona este proceso concentrándonos por un momento en un tipo específico de grasa. El ácido linoleico (AL) es, por mucho, el ácido graso omega-6 más abundante en nuestra alimentación. Se encuentra en casi todos los alimentos que se conoce que contienen grasa, entre ellos la carne, la mayoría de los aceites de semillas, los lácteos y el huevo. Cuando una gran cantidad de este ácido graso está presente en el cuerpo (tal como siempre sucede en las alimentaciones occidentales), lo transformamos en otro ácido graso omega-6, el ácido gamma-linolénico o AGL. Para lograrlo, agregamos otra curva a la unidad del ácido graso.

Ahora bien, nuestros cuerpos imponen cierto límite a este proceso, así que sólo una cantidad pequeña de AL se transforma en AGL.

Al alargar un poco la unidad del ácido graso, podemos convertir al AGL en otro ácido graso llamado ADGL, que significa ácido dihomo-gamma-linolénico. Se nos hace más fácil lograr esta conversión, así que la realizamos más rápidamente. Al añadir otra curva a la unidad del ácido grasa, el ADGL se convierte en AA, el ácido araquidónico del que ya hemos hablado. Por lo tanto, esta sopa de letras de conversiones de ácidos grasos —de AL a AGL a ADGL a AA— es un proceso mediante el cual el AA llega a nuestro torrente sanguíneo.

¿Significa esto que si queremos dejar de producir el AA en tales cantidades, tenemos que dejar de ingerir AL? De hecho, la respuesta es que no. Varios estudios recientes indican que convertimos muy poco AL en AA. Nuestros cuerpos no son muy eficientes al realizar la primera conversión de AL a AGL. Por lo tanto, aunque consumamos mucho AL (como casi todos hacemos todos los días), en realidad no afectará mucho el nivel de AA ni el número de mensajeros inflamatorios que produzcamos.

Nos tomó tiempo darnos cuenta de esto. No todas las especies animales imponen tales límites a esta conversión. De hecho, los roedores, entre ellos el ratón, son muy buenos para eso, lo cual significa que una gran proporción del AL que ingieren se trasforma en AA. Y muchos de los estudios que analizaron cómo el cuerpo procesa los diversos ácidos grasos se llevaron a cabo *con ratones*, lo cual significa que algunas de las conclusiones que los científicos sacaron acerca de la conexión que existe *en el ser humano* entre el AL de la alimentación y los niveles elevados de AA eran *erróneas*. Estos experimentos respondieron a algunas preguntas importantes, pero los ratones agregaron mucha confusión a la explicación científica de cómo el ser humano procesa estos ácidos grasos.

La teoría del goteo sucesivo

Bien, pues volvamos al ser humano y a lo que aún falta resolver: ¿cómo es posible que el AA llegue a nuestro torrente sanguíneo en cantidades tan terriblemente altas? Hubiera sido fácil echarle la culpa al AL, ya que es muy abundante en nuestra alimentación, pero nuestra falta de eficiencia para realizar las conversiones de ácidos grasos reduce su importancia. Tendremos que buscar la respuesta en otra parte.

Me gusta utilizar una analogía para explicar la forma en que el cuerpo lleva a cabo esta serie de conversiones de ácidos grasos. Imagínese una serie de cubos (cubetas, baldes) colocados uno encima de otro. Cada uno de ellos tiene un agujero en el fondo a través del cual el líquido que contiene gotea al cubo que tiene debajo. El cubo que está más arriba es el AL, desde luego. Cuando consumimos este ácido graso omega-6 en grandes cantidades, es como si vertiéramos mucho líquido en el cubo. En los países industrializados lo hacemos prácticamente todo el tiempo, así que imagínese que comenzamos con una comida abundante que llena hasta el borde el cubo que está más arriba, que dice AL.

Ahora sabemos que el cuerpo humano convierte una pequeña cantidad de AL en AGL, ¿verdad? Así que el AGL está en el segundo cubo, ubicado debajo del recipiente que contiene el AL. El cubo del AL también tiene un agujero pequeño en el fondo, el cual permite que una cantidad pequeña de líquido pase al cubo de AGL ubicado debajo de él. Debajo del cubo del AGL tenemos el del ADGL; ya que nuestros cuerpos son más eficientes para convertir el AGL en ADGL, el agujero en el fondo de este cubo es un poco más grande, de modo que el líquido gotea un poco más rápido al cubo del ADGL. Debajo del cubo del ADGL está el del AA. Aquí la cantidad se reduce de nuevo, porque nuestros cuerpos ejercen un control estricto sobre el proceso de agregar la siguiente curva al ácido graso. Por lo tanto, lo que pasa del cubo del ADGL al último, el del AA, es un lento goteo. (Vea la ilustración izquierda abajo).

En vista de que los agujeros son pequeños, sólo se trata de una pequeña cantidad de líquido en cada uno de los cubos subsiguientes, sobre todo para cuando llegamos al último cubo, el del AA, el último de abajo. No es malo tener una cantidad pequeña de AA en el último cubo, pues sólo produce niveles normales de mensajeros inflamatorios.

No obstante, a estas alturas sabemos muy bien que no tenemos sólo una cantidad mínima de AA en nuestros cubos. Si fuera así no creo que

El AA dietético y los mensajeros inflamatorios

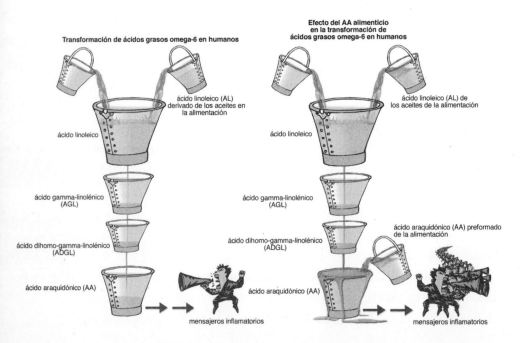

Transformación de ácidos grasos omega-6 en humanos

ácido linoleico (AL) derivado de los aceites en la alimentación

ácido linoleico

ácido gamma-linolénico (AGL)

ácido dihomo-gamma-linolénico (ADGL)

ácido araquidónico (AA)

mensajeros inflamatorios

Efecto del AA alimenticio en la transformación de ácidos grasos omega-6 en humanos

ácido linoleico (AL) de los aceites de la alimentación

ácido linoleico

ácido gamma-linolénico (AGL)

ácido araquidónico (AA) preformado de la alimentación

ácido dihomo-gamma-linolénico (ADGL)

ácido araquidónico (AA)

mensajeros inflamatorios

nos hallaríamos frente a tal epidemia de enfermedades inflamatorias. En cambio, nuestros cubos de AA están tan llenos que se derraman, por lo cual producimos una cantidad excesiva de los mensajeros inflamatorios que provocan las enfermedades inflamatorias.

Pregunta: ¿Cómo llega tal cantidad de AA al último cubo de abajo?

Respuesta: *De la misma forma en que el AL llegó al primero de arriba: con nuestra alimentación occidental consumimos una cantidad enorme de AA preformado.*

Cada vez que ingerimos una comida llena de AA pasamos de largo los demás cubos de ácidos grasos y las conversiones que representan y llenamos el último cubo, el del AA, directamente hasta el borde, tal como se aprecia en la ilustración derecha en la página anterior.

Los alimentos que consumimos constituyen la fuente más directa de AA.

Por eso nuestro nivel de AA en la sangre con frecuencia es alto. Pienso que se trata de una de las razones por las que nos hallamos frente a una epidemia inflamatoria en estos momentos.

El AA dietético y las enfermedades inflamatorias

Hay una conexión directa entre la cantidad de AA preformado que ingerimos a través de la alimentación y la cantidad de mensajeros inflamatorios que nuestro cuerpo produce. En los años 90 el Dr. Jay Whelan y sus colegas de las universidades de Tennessee y Cornell demostraron que introducir incluso una cantidad pequeña de AA dietético en la alimentación de hámsters producía un marcado aumento en la capacidad de las células inflamatorias para producir mensajeros inflamatorios.

Esto se confirmó en pruebas clínicas realizadas con personas. El Dr. Andrew Sinclair y sus colegas en Australia demostraron que entre más AA dietético se consume a través de los alimentos, más mensajeros inflamatorios se producen. De hecho, las investigaciones han comprobado que una alimentación con un contenido alto de AA puede convertir reacciones inmunitarias normales en respuestas exageradas anormales. De acuerdo con un estudio que el Dr. Darshan S. Kelley y sus colegas del

Un nivel alto de AA en la alimentación nos lleva a producir un número anormalmente alto de mensajeros inflamatorios.

Centro Western para la Investigación sobre la Nutrición Humana en California llevaron a cabo en 1997, las personas cuya alimentación contenía mucho AA generaron *cuatro veces más* células inflamatorias tras una vacuna contra la gripe que las personas que consumían poco AA.

El AA dietético y las enfermedades cardíacas

Aunque los investigadores no saben con certeza de qué manera el AA afecta otros procesos en el cuerpo, existe una conexión muy fuerte entre este ácido graso inflamatorio y una de las afecciones inflamatorias más difundidas y graves: las enfermedades cardíacas.

La pegajosidad de las plaquetas constituye un factor de riesgo importante para las enfermeddes cardíacas, pues indica que alguien con engrosamiento de las arterias corre un mayor riesgo de sufrir un infarto. En 1997, el Dr. Aldo Ferretti y sus colegas del Laboratorio para las Necesidades y las Funciones de la Nutrición realizaron un estudio en el que se demostró que las personas que consumían mucho AA a través de la alimentación (1.500 miligramos al día) tenían un nivel mayor en un 41 por ciento de los mensajeros que producen inflamación *y* pegajosidad en las plaquetas que las personas con una alimentación baja en AA, la cual contenía sólo 210 miligramos diarios de AA.

Otro estudio más reciente, publicado en la revista *New England Journal of Medicine* (Revista de Medicina de Nueva Inglaterra) y realizado por el laboratorio de la Dra. Margaret Mehrabian, determinó más conexiones entre el AA y las enfermedades cardíacas. Estos científicos demostraron que la enzima que convierte el AA en leukotrienos en el cuerpo humano es diferente de lo normal en algunos pacientes con ateroesclerosis y otros males cardíacos relacionados con este. Los pacientes que tienen esta enzima diferente poseen las paredes arteriales mucho más gruesas que se relacionan con las enfermedades cardíacas, en comparación con los pacientes que carecen de esta enzima diferente. Ese descubrimiento indica que existe una predisposición genética a esta enfermedad, la cual puede ligarse directamente a la forma en que se procesa el AA.

Sin embargo, el hallazgo más interesante de este estudio fue la observación de que la ateroesclerosis y las enfermedades cardíacas relacionadas con ella se agravaban mucho en estos pacientes si tenían alimentaciones con un contenido alto nivel de AA preformado. Por lo tanto, grandes cantidades de AA, ya sea debido a su potencial inflamatorio o no, exacerbaban mucho las enfermedades cardíacas. Otros tres estudios realizados con animales y con seres humanos respaldan este resultado crítico.

¿Qué conclusiones podemos sacar de estos datos? Primero que nada, indudablemente existe una conexión entre los niveles elevados de AA en la alimentación y en la sangre. Un alto nivel de AA en la sangre hace que se incrementen significativamente varios parámetros que afectan nuestra salud de forma directa: la producción y sobreproducción de mensajeros inflamatorios, así como los mensajeros que producen agregación o pegajosidad en las plaquetas, un factor que contribuye de manera importante a provocar los infartos. En las personas perjudicadas por cierta composición genética, el consumo de un nivel alto de AA fomenta de manera dramática —y exacerba— ciertas afecciones humanas graves, como las enfermedades cardíacas, que son las que matan a más personas en los Estados Unidos en la actualidad.

Estos estudios pintan un cuadro muy serio de este ácido graso omega-6 y estoy convencido de que falta mucho más. Pienso que pronto sabremos más acerca de la conexión que existe entre un nivel alto de AA en nuestra alimentación y las enfermedades inflamatorias humanas graves.

Mientras más envejecemos, más empeora el asunto

Ya sabemos que existe un vínculo fuerte entre el AA en nuestra alimentación y afecciones inflamatorias como el asma y las enfermedades cardíacas. No obstante, ¿es el AA la clave para comprender por qué estas enfermedades parecen manifestarse de manera tan frecuente a una edad avanzada?

En el capítulo 1 mencioné que una de las grandes teorías que con frecuencia escucho como explicación de esta epidemia inflamatoria es que se trata de "enfermedades de la vejez". La mejoría en los medicamentos y en las condiciones sanitarias han alargado mucho nuestras expectativas de vida.

Bueno, por mi parte estoy convencido de que esta teoría "de la vejez" en realidad no es la que explica por qué estamos padeciendo esta epidemia hoy en día, sobre todo porque el sector de la población dentro del cual la incidencia de estas enfermedades está creciendo más corresponde al de los *niños*. Sin embargo, es posible que la observación de que estas enfermedades inflamatorias parecen afectar de forma desproporcionada a los ancianos tenga cierta validez. O sea, tal vez las personas no contraigan estas enfermedades por su edad avanzada, pero al parecer en efecto son muchos los ancianos afectados por ellas.

¿Acaso no consideramos normal que muchas de estas enfermedades aparezcan con la edad? Es cierto que existe una mayor probabilidad de que una enfermedad como la osteoartritis, causada hasta cierto punto por el desgaste, se presente en alguien que ha acumulado más de 60 años de desgaste de sus articulaciones. No obstante, es posible que también en este caso el AA intervenga de manera importante.

Digo esto porque mi laboratorio acaba de publicar un artículo en la revista *Journal of Nutritional Health and Aging* (Revista de Salud Nutricional y Envejecimiento) en el que se demuestra que la concentración de AA en la sangre aumenta de manera natural conforme envejecemos. Para llevar a cabo el estudio, formamos un grupo de adultos más jóvenes y otro de adultos más viejos y los alimentamos con dietas occidentales comunes. Los alimentos que consumían se preparaban en lo que se llama una "cocina metabólica", es decir, se analizaron con cuidado todos los nutrientes en cada alimento y se pesaron las porciones rigurosamente antes de que los participantes ingirieran las comidas, para así asegurar que todos estuvieran consumiendo lo mismo en la misma cantidad. Cuando se midieron los niveles de AA en la sangre al finalizar el estudio, los adultos mayores mostraron una concentración mucho más alta de AA.

> Controlar la cantidad de AA que comemos se torna *aún más* importante a medida que envejecemos.

Es posible que esto explique en parte por qué se registran tantas inflamaciones en los ancianos en forma de enfermedades como la osteoartritis. También hace resaltar otra razón por la que resulta esencial que todos adoptemos una estrategia preventiva con respecto a estas enfermedades y que comamos de acuerdo con ella. Nos encontramos tan cerca de la raya de un estado de inflamación demasiado activo que es posible cruzarla, simplemente debido al proceso natural de envejecimiento. Como no podemos controlar el proceso de envejecimiento, adquiere una importancia aún mayor tomar el control donde podamos: en este caso, sobre nuestra alimentación.

Este libro se escribió para responder a dos preguntas fundamentales: ¿Cuáles son los factores que causan la epidemia de enfermedades inflamatorias en los países industrializados? ¿Cómo puede usted, como individuo, controlar su propia afección inflamatoria?

La respuesta a ambas preguntas se revelará de manera impactante cuando empecemos a analizar —como lo haremos en el próximo capítulo— la cantidad de AA que consumimos a través de la alimentación. Los alimentos que todos comemos en grandes cantidades en los países industrializados están llenos hasta el tope de AA.

Aquí está, pues, el pozo envenenado responsable del *cluster* que señalé en la página 5, y pienso que no hace falta mirar más allá de nuestras propias mesas para descubrir una de las razones principales por las que las enfermedades inflamatorias se han extendido tanto en este país y por qué afectan a un número cada vez mayor de personas con cada año que pasa. En vista del nivel alto de AA en nuestra alimentación, ¡no sorprende que el volumen de nuestros sistemas inmunitarios esté casi en el nivel máximo, por lo que están lanzando ataques en gran escala contra tejidos sanos e invasores inofensivos como el polen!

Por lo tanto, nuestro primer paso —y de hecho la primera estrategia del Programa Chilton— es reducir la cantidad de AA que consumimos a través de la alimentación.

Capítulo 6
Superalimentos tóxicos

Mientras Angélica revisa su estante de recetarios de cocina en busca de inspiración para la cena, escucha varias voces al fondo de la mente: la del médico familiar, quien le dijo que debe cuidarse de subir de peso ahora que la artritis de su esposo les impide jugar al tenis dos veces a la semana; por otra parte, escucha la voz del médico del noticiero televisivo, quien habló sobre los ácidos grasos esenciales del pescado y de los superalimentos.

La carne de res y las chuletas nunca han faltado en su lista semanal de compras, pero ya sabe que tendrá que renunciar a la carne de res, aunque podrá seguir haciendo el plato de pollo que su madré le enseñó. Hojea las páginas coloridas del recetario hasta que le llama la atención una receta fácil de salmón con glaseado de soya. Convencida de que está ayudando a su familia a dar el primer paso hacia un estado de buena salud, Angélica apunta los ingredientes que le harán falta en su lista de compras.

Angélica quiere hacer lo mejor posible por su propia salud y por la salud de su marido. Está consciente de los beneficios que los ácidos grasos omega-3 brindan a la salud y le preocupa el colesterol, de modo que está ampliando sus horizontes culinarios para incluir el salmón. No obstante, Angélica está tan ocupada con sacar el agua de su bote con un cubito (cubetita, balde) que ni se fija en el témpano que tiene delante. Se horrorizaría de saber la verdad: está haciendo justamente lo que no debe. Preparará el plato de salmón en el intento por mejorar la salud de su esposo, pero es posible que por el contrario inadvertidamente esté haciendo algo para intensificar su dolor. Si se ciñe a su nuevo régimen, tal vez su marido realmente nunca vuelva a pisar una cancha de tenis.

Si pudiera escoger una cosa que quiero lograr con este libro, sería revertir una tendencia alimenticia devastadora: el consumo de alimentos "saludables" que no lo son en absoluto.

> Es posible que muchos de los alimentos que creemos que son los más saludables en realidad nos estén envenenando.

En este capítulo descubriremos cómo los alimentos que comemos —entre ellos algunos que consideramos las mejores opciones para asegurar un buen estado de salud— son uno de los impulsores de la epidemia de enfermedades inflamatorias.

El superalimento que tal vez nos esté enfermando

Tal como Angélica está a punto de descubrir, los alimentos que nos han señalado como los más saludables muy bien pueden revelarse como un auténtico peligro para nuestros sistemas inflamatorios demasiado activos.

Tomemos su plato de salmón como ejemplo. Al igual que muchas otras personas, Angélica ha escuchado que el salmón es una de las opciones proteínicas más saludables que tiene a su disposición. Contiene un nivel alto de dos ácidos grasos omega-3 esenciales: ácido eicosapentanoico (AEP) y ácido docosahexaenoico (ADH). Se ha demostrado reiteradamente que estos ácidos grasos brindan beneficios muy positivos a la salud y estoy convencido de que así es. Se ha comprobado que una alimentación rica en estos ácidos grasos omega-3 hace bajar la presión arterial y los niveles de triglicéridos, reduce la pegajosidad de las plaquetas que puede conducir al infarto y al derrame cerebral, e incluso impide el crecimiento rápido de tumores.

Si Angélica estuviera muy informada, tal vez incluso piense que el salmón puede mejorar la artritis de su esposo. Al fin y al cabo, el AEP se ha relacionado con el alivio de enfermedades inflamatorias, entre ellas la artritis, desde hace por lo menos tres décadas. No obstante, Angélica se sorprendería muchísimo si supiera lo que realmente se esconde debajo del glaseado de soya.

Supongamos que el salmón que compra en su supermercado o pescadería local proviene de una granja de peces, porque así sucede con la mayor parte del salmón disponible para la venta en este país. Una porción de 4 onzas (112 g) de salmón atlántico cultivado —menos de un filete normal— contiene 1.306 miligramos de AA. Se trata de más de *trece veces* la cantidad de AA que recomiendo ingerir diariamente al seguir las dos dietas que ofrezco en este libro; es decir, ¡una cantidad equivalente a dos semanas! Al escoger salmón para la cena de su familia, Angélica está depositando una cantidad enorme de AA directamente en sus cubos de AA, en lugar de limitarse al mero goteo que sus cuerpos son capaces de asimilar, y una cantidad semejante de AA puede tener consecuencias graves para su salud.

Déjeme darle un vistazo integral de este asunto al pasar el salmón del plato de Angélica a mi propia esfera, la investigación científica. Cuando los investigadores proponen un estudio, un grupo objetivo de expertos, la junta de revisión institucional (o *IRB* por sus siglas en inglés), tiene que revisar sus planes. Esta junta está concebida para proteger a los participantes involucrados en el estudio garantizando su seguridad y tratamiento ético a manos de los investigadores. Desde luego, no pretendemos poner en peligro vidas humanas a nombre del esfuerzo científico; no se puede envenenar a las personas, por ejemplo, ni exponerlas a carcinógenos conocidos. La IRB existe para garantizar que los investigadores no puedan hacer nada —y no hagan nada— que presente un riesgo para las personas que participan en los ensayos clínicos.

> No creo que exista ninguna junta de revisión institucional en el país que permita una prueba a largo plazo (por varios meses o años) que incluya un nivel diario de AA comparable con la cantidad que se encuentra en un filete de salmón atlántico cultivado.

A pesar de que se han aplicado altas concentraciones de AA por períodos breves de tiempo en pruebas llevadas a cabo con seres humanos, no concibo un estudio que incluya concentraciones altas de AA por tiempo prolongado. No creo que exista ninguna junta de revisión institucional en el país que permita una prueba a largo plazo (por varios meses o años) que incluya un nivel diario de AA comparable con la cantidad que se encuentra en un filete de salmón atlántico cultivado.

Parece mentira, pero así es. Por un lado, se considera una recomendación médica bien fundamentada sugerir el consumo de por lo menos dos platos de pescado graso a la semana (o más, de ser posible). No obstante, en mi opinión ninguna junta de revisión médica responsable les permitiría a unos investigadores dar diariamente a los participantes en su estudio la cantidad de AA que contiene el salmón de Angélica. Se juzgaría demasiado peligroso.

No es un invento mío, se lo aseguro. En 1975, un grupo de investigadores de la Universidad de Vanderbilt hicieron precisamente lo que acabo de describir. Introdujeron un nivel muy alto de ácido araquidónico (varias veces la cantidad contenida en una porción de salmón atlántico cultivado) en forma de suplemento en la alimentación de los cuatro participantes en su estudio durante 21 días, lo cual es un período de tiempo relativamente corto para una investigación.

Tal como se esperaba, la dieta rápidamente dio como resultado un aumento extremo en los mensajeros inflamatorios. No fue el único resultado alarmante. Tras sólo dos semanas, los investigadores observaron un gran incremento en la adhesión irreversible de plaquetas, uno de los factores principales que conducen a un infarto. En vista de que se consideró un peligro importante para dos de los cuatro participantes, los sacaron del estudio.

Por lo tanto, creo que un experimento a largo plazo que incluyera una cantidad posiblemente peligrosa de este ácido graso se cancelaría por razones de seguridad desde antes de que comenzara. Sin embargo, con gusto muchos nos sentamos a disfrutar un filete de salmón que contiene más de 1.300 miligramos de este ácido graso omega-6 inflamatorio a la hora de la cena dominical.

La paradoja del salmón

Se habrá dado cuenta de que supuse que el salmón de la cena de Angélica provenía de una granja de peces, o sea, que no era silvestre. Se trata de un detalle de *importancia crítica*. Lo supuse porque la mayor parte del pescado disponible para la venta en este país es cultivado. No obstante, también se consigue el salmón silvestre (*wild salmon*), el cual marca una diferencia enorme desde el punto de vista de la inflamación. Mientras que el salmón cultivado contiene niveles astronómicos de AA, una porción semejante de salmón silvestre tiene mucho menos.

Compare las cifras usted mismo. De acuerdo con el Departamento de Agricultura de los Estados Unidos, una porción de 4 onzas (112 g) de salmón atlántico cultivado contiene 1.306 miligramos de AA. Un trozo de salmón atlántico silvestre del mismo tamaño sólo contiene 303 miligramos de AA, menos de la tercera parte. Una porción de 4 onzas de salmón silvestre del tipo *chinook* contiene 175 miligramos de AA, aproximadamente siete veces menos.

¿Cómo es posible que el salmón sea excelente para la salud cuando es silvestre y haga tanto daño cuando no lo es?

Tres principios fundamentales determinan la composición final de cualquier pescado en relación con los ácidos grasos. El primero es la capacidad genética del pez para transformar los ácidos grasos que consume a través de su dieta en otros ácidos grasos altamente insaturados, como el AA o el AEP. El segundo factor es la dieta del mismo pez antes de pescarse: si estuvo bien alimentado, alimentará bien a nosotros. El tercer factor es el lugar donde se cría. En términos generales, los peces de agua fría contienen mucho más AEP y mucho menos AA que los peces criados en aguas más cálidas.

> Mientras que el salmón cultivado contiene niveles astronómicos de AA, una porción semejante de salmón silvestre tiene mucho menos.

Para comprender mejor los primeros dos principios, volvamos a la analogía del "agujero en el cubo". Los seres humanos no tenemos mucha gracia para convertir el ácido linoleico (AL) en AA; nuestros cuerpos imponen un límite a esta conversión, por lo que se lleva a cabo de manera muy lenta. Esto significa que los ácidos grasos salen de nuestros cubos por medio de un goteo lento.

Tal vez recuerde mi comentario de que los ratones son mejores para realizar esta conversión. Los salmones (de hecho, la mayoría de los peces) lo hacen aún mejor que los ratones. De hecho, estos peces son *extraordinariamente* eficientes a la hora de realizar estas conversiones de ácidos grasos; parecen fabriquitas vivientes en este aspecto. En lugar de los piquetes de alfiler que hallamos en el fondo de los cubos humanos, los peces tienen unos agujeros gigantescos, por lo que sus conversiones se llevan a cabo de manera rápida y muy copiosa.

Así que el salmón es muy eficiente para convertir todo ácido graso que consume en otros ácidos grasos. Esto significa que su *alimento* es

Comparación del contenido de ácidos grasos del salmón silvestre y del cultivado

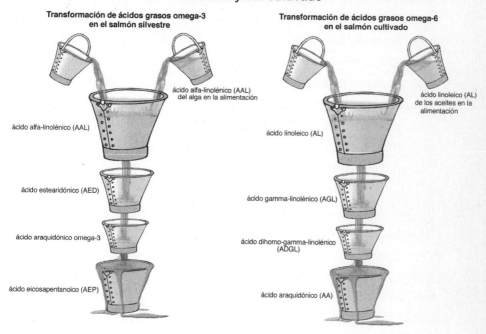

Transformación de ácidos grasos omega-3 en el salmón silvestre

ácido alfa-linolénico (AAL) del alga en la alimentación

ácido alfa-linolénico (AAL)

ácido estearidónico (AED)

ácido araquidónico omega-3

ácido eicosapentanoico (AEP)

Transformación de ácidos grasos omega-6 en el salmón cultivado

ácido linoleico (AL) de los aceites en la alimentación

ácido linoleico (AL)

ácido gamma-linolénico (AGL)

ácido dihomo-gamma-linolénico (ADGL)

ácido araquidónico (AA)

sumamente importante. El alimento principal del salmón silvestre son las algas, una fuente muy rica de ácidos grasos omega-3 que se convierten en los ácidos grasos omega-3 saludables para el corazón y que combaten las inflamaciones, el AEP y el ADH. Dado que es tan bueno para estas conversiones, el salmón silvestre se convierte en una rica fuente de estos ácidos grasos para los seres humanos que lo comemos.

El salmón cultivado, por el contrario, come lo que se le da, lo cual suele ser más ácidos grasos omega-6 como los que se encuentran en el frijol (habichuela) de soya y el aceite de maíz. En muchos casos, la piscicultura —es decir, las granjas de peces— llena el cubo superior del salmón con una cantidad enorme de AL. En el ser humano no importa tanto que consuma el AL en grandes cantidades ya que, según lo hemos notado, no somos muy buenos para convertirlo en AA. No obstante, debido a que el salmón sí es muy bueno para convertir los ácidos grasos, cuando consume mucho AL su último cubo se llena de una enorme cantidad de AA. Y cuando nosotros comemos al salmón cargado de AA, terminamos llenando nuestro propio cubo con mucho AA (vea la ilustración).

Es posible que Angélica encuentre aún más preocupante el siguiente dato: si bien pescados como la caballa (escombro, macarela) y el salmón son una fuente muy rica en los ácidos grasos AEP y ADH, saludables para el corazón y en la lucha contra las inflamaciones, las variedades cultivadas contienen una proporción mucho *menor* de AEP y ADH en relación con AA que las silvestres. En el ejemplo señalado, 4 onzas de salmón cultivado contienen 700 mg del AEP beneficioso, mientras que el salmón silvestre del tipo *chinook* brinda 893. Por lo tanto, además de consumir una cantidad enorme de AA, Angélica ni siquiera está equilibrando los daños que este AA causa a su salud con los beneficios del AEP o del ADH que creía obtener.

Es importante señalar que no me opongo a las granjas de peces en sí. Evidentemente, esta industria surgió en un momento en que nuestras aguas sufrían los estragos de la pesca excesiva, cuando existía la necesidad imperiosa de obtener más pescado para el consumo. También cabe notar que no todos los tipos de granjas producen pescado "malo". Por ejemplo, de acuerdo con el Departamento de Agricultura de los Estados Unidos, la ostra (ostión) silvestre contiene más AA que la cultivada (también contiene más AEP). Incluso se dan casos en los que las características del pescado cultivado en lo referente a los ácidos grasos son *mejores* en el pescado cultivado que en el silvestre. Por ejemplo, la trucha arco iris cultivada contiene 260 miligramos de AEP y 25 miligramos de AA. La trucha arco iris silvestre contiene una menor cantidad del AEP saludable (167 mg) y cuatro veces *más* AA (109 mg) por ración.

Por lo tanto, este libro definitivamente no tiene el propósito de descartar la piscicultura por completo. Sólo me interesa identificar los pescados que probablemente estimulan más las inflamaciones por contener niveles muy altos de AA, al igual que los pescados que probablemente las fomenten menos por contener niveles altos de ácidos grasos omega-3, como el AEP y el ADH, y una proporción baja de AA en relación con el AEP.

Actualmente, mi laboratorio está analizando muestras de pescado cultivado de todo el mundo para comprobar si los niveles de AA corresponden a lo que afirma el Departamento de Agricultura de los Estados Unidos o si difieren entre una región y otra o entre una granja de peces y otra. Si algunas granjas o regiones producen pescado dotado de una proporción más beneficiosa de ácidos grasos, lo averiguaremos. Lo que es más importante, podremos aprovechar estos conocimientos para mejorar las granjas de peces alterando las condiciones de alimentación y ambientales a fin de producir pescado que ofrezca beneficios mucho más grandes a la salud y la nutrición humanas.

La gran equivocación

La industria de la "salud" ha perjudicado mucho a los habitantes de los Estados Unidos, y de muchas maneras diferentes.

Nos han dicho que el salmón en general es una de las opciones proteínicas más saludables con las que contamos. Al hacerlo, pienso que han contribuido a fomentar la epidemia de enfermedades inflamatorias.

Mientras tanto, han hecho muchísimo escándalo en torno a asuntos cuyo impacto directo sobre la salud es mucho menor. No es posible poner un noticiero sin escuchar algún comentario sobre el contenido de PCB (o policlorobifenilos) y mercurio en el pescado que comemos. Asimismo, se ha dado una revolución en la industria de los alimentos para cubrir la demanda tremenda de verduras orgánicas y carne libre de antibióticos y hormonas, procedente de animales de granja.

Soy el primero en querer que disminuya la contaminación en nuestras aguas, que la carne de res sea más saludable y que se utilicen pesticidas más seguros. Sin embargo, lo que me preocupa es que nuestra concentración exclusiva en estos problemas nos haya distraído del verdadero culpable, que se halla frente a nuestras narices. Es como si una pandilla de maleantes hubiera llegado a nuestra puerta trasera con un camión de mudanzas para robar todo lo que poseemos, mientras nosotros estamos distraídos instalando una alarma contra robos dotada de los máximos avances tecnológicos disponibles en el mercado.

Se trata de una de las razones principales por la que me puse a escribir este libro. Ya no puedo mantenerme al margen mientras los cardiólogos

> Casi el 50 por ciento de las personas en este país sufren enfermedades inflamatorias; sin embargo, consumimos más de un millón de toneladas métricas de salmón atlántico cultivado al año.

siguen recomendando la "especialidad inflamatoria del día" a las personas que padecen enfermedades cardíacas y cuyos niveles de inflamación de por sí son elevados. Tenemos que analizar muy bien lo que comemos y cambiar lo que servimos en nuestras mesas.

El mercurio: ¿un cuento con demasiada moraleja?

En el año 2004, la Dirección de Alimentos y Fármacos (*FDA* por sus siglas en inglés) y la Dirección de Protección Ambiental de los Estados Unidos emitieron la siguiente recomendación dirigida a mujeres embarazadas y que estuvieran amamantando, a mujeres que piensan tener hijos en algún momento y a niños pequeños:

- No coman tiburón, pez espada, caballa (escombro, macarela) real o pez blanquillo porque estas especies contienen niveles altos de mercurio.
- Consuman hasta 12 onzas (336 g, el equivalente a dos platos de tamaño promedio) a la semana de pescado y mariscos diversos con un contenido más bajo de mercurio, como camarón, atún blanco enlatado, salmón, gado (*pollock*) y bagre (siluro, *catfish*). El atún albacora contiene más mercurio que el atún blanco enlatado; hasta 6 onzas (168 g) —un plato de tamaño promedio— a la semana son aceptables.
- Consulte las recomendaciones de las autoridades locales con respecto al consumo seguro de los pescados que se sacan de los lagos, ríos y zonas costeras cercanas. Si no hay información disponible, es aceptable comer hasta 6 onzas (168 g, un plato de tamaño promedio) a la semana de pescado local. Evite consumir otros pescados el resto de la semana.

La recomendación de la FDA no sugirió que los sectores mencionados de la población renunciaran por completo al pescado. No indicó tampoco que ningún otro grupo de la población restringiera su consumo de pescado. De hecho, hizo hincapié en los beneficios que el consumo de pescado aporta a la salud: "El pescado y los mariscos contienen proteínas de alta calidad y otros nutrientes esenciales; son bajos en grasas saturadas y contienen ácidos grasos omega-3. Una alimentación equilibrada que incluya diversos tipos de pescado y mariscos puede contribuir a la buena salud del corazón y al crecimiento y el desarrollo adecuados de los niños".

Cabe notar que los medios de comunicación nacionales no prestaron mucha atención a las secciones positivas de la recomendación. Las advertencias acerca del mercurio se difundieron de manera mucho más amplia a través de periódicos, revistas y televisión.

Si bien la intención de las recomendaciones gubernamentales es buena, con frecuencia tienen consecuencias inesperadas. Debido a la manera en que los medios presentaron esta recomendación en particular, millones de estadounidenses se espantaron, convenciéndose de que todos los tipos de pescado están contaminados con altos niveles de mercurio y que los riesgos de consumirlos superan en mucho los beneficios.

No es así.

En noviembre de 2005, la revista *American Journal of Preventive Medicine* (Revista Estadounidense de Medicina Preventiva) publicó una serie de cinco artículos de revisión científica sobre el pescado y el consumo de pescado redactados por el prestigiado Centro Harvard para el Análisis de Riesgos. En términos generales, los artículos llegaron a la conclusión de que el pescado constituye una fuente excelente de ácidos grasos omega-3, los cuales pueden ofrecer protección contra las enfermedades cardíacas y el derrame cerebral y apoyar el desarrollo neurológico adecuado en los fetos. Los artículos también advirtieron que la reducción inadecuada del consumo de pescado debido a la preocupación por el mercurio puede incrementar la probabilidad de consecuencias negativas para la salud.

Los hallazgos confirman una afirmación que hago a lo largo de este libro: comer los tipos correctos de pescado quizá sea lo mejor que pueda hacer por su salud. De hecho, si renuncia a todos los pescados y es genéticamente susceptible de padecer enfermedades cardíacas u otro mal inflamatorio, es posible que esté aumentando su riesgo.

En comparación con otros países, el consumo de pescado es bajo en los Estados Unidos y no ha aumentado de manera significativa en los años recientes. En 1999, nuestro consumo de pescado por persona se reducía a 15,4 libras (7 kg). Bajó a 14,8 libras (6,7 kg) para 2001 y volvió a subir a 16,3 libras (7,4 kg) para 2003. No obstante, cuando estas cifras se comparan con nuestro consumo por persona de pollo (80 libras/36 kg), carne de res (65 libras/29 kg) y carne de cerdo (50 libras/22,6 kg), se aprecia que el pescado sólo constituye una pequeña fracción de las proteínas animales en la alimentación estadounidense común.

Es posible que en algunos sectores de la población la ingesta de pescado de hecho se esté reduciendo. Un estudio observó una disminución del 17 por ciento en el consumo de pescado entre las mujeres embarazadas después de que la FDA publicó una recomendación contra el consumo de mercurio en el año 2001.

Ante la preocupación de que esta tendencia pudiera difundirse entre la población en general, los investigadores del Centro Harvard para el Análisis de Riesgos calcularon qué sucedería si todo el mundo redujera su consumo de pescado. Encontraron que una disminución en tan sólo del 3 al 4 por ciento se traduciría en un índice considerablemente más alto de enfermedades cardíacas, así como en un mayor número de infartos y derrames cerebrales.

Los investigadores de Harvard también diseñaron varios modelos para mostrar lo que sucedería si la población de los Estados Unidos aumentara su consumo de pescado en una pequeña cantidad, como por ejemplo 8 onzas (224 g) a la semana. He aquí un resumen de sus conclusiones principales:

Enfermedades cardíacas. Una ración pequeña de pescado a la semana reduciría en un 27 por ciento el riesgo de sufrir un infarto no mortal. Asimismo, bajaría en un 17 por ciento el riesgo de morir por enfermedades cardíacas. Cada ración adicional de pescado disminuiría el riesgo de morir en un 3,9 por ciento más.

Derrames cerebrales. Una ración pequeña de pescado a la semana reduciría en un 12 por ciento el riesgo de sufrir un derrame cerebral. Cada ración adicional bajaría el riesgo en un 2 por ciento más.

El desarrollo cognitivo en la niñez. Algunas investigaciones indican que los hijos de mujeres que tienen un nivel sumamente alto de mercurio, medido según la concentración en el pelo, tal vez tengan un cociente intelectual ligeramente inferior (más o menos 0,8 punto menos) que los hijos de mujeres con un nivel más moderado de mercurio. De acuerdo con otras investigaciones, los hijos de mujeres que durante el embarazo obtienen el equivalente a un gramo diario de ADH a través del pescado probablemente tengan un cociente intelectual ligeramente *más alto* (entre 0,8 y 1,8 puntos más). Evidentemente, es necesario realizar más estudios. En mi opinión, el riesgo que significa consumir una pequeña cantidad de pescado durante el embarazo se ve superado en mucho por los beneficios potenciales para el feto.

Desde luego, es importante elegir el tipo correcto de pescado, uno que sea rico en ácidos grasos omega-3 y que tenga un contenido bajo de AA y mercurio. He hecho la investigación por usted y he creado cuatro categorías de pescado según en estos criterios. Encontrará mi clasificación de los pescados en el capítulo 15.

La Dieta Evitainflamaciones Chilton le permite comer aproximadamente tres raciones semanales de pescado correspondiente a las categorías Nº1 y Nº2, o bien cuatro raciones semanales de pescado correspondiente a la categoría Nº3. Esto le garantiza obtener un promedio de por lo menos 200 miligramos de AEP al día, lo cual alcanza para ayudarle a protegerse contra muchas afecciones inflamatorias.

La Dieta Remediadora Chilton le permite aproximadamente cuatro raciones semanales de pescado correspondiente a las categorías Nº1 o Nº2, o bien cinco raciones semanales de pescado correspondiente a la categoría Nº3. Esta cantidad debería de proporcionarle por lo menos 400 miligramos de AEP al día, en promedio, que es la cantidad necesaria para ayudar a tratar y posiblemente a revertir muchas afecciones inflamatorias.

La esencia de la cuestión es la siguiente: si bien casi todos los pescados contienen un poco de mercurio, los niveles suelen ser tan bajos que la mayoría de las personas no tienen por qué preocuparse por ello. Si usted es una mujer embarazada o que amamanta, si quiere concebir a un hijo o si tiene hijos pequeños, siga las indicaciones de la FDA sobre el AEP para reducir mas no eliminar su consumo de pescado. Si usted no pertenece a ninguno de estos sectores de la población, el Programa Chilton le enseñará cómo incorporar una mayor cantidad de pescado en su alimentación. ¡Y notará la diferencia en su estado de salud!

Ojo con el huevo

Si bien los niveles de AA son astronómicos en algunos tipos de pescado, como el salmón atlántico cultivado, no se trata en absoluto del único malo del cuento que señalo en *Gane la guerra interna*.

Ninguna otra fuente alimenticia ha provocado debates tan intensos entre los nutriólogos como el huevo. Mientras que la discusión sobre el colesterol lo señalaba como uno de los villanos más peligrosos, ha vuelto a estar de moda ahora que los productores lo enriquecen con ácidos grasos omega-3 alimentando a sus gallinas con harina de lino y vitamina E, un antioxidante.

La cuestión inflamatoria desde luego brilla por su ausencia en los debates. El huevo representa una de las fuentes más importantes de AA en nuestra alimentación y su contenido en ácidos grasos beneficiosos es demasiado reducido para restablecer el equilibrio. Por ejemplo, dos huevos revueltos contienen 141 miligramos de AA y sólo 4 miligramos de AEP. Tres huevos revueltos contienen más de 200 miligramos de AA. ¡Y esos son sólo los huevos de los que uno se da cuenta! El huevo es un "ingrediente oculto". Forman parte —muchas veces sin que lo sepamos— de muchos de los alimentos que consumimos, desde la pasta hasta los panqueques (*hot cakes*), los productos panificados y la mayonesa, y es posible que por lo tanto estén estimulando nuestros sistemas inflamatorios.

¿Sirve el enriquecimiento con ácidos grasos omega-3 para reducir la naturaleza inflamatoria del huevo? Ayuda hasta cierto punto, pero no resuelve el problema por completo. Aunque es posible incrementar varias veces la cantidad de ácidos grasos omega-3 que contienen los huevos alimentando a las gallinas con ácidos grasos omega-3, la mayoría de los estudios demuestran que en estos huevos enriquecidos el contenido de ácidos grasos omega-6 (como el AA inflamatorio) es por lo menos igual al contenido de ácidos grasos omega-3. O sea, sin importar cuánta mejoría se atribuya a estos huevos, aún hace falta mejorar más la proporción de AA a AEP.

Al revisar los menús que se incluyen en este libro verá que es posible comer huevos siempre y cuando se limite a la clara o bien a un sustituto de huevo hecho principalmente de las claras. El AA se concentra en la yema, donde encontraremos la respuesta a una de las preguntas apremiantes planteadas por nuestro descubrimiento de la conexión que existe entre el AA y las enfermedades inflamatorias.

Sabemos que algunos alimentos contienen más AA de lo que deberían, como el salmón cultivado, a causa de los cambios que se han dado en la forma en que estos alimentos se producen. Sin embargo, *todos* estos alimentos, incluso en su estado más natural, contienen un poco de AA. *Si el AA es tan malo para la salud, ¿por qué está presente en casi toda nuestra comida?*

Consideremos la yema de huevo. ¿Cuál es el propósito de la yema de huevo, al fin y al cabo, aparte de llenar su plato a la hora del desayuno? Se trata de una reserva de alimento para un embrión de pollo. Resulta que los bebés —de todas las especies— al parecer requieren cantidades relativamente altas de AA.

El AA y el ADH (ácido docosahexaenoico) son componentes importantes del sistema nervioso central. Estos ácidos grasos se encuentran en concentraciones particularmente altas en el cerebro y la retina del ojo, lo cual parece indicar que desempeñan un papel significativo en el desarrollo de estos órganos importantes. Estudios recientes han analizado esta combinación en los bebés. A 470 niños prematuros se les alimentó durante un año con fórmulas que contenían o bien que no contenían AA y ADH. La vista, así como las habilidades motrices y lingüísticas, mejoraron en el grupo que ingirió AA y ADH. Por el contrario, el consumo de AA y ADH no afectó el nivel de madurez de los bebés nacidos al término de un embarazo normal.

Estos estudios han causado un impacto en el mercado de dos maneras importantes. La primera es que los fabricantes de alimentos o preparados para bebés empezaron a agregar AA y ADH a sus productos. Asimismo, como resultado de los estudios realizados con bebés prematuros ¡la industria de los suplementos dietéticos empezó a crear productos de AA y ADH para adultos! Si bien pienso que el consumo de ADH por sí solo ofrece varios beneficios, también estoy convencido —por todas las razones señaladas en este libro— de que sería un error muy grave que un adulto consumiera una alta concentración de AA, a menos que hubiera pruebas de que sufre una deficiencia de AA.

Otras fuentes alimenticias de AA preformado

Algunos tipos de pescado cultivado, así como el huevo, tienen un alto contenido de AA, pero no son los únicos alimentos que nos enferman. Algunas de las carnes más comunes en la alimentación estadounidense también contienen una cantidad relativamente alta de AA.

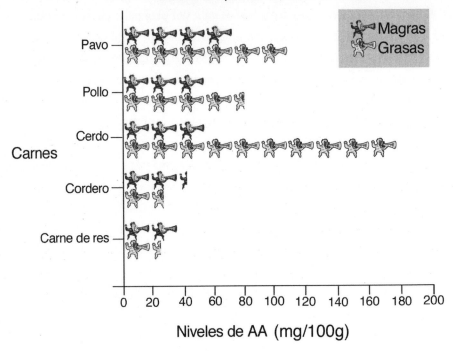

Comparación del contenido de AA entre porciones magras y grasas de diferentes tipos de carnes

En casi todos los animales, los tejidos de las vísceras contienen cantidades más elevadas de AA que otras partes de sus cuerpos. Por ejemplo, la concentración de AA en el hígado fluctúa entre 120 y 250 miligramos por cada 100 gramos, según el animal del que provenga (vea el Índice Inflamatorio en el capítulo 13). Otros tejidos de vísceras como el corazón y los intestinos, así como un órgano como el cerebro, también contienen un nivel muy alto de AA.

En los tejidos que no corresponden a las vísceras o al cerebro, el exceso de AA preformado en las carnes es un producto directo de las demandas del mercado que se han dado a causa de la industrialización. A los animales de granja se les cría para que ofrezcan un *contenido muchísimo más alto de grasa* que sus homólogos salvajes. Vea el siguiente dato: un jabalí contiene aproximadamente entre el 1 y el 3 por ciento de grasa. ¿Y su homólogo de granja? Entre el 38 y el 46 por ciento. El porcentaje de grasa del búfalo también se sitúa en aproximadamente un 3 por ciento, mientras que la res doméstica contiene entre un 25 y un 35 por ciento de grasa.

La diferencia en la composición de ácidos grasos de las carnes que obtenemos de estos animales es enorme. En 1998, el Dr. Andrew Sinclair publicó el estudio más concluyente que se haya realizado hasta la fecha sobre las concentraciones de AA en los tejidos magros y grasos de los animales; aunque la investigación se llevó a cabo con ganado australiano, no hay motivo para suponer que las cifras sean sustancialmente diferentes para los animales que se crían en otros países desarrollados. El estudio de Sinclair analizó la cantidad de AA contenida en las carnes de res, de cordero, de cerdo, de pollo y de pavo (chompipe). El nivel más alto de AA en lo que se refiere a la carne magra (baja en grasa) se registró en el pavo. La grasa de cerdo se llevó el primer lugar dentro de la categoría de la carne grasa. La carne magra de cerdo contiene aproximadamente 50 miligramos de AA, mientras que una ración del mismo tamaño de carne grasa de cerdo contiene tres veces más AA, es decir, más o menos 170 miligramos.

A lo largo de los últimos 30 años se ha vuelto común que las personas restrinjan su consumo de carne de res debido a la preocupación por el colesterol. No obstante, por razones que no entendemos del todo, las carnes de res y de cordero tienen un contenido relativamente bajo de AA (siempre y cuando se eviten las vísceras y el cerebro) y la grasa de la res de hecho contiene un poco menos AA que la carne magra. El Dr. Sinclair y sus colegas también demostraron que la carne magra de res y de cordero contenían un nivel más alto de ácidos grasos omega-3 beneficiosos que las carnes blancas, que tenían mucho AA. El pavo, al que tradicionalmente se le ha considerado una de las opciones más saludables, contiene una cantidad relativamente alta de AA.

"No, gracias, estoy cuidando mi AA"

Reducir la cantidad de AA que comemos es una de las formas en las que el Programa Chilton logra evitar que se produzcan inflamaciones que se salgan de control. El modelo alimenticio que propongo a fin de volver a controlar nuestros niveles de AA se parece mucho a otro modelo alimenticio que se ha difundido con éxito entre la población en general de los Estados Unidos: la dieta baja en colesterol.

Al igual que en el caso del colesterol, cierta cantidad de AA resulta esencial para que nuestro cuerpo funcione de manera normal. No obstante —y al igual que en el caso del colesterol—, el consumo excesivo de esta sustancia natural puede conducir a enfermedades debilitantes. Ahora bien, no todas las personas enfermas del corazón tienen un nivel elevado de colesterol; igualmente, no todas las personas que padecen alguna enfermedad inflamatoria tienen un nivel elevado de AA ni de los mensajeros inflamatorios que el AA produce. Sin embargo, una gran proporción de personas son propensas a convertir el colesterol dietético en el tipo de colesterol que obstruye las arterias; por su reacción llamamos "reactores dietéticos" a estas personas, porque pueden lograr un impacto enorme en su estado de salud mediante un simple cambio en sus alimentación. Cuando evitan el bistec y el huevo, su nivel de colesterol (y su riesgo de sufrir enfermedades cardíacas) se reduce bastante.

> Cuando las personas que padecen inflamaciones restringen la cantidad de AA en sus alimentaciones, experimentan una reducción en su nivel de mensajeros inflamatorios.

Pruebas científicas cada vez más abundantes indican que se da un fenómeno semejante en las personas cuyo cuerpo es muy eficiente para transformar el AA de su alimentación en los mensajeros demasiado activos que causan las enfermedades inflamatorias. Cuando estas personas reducen su consumo de los alimentos que contienen niveles altos de AA, producen una cantidad mucho menor de los mensajeros que causan las enfermedades inflamatorias.

Cuando se da el problema de un nivel alto de colesterol, uno de los primeros pasos es reducir la cantidad de colesterol en la dieta *y lo mismo debe hacerse con respecto al AA*. Creo que algún día será común que las personas restrinjan su consumo de AA para bajar sus niveles de AA, de la misma forma en que actualmente es común que las personas pidan un plato que contiene poco colesterol para cuidar la salud de su corazón mejorando su nivel de colesterol.

Estoy seguro de que esta solución dietética simple brindará beneficios enormes a la salud, tanto para las personas afectadas por enfermedades inflamatorias crónicas y debilitantes como para todos los demás cuyos hábitos alimenticios modernos estén creando un peligro para ellos.

Debido a que los beneficios son tan grandes, pienso que este libro es muy importante en este momento.

La trama se complica

Resulta evidente que en las sociedades industrializadas consumimos un exceso de AA. Esta circunstancia ha causado consecuencias calamitosas para nuestros sistemas inmunitarios, los cuales se aceleran porque producimos demasiados mensajeros inflamatorios.

El AA no es el único ácido graso cuyos niveles hemos desequilibrado gracias a la alimentación que acostumbramos tener en las naciones industrializadas. Recuerde que le prometí "un concepto completamente nuevo acerca de las grasas" y pienso dársela.

Si bien el AA es el ácido graso principal que rige la creación de un conjunto fundamental de mensajeros inflamatorios, no es el único que afecta nuestro sistema inflamatorio. De hecho, existen muchas pruebas contundentes que indican que otros dos ácidos grasos —el omega-3 llamado AEP y el omega-6 llamado ADGL— también intervienen de manera importante.

Casi 8.000 artículos científicos publicados a lo largo de los últimos 30 años establecen una conexión entre los ácidos grasos y las inflamación.

Posiblemente sepa que uno de estos ácidos grasos esenciales, el AEP, es imprescindible para la salud del corazón. Es posible que no se trate del único beneficio que aporta. El AEP y el ADGL trabajan en conjunto para luchar contra las inflamaciones al ayudar a bloquear la producción de mensajeros inflamatorios por parte del AA, así como otra categoría de mensajeros inflamatorios que se llaman citoquinas. Y como es de esperarse, estos ácidos grasos son mucho más comunes en las alimentaciones de las personas que viven en los países menos industrializados y que son muy escasos en los EE. UU.

Un deleite vegetariano

A pesar de que las propiedades antiinflamatorias de estos ácidos grasos esenciales son menos conocidas que los beneficios que prometen a las personas que corren riesgo de sufrir enfermedades cardíacas, desde hace algún tiempo reciben atención por parte de los medios de comunicación. Sin embargo, el interés que despiertan inadvertidamente ha dado lugar a un enorme equivocación que puede causar muchos daños: que los beneficios aportados por estos ácidos grasos esenciales también se reciben a través de los ácidos grasos omega-3 de las plantas, como los que se encuentran en la semilla de lino (linaza, *flaxseed*) y el aceite de lino.

La semilla de lino contiene el ácido graso omega-3 que se llama ácido alfa-linolénico (el nombre se parece al del ácido linoleico, pero *no* es lo mismo, ni tampoco es igual a ninguno de los otros ácidos grasos de los que hemos hablado previamente en este capítulo. Para que las cosas queden bien claras, lo llamaremos AAL). Los beneficios del AAL y del aceite de semilla de lino han dominado las publicaciones de la industria de los productos naturales, en particular aquellas que tratan de un estilo de vida vegetariano. Ojalá pudiera decirle que en mi opinión el AAL del aceite de lino puede reemplazar al pescado silvestre como una fuente rica en los ácidos grasos omega-3 de cadena larga como el AEP y el ADH, pero las investigaciones científicas simplemente no respaldan este punto de vista.

Volvamos al ejemplo de los cubos (cubetas, baldes). Según lo comentamos, el ser humano no es muy bueno para ciertas conversiones de ácidos grasos, a diferencia del ratón y del salmón. Somos particularmente malos en varios casos específicos, entre ellos la conversión del AAL (el ácido graso principal del aceite de lino) a los ácidos grasos omega-3 saludables para el corazón y en relación con las enfermedades inflamatorias, el AEP y el ADH. Realizamos esta conversión, pero muy lentamente, por lo que no producimos una gran cantidad de estos ácidos grasos saludables para el corazón. También ingerimos muchos ácidos grasos (como el AL) que "compiten" por las enzimas que convierten el AAL en AEP y ADH, lo cual limita aún más sus posibilidades de conversión.

Por lo tanto, a pesar de que muchos libros respetables (¡entre ellos algunos escritos por médicos!) afirman que el lino representa una alternativa vegetariana viable para los aceites de pescado, simplemente no es cierto. El aceite de lino no puede sustituir al pescado silvestre como fuente de ácidos grasos omega-3. Esta suposición me preocupa particularmente porque afecta a los niños a quienes se les enseña a ser vegetarianos. A muchos padres de familia se les ha hecho creer que el aceite de lino puede sustituir los ácidos grasos esenciales que se encuentran en el pescado. En realidad no es así, de modo que posiblemente se les estén negando a estos niños los alimentos fundamentales que sus cerebros y cuerpos necesitan para desarrollarse.

¿Es el lino una mejor fuente de los ácidos grasos esenciales que nos hacen falta que el aceite de soya, por ejemplo? Sí, por supuesto que lo es. Sin embargo, no puede reemplazar los ácidos grasos que se obtienen del pescado silvestre o bien de un suplemento derivado del pescado.

¿Significa esto que los vegetarianos deben tragarse sus principios o bien condenarse a una vida de inflamaciones y enfermedades cardíacas? Probablemente, no. Nuevos productos están llegando al mercado en estos momentos, en forma de aceites de semillas cuyos beneficios para la salud tal vez reemplacen, hasta cierto punto, los del pescado silvestre.

Existe, por ejemplo, el aceite más o menos nuevo de la semilla de un miembro de la familia de la borraja (*borage*) que se llama *Echium plantagineum* (también conocida como hierba de las víboras, viborera o buglosa). Esta planta contiene una cantidad relativamente grande de un ácido graso llamado ácido estearidónico. En fechas muy recientes, nuestro laboratorio demostró que este ácido graso se convierte fácilmente en AEP, el cual es saludable tanto a nivel cardíaco como a nivel inflamatorio. Es decir, las conversiones de ácidos grasos que el ser humano realiza de manera eficiente son las que transforman el ácido estearidónico en AEP. Por lo tanto, al proporcionarle al ser humano ácido estearidónico se producen cantidades significativas de AEP, el ácido graso principal del aceite de pescado.

> El aceite de lino no puede reemplazar al pescado silvestre como fuente de ácidos grasos antiinflamatorios y saludables para el corazón.

Todo esto significa que el ácido estearidónico (AED) posiblemente ofrezca muchos de los beneficios del AEP a pesar de tratarse de un aceite vegetal. De hecho, uno de los resultados más emocionantes del estudio que acabamos de llevar a cabo mostró una disminución radical en los niveles de triglicéridos en personas que los tenían muy altos. Más o menos el 70 por ciento de los participantes en el estudio respondieron al aceite vegetal, y lo hicieron de manera notable: se observó una reducción del

30 por ciento en su nivel de triglicéridos. El hecho de bajar el nivel de triglicéridos es uno de los efectos por los que el AEP es tan bueno para el corazón. Y esto refuerza aún más la conexión entre el ácido estearidónico y el AEP. Creo que en el futuro los aceites de semillas como el *echium* tendrá una función muy importante en la salud humana.

El maleante descubierto

Una gran cantidad de datos revelan ahora que los altos niveles de AA de la alimentación occidental tradicional son uno de los motores principales de la epidemia inflamatoria que recorre los Estados Unidos. Resulta irónico que entre los alimentos más peligrosos —como el salmón atlántico cultivado— figuren algunos que consideremos nuestras opciones más saludables. En resumen, nuestra alimentación industrializada nos lleva a consumir una *mayor* cantidad de los ácidos grasos que exacerban las inflamaciones y *no la suficiente* en cuanto a los ácidos grasos que las combaten.

Consumimos *demasiados* ácidos grasos que fomentan las inflamaciones, y *cantidades insuficientes* de los ácidos grasos que las combaten.

Hablaremos de estos ácidos grasos y sobre el mecanismo por medio del cual combaten las inflamaciones con mucho mayor detalle cuando le explique los fundamentos concretos en los que se basa el Programa Chilton, pero le aseguro que la esperanza se encuentra a la vista.

El Programa Chilton corrige el desequilibrio que contribuye a las inflamaciones al presentarle un plan coherente que toma en cuenta las proporciones correctas de estos ácidos grasos. Si utiliza el Índice Inflamatorio que preparé especialmente para este libro, consumirá las grasas en las proporciones correctas y su cuerpo será capaz de procesarlas adecuadamente, en lugar de convertirlas en armas contra sí mismo. Por primera vez podrá atacar las inflamaciones antes de que aparezcan. Y le mostraré cómo empezar a restablecer el equilibrio en su propio sistema inflamatorio demasiado activo con sólo realizar unos cuantos cambios sencillos en su alimentación.

SEGUNDA PARTE

El Programa Chilton

Capítulo 7
Cómo restablecer el equilibrio cuando hay demasiada inflamación

No cabe duda de que el desarrollo y la industrialización han aportado beneficios maravillosos a nuestras vidas, entre ellos la plomería interior, los tratamientos médicos avanzados y la tienda de la esquina que abre las 24 horas del día, para mencionar sólo unos cuantos.

No obstante, la industrialización también se ha encargado de modificar radicalmente los alimentos que consumimos, como usted ya lo sabe. Permítame poner un ejemplo. Tengo un vecino que considera que su talento para la jardinería es una bendición, excepto en el mes de julio, cuando lo invade el calabacín (calabacita). Trata de regalarlo, pero nos escondemos cuando lo vemos llegar. Él y su esposa preparan *muffins* de calabacín, pan de calabacín, *quiche* de calabacín, *chutney* de calabacín, calabacín en escabeche y *carpaccio* de calabacín. Hay calabacín en sus platos sofritos al estilo asiático, sus platos de pasta, etc.

Esta abundancia de temporada regía nuestras costumbres alimenticias antes de que las maravillas tecnológicas nos permitieran acceder al cuerno de la abundancia en opciones que nos aguardan en cualquier tienda de comestibles de los Estados Unidos. La industrialización ha modificado de manera radical nuestra forma de comer. Ahora sólo hay que caminar al pasillo número seis para encontrar tomates (jitomates) de Holanda, aguacates (paltas) de México, peras de Chile, cantaloupes (melones chinos) de Arizona y fresas de California.

> Pienso que no comemos los alimentos que fuimos diseñados para comer.

Una amplia variedad de frutas y verduras es algo positivo, pero resulta mucho más negativo el impacto que tiene sobre nuestra salud la mayor disponibilidad de ciertos tipos de carbohidratos y grasas típicos de la industrialización; para ser específico, la distribución amplia de carne, huevos y lácteos. Creo que no comemos los alimentos que fuimos diseñados para consumir. Y el resultado directo es que nuestros sistemas inmunitarios atacan nuestros cuerpos.

El Programa Chilton se concibió para corregir, por medio de una estrategia tripartita, la discrepancia entre lo que debemos comer y lo que de hecho comemos. Cada componente del programa aísla y corrige uno de los desequilibrios sistémicos que han dado lugar al estado de inflamación que, fuera de control, invade nuestros cuerpos y a toda la nación. Tres defensas son mejores que una y estoy seguro de que en conjunto nos brindan la mejor oportunidad para reducir esta epidemia. En el presente capítulo le presentaré el programa paso a paso y explicaré los fundamentos científicos de cada uno de ellos.

En la Tercera Parte del libro le entregaré las herramientas que necesitará para alimentarse saludablemente por el resto de su vida sin necesidad de realizar cálculos complejos. Entre esas herramientas figuran una pirámide alimenticia para reemplazar la del Departamento de Agricultura de los Estados Unidos, con su concentración en los carbohidratos; una tabla de pescados, a fin de que una sola mirada le baste para identificar las mejores y las peores opciones; y un *test* revolucionario para determinar su Cociente Inflamatorio (CI), el cual le revelará el potencial inflamatorio de todos los alimentos.

Una vez que aprenda a utilizar estas herramientas y que haya seguido uno de los dos planes de menús para cuatro semanas que también se incluyen en el libro, habrá aprendido a comer de una manera novedosa y los alimentos se habrán convertido para usted en una herramienta poderosa para reducir —y no empeorar, como sucede actualmente— enfermedades inflamatorias como la artritis, el asma, las enfermedades inflamatorias intestinales, el eczema y la ateroesclerosis.

Paso Nº1: Reduzca el consumo de ácido araquidónico

Tal como se describe a lo largo de este libro, el ácido graso omega-6 inflamatorio que se llama ácido araquidónico (AA) es uno de los componentes más importantes de los mensajeros inflamatorios.

El AA llega a nuestros cuerpos de dos maneras: al consumir ácidos grasos alimenticios que podemos convertir en AA o al comer alimentos que contienen AA preformado. Como usted ya lo sabe, el ser humano no es muy bueno para convertir otros ácidos grasos alimenticias en AA, así que no tenemos que preocuparnos por eso. *Sí* debemos preocuparnos por la segunda forma. *Efectivamente* comemos alimentos que contienen AA preformado. De hecho, lo consumimos en grandes cantidades, lo cual incluye niveles sumamente altos en algunos de los alimentos que consideramos más saludables, como el salmón y el huevo.

Creo que el consumo de AA nos perjudica mucho. Las pruebas convincentes que resumí con detalle en los capítulos 5 y 6 dejan claro que entre más AA consumimos a través de los alimentos, más mensajeros causantes de enfermedades inflamatorias producimos. Un alto nivel de AA en el torrente sanguíneo también estimula la producción de los mensajeros que vuelven pegajosas las plaquetas, lo cual constituye uno de los factores de riesgo más importantes relacionados con los infartos, y los pacientes que ya cuentan con ciertos marcadores genéticos que fomentan las enfermedades cardíacas observan un empeoramiento pronunciado en su estado de salud cuando consumen mucho AA.

Para empeorar las cosas, entre más envejecemos, más AA acumulamos en la sangre, lo cual tal vez sirva para explicar por qué las enfermedades inflamatorias son tan comunes entre las personas mayores. Diariamente, se descubren más conexiones entre los altos niveles de AA en la alimentación y nuestro estado deficiente de salud. Sospecho que en el futuro esta área de investigación seguirá dando muchos frutos.

Por lo tanto, creo que uno de los propulsores de la epidemia inflamatoria es la gran cantidad de AA que consumimos a través de la alimentación.

No obstante, la comunidad médica ha hecho caso omiso de la cantidad de AA que ingerimos. Cuando hablo sobre mi trabajo con la gente y les explico las pruebas en las que se sustenta mi programa de alimentación, de manera casi invariable su reacción es la siguiente: "Sin intención de ofender, Dr. Chilton, pero ¿por qué es usted el primero en pensar en esto?". Ojalá pudiera responder a esta pregunta. Lo que sí puedo decir es que la mayor parte del dinero que se invierte en la investigación en esta área se ha concentrado, sin duda alguna, en desarrollar medicamentos. El beneficio ha sido enorme para las personas que padecen estas enfermedades debilitantes, pero tal vez sirva para explicar por qué aún no se ha desarrollado un programa alimenticio centrado en evitar el AA preformado de los alimentos.

Las pruebas son claras: reducir la cantidad de AA que ingerimos es una de las formas más directas para inhibir la capacidad del cuerpo para producir los mensajeros inflamatorios que fomentan enfermedades como la artritis, el asma, las alergias, el eczema, las enfermedades inflamatorias intestinales y las enfermedades cardíacas. Imagínese el AA como las balas de un rifle. Si las saca, el rifle ya no presenta un peligro.

Sin embargo, la cantidad de AA preformado que contiene la alimentación estadounidense típica ha *aumentado* de manera constante debido a los cambios que la industrialización ha impuesto a nuestras provisiones alimenticias. Tal como lo señalé en el capítulo 6, comemos ciertos tipos de carnes y huevos procedentes de ganado doméstico con mayor frecuencia y en mayores cantidades que antes, porque gracias a la industrialización estos alimentos están disponibles ampliamente y son baratos. Todos contienen una gran cantidad de AA preformado.

Además, una gran cantidad del pescado que comemos proviene de granjas de peces. Algunos de estos pescados cultivados (particularmente el salmón atlántico cultivado) se crían con alimentos que los convierten en misiles alimenticios, los cuales depositan niveles peligrosos de AA directamente en nuestros cuerpos cuando los comemos. Por lo tanto, el primer paso para combatir las inflamaciones que se han salido de control es regular la cantidad de AA preformado que consumimos a través de la alimentación a fin de reducir la cantidad de AA que penetra nuestro torrente sanguíneo.

> El primer paso para combatir un estado de inflamación que se ha salido de control es reducir la cantidad de AA que comemos.

De la misma forma en que una persona con un nivel alto de colesterol puede disminuir su riesgo de sufrir un infarto al reducir la cantidad de colesterol que consume a través de la alimentación, pienso que las personas que tengan un nivel alto de AA en la sangre y que sufran de un estado inflamatorio que se ha salido de control deben restringir su consumo de AA a través de la alimentación. Al reducir la cantidad de AA que consumimos, eliminamos algunos de los componentes que el cuerpo utiliza para crear una cantidad inapropiada de mensajeros inflamatorios.

Estos mensajeros inflamatorios, desde luego, son importantes cuando se producen en las cantidades correctas. Hay que contar con protección contra los invasores verdaderos, como las infecciones oportunistas y las bacterias. Quiero que su cuerpo cuente con la cantidad suficiente de AA para producir los mensajeros inflamatorios que requiere; no puede haber victoria si nuestros esfuerzos dejan a su cuerpo indefenso. Por lo tanto, no vamos a sacar *todas* las balas del rifle. No obstante, al reducir la cantidad de esos mensajeros inflamatorios se inhibirá grandemente el número de respuestas *inapropiadas* —los ataques a gran escala dirigidos contra los propios tejidos del cuerpo o contra invasores inofensivos como el polen— que caracterizan las enfermedades inflamatorias.

Paso Nº2: Bloquee las enzimas críticas que convierten el AA en mensajeros inflamatorios

Reducir el consumo alimenticio de AA preformado es el primer paso en el proceso de restablecer el control sobre nuestros sistemas inflamatorios demasiado activos a través de la alimentación.

Si bien reducir el consumo de AA alimenticio extrae muchas balas del rifle, resulta prácticamente imposible hacerlo en la cantidad suficiente para impedir del todo la sobreproducción de mensajeros inflamatorios, debido a los alimentos muy procesados y de origen doméstico que consumimos.

Tal como lo describí en el capítulo 4, el AA no se transforma automáticamente en mensajeros inflamatorios; para ello requiere enzimas. Las enzimas son las llaves que abren el cerrojo químico, como el calor debajo de la olla que transforma unos tomates, cebolla, ajo y un poco de orégano en la salsa marinara que disfrutamos con espaguetis. Incrementar el consumo de ciertos ácidos grasos (diferentes del AA) en realidad bloquea la capacidad de determinadas enzimas para convertir el AA en mensajeros inflamatorios. Un gran número de estudios, entre ellos muchos que se realizaron en mi propio

> El siguiente paso del Programa Chilton es impedir que enzimas importantes del cuerpo transformen el AA en mensajeros inflamatorios.

laboratorio, indica que este enfoque ofrece beneficios antiinflamatorios poderosos.

Por lo tanto, el segundo paso del Programa Chilton es asegurarnos de consumir, en las cantidades y las proporciones correctas, los ácidos grasos que bloquean las enzimas encargadas de convertir el AA en mensajeros inflamatorios.

Hoy en día, la literatura dietética popular actualmente asigna a los ácidos grasos omega-6 —de manera injusta— el papel de maleantes. Si bien es cierto que en los países desarrollados tendemos a consumir en exceso muchos de los ácidos grasos omega-6 (entre ellos el AA), con lo que creamos una proporción alta de ácidos grasos omega-6 a ácidos grasos omega-3, es importante tener presente que no todos los ácidos grasos omega-6 son iguales.

De manera particular se ha demostrado que un miembro de la familia de los ácidos grasos omega-6 es un *bloqueador* sumamente importante de aquel camino AA multibillonario, pues impide la producción de los mensajeros que causan las enfermedades inflamatorias. Por lo tanto, al contrario de lo que indican las consejas populares, es posible que la eliminación indiscriminada de ácidos grasos omega-6 le haga más daño que bien. Es más, precisamente *porque* mi equipo científico estaba tan acostumbrado a pensar en los ácidos grasos omega-6 como los malos, tardamos tanto en reconocer los atributos potencialmente beneficiosos de este ácido graso omega-6.

Este ácido graso omega-6 "bueno", el que ayuda a nuestros cuerpos a bloquear la conversión de AA en mensajeros inflamatorios, es el ácido dihomo-gamma-linolénico (ADGL). Ahora bien, si ya hojeó el Programa Chilton que aparece un poco más adelante en este libro, tal vez se esté preguntando por qué no recomiendo tomar el ADGL mismo.

Muy sencillo: el ADGL no está presente en cantidades significativas en nuestros alimentos, como suplemento alimenticio ni como alimento terapéutico. Si existiera en esta forma, tenga por seguro que lo recomendaría. Entonces, ¿cómo resolveremos el problema? Tendremos que volver a nuestra analogía del "agujero en el cubo" (vea la ilustración de la página 94 en el capítulo 5).

Ya que el ADGL no puede obtenerse a través de los alimentos, tenemos que ingerir un ácido graso que nuestros cuerpos sean capaces de convertir en ADGL. Tal ácido graso es el ácido gamma-linolénico (AGL). Mi laboratorio ha demostrado que cuando ingerimos AGL las células inflamatorias lo recogen y lo convierten rápidamente en ADGL. Mediante este proceso se acumula un inhibidor natural —y muy poderoso— de las enzimas que convierten el AA en mensajeros inflamatorios.

Le recomiendo que tome AGL en forma de suplemento, en lugar de depender de fuentes alimenticias para obtenerlo, porque ha desaparecido en gran parte de nuestros alimentos modernos. Hay mucho AGL en algunos frutos secos y semillas, lo cual posiblemente explique por qué nuestros cuerpos desarrollaron tal dependencia de este ácido graso, pues cuando éramos cazadores-recolectores consumíamos una cantidad mucho mayor de frutos secos que ahora. De hecho, de acuerdo con S. Boyd Eaton, uno de los expertos más destacados en cuestiones de la alimentación paleolítica, las frutas, los frutos secos, las legumbres, los tubérculos y otros alimentos no relacionados con los cereales abarcaban entre el 65 y el 70 por ciento de la alimentación típica del cazador-recolector.

No obstante, en vista de que se requiere una cantidad bastante alta de AGL para combatir un estado de inflamación demasiado activo, no basta con comer un puñado de frutos secos o semillas. En cambio, este ácido graso se obtiene fácilmente en forma de cápsulas y suplementos en las tiendas de productos naturales. El AGL se encuentra en muchos tipos de semillas y sus aceites, entre ellos la borraja (*borage*), la grosella negra (*black currant*) y la prímula (primavera) nocturna (*evening primrose*), así como el piñón. La semilla de borraja es una fuente ideal de AGL, porque más del 20 por ciento de los ácidos grasos que el aceite de esta semilla consiste en AGL. La borraja se cultivaba originalmente en Siria. Gozó de gran popularidad entre los romanos de la antigüedad, quienes la utilizaban para darle sabor a sus vinos y cervezas. Actualmente, hay varias empresas que intentan incorporar este aceite y otros aceites que contienen AGL en los alimentos. (Vea la lista de tiendas en la página 360).

Mi interés en los efectos antiinflamatorios del AGL se debió inicialmente, en gran parte, a un estudio clave realizado por Robert Zurier y publicado en la revista *Annals of Internal Medicine* (Anales de Medicina Interna) en 1993. En esta prueba rigurosa con control de placebo, que duró 24 semanas, el equipo del Dr. Zurier demostró que una dosis alta de AGL ocasionaba una reducción significativa en el número de articulaciones adoloridas, así como en la intensidad del dolor, en pacientes afectados por la artritis reumatoide. El grupo de placebo no registró una mejoría significativa en ninguno de estos puntos. El estudio llegó a la siguiente conclusión: "El AGL, en las dosis que se utilizaron para este estudio, constituye un tratamiento eficaz y bien tolerado para la artritis reumatoide activa". Otros estudios posteriores dieron resultados semejantes. Por lo tanto, existen pruebas clínicas basadas en fundamentos científicos de que el AGL, en las condiciones correctas, representa un agente antiinflamatorio natural poderoso.

Es posible que haya escuchado mencionar al AGL en relación con las enfermedades inflamatorias y diversas formulaciones de este suplemento ya se encuentran a la venta como productos antiinflamatorios, en gran parte debido al estudio que acabo de citar (así como otros menos rigurosos). Es posible que incluso haya probado algunos de estos suplementos sin obtener resultados. Esta vez la cosa será muy distinta. Desde hace una década, mi laboratorio ha llevado a cabo sus propios estudios para comprender con precisión el mecanismo por el que el AGL tiene efectos antiinflamatorios tan poderosos. Estos estudios, los cuales se han publicado en cinco revistas científicas revisadas por expertos, demuestran que células inflamatorias críticas devoran el AGL dietético y lo transforman rápidamente en ADGL, el cual reduce de manera natural y eficiente la formación de mensajeros inflamatorios.

A pesar de que varios estudios han tratado de descifrar la relación entre este suplemento y las inflamaciones, mi laboratorio fue el primero en concentrarse en cómo utilizar el suplemento de manera realmente eficaz y segura. ¿Por qué? En el pasado, los pacientes, los médicos y los investigadores han cometido dos errores importantes al utilizar el AGL como suplemento dietético.

En primer lugar, no han utilizado el AGL en cantidades suficientes para afectar los niveles de mensajeros inflamatorios en el cuerpo. Por ejemplo, mi laboratorio demostró que se necesitan por lo menos 600 miligramos de AGL diariamente (dependiendo de cómo se administre) para afectar significativamente a los mensajeros inflamatorios producidos por nuestro cuerpo. La cápsula típica de 1 g contiene aproximadamente 200 miligramos de AGL, de modo que hay que tomar tres cápsulas diarias para registrar un efecto. Si ha tomado este suplemento en dosis muy pequeñas para obtener resultados, cabe notar que lo que tal vez parezca una pérdida de esfuerzo y dinero en realidad tiene algo de positivo: cuando se toma solo, el AGL produce un efecto secundario peligroso del que hablaremos en un momento. Cuando lea lo que diré a continuación, le dará mucho gusto no haber tomado una dosis suficientemente alta para notar la diferencia.

Cómo toma su suplemento diario de AGL también es muy importante. Los datos indican con claridad que los ácidos grasos de estos suplementos recorren de manera mucho más eficiente el camino por el tracto digestivo hasta el torrente sanguíneo si se ingieren en forma de emulsión líquida o como cápsulas de gel junto con la comida. Cuando se toman solos es menor la cantidad de ácidos grasos que llegan al torrente sanguíneo. Según verá más adelante, los planes de menús del Programa Chilton le indicarán de manera específica que tome su suplemento, a fin de convertirlo en parte de su rutina alimenticia diaria y maximizar su eficacia.

Además de fijar una cantidad menor de AGL que la realmente necesaria para reducir los niveles de mensajeros inflamatorios, los investigadores tradicionalmente han cometido otro error aún más serio. Si el AGL no se proporciona con la combinación correcta de ácidos grasos, tiene un efecto secundario difícil que debe evitarse si hemos de aprovechar los efectos antiinflamatorios del AGL.

Según se comentó en la página anterior, las células inflamatorias convierten el AGL fácilmente en el ADGL muy beneficioso, así que puede imaginarse al cubo de AGL derramando un chorro constante de esencia antiinflamatoria en el cubo del ADGL. Sin embargo, el ADGL no es el único ácido graso que se crea a partir del AGL. Por favor tenga un poco de paciencia con mis explicaciones científicas: en realidad sólo se trata de una variante sobre la vieja analogía del "cubo".

El AGL se transforma en ADGL, pero este —según lo acabo de comentar— no es el único ácido graso que produce. De hecho, el AGL derrama dos chorros por separado en dos cubos diferentes. Uno de ellos representa el AGL en la alimentación, que se entrega a las células

Los dos caminos de conversión del AGL

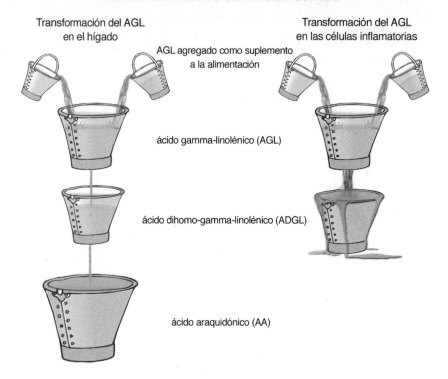

Transformación del AGL
en el hígado

Transformación del AGL
en las células inflamatorias

AGL agregado como suplemento
a la alimentación

ácido gamma-linolénico (AGL)

ácido dihomo-gamma-linolénico (ADGL)

ácido araquidónico (AA)

inflamatorias; el otro es el AGL que se entrega al hígado. El AGL que se entrega a las células inflamatorias se transforma en ADGL, el cual combate las inflamaciones. Desafortunadamente, el AGL que se va a hígado se convierte en AA, ¡lo cual es justamente lo que pretendemos evitar!

Recuerdo la primera vez que observé este resultado en mi laboratorio. Me quedé frío. . . y no sólo porque el resultado era exactamente el opuesto de lo que esperaba encontrar. En ese momento me di cuenta de que todas las personas que ya tomaban grandes cantidades de AGL, supuestamente para aliviar sus problemas inflamatorios, se estaban exponiendo a niveles sumamente altos de AA en su torrente sanguíneo.

> Si ingiere un alto nivel de AGL, también tiene que tomar AEP para bloquear los efectos secundarios potencialmente peligrosos.

El problema no radica en la razón obvia de que el exceso de AA produce una sobreabundancia de mensajeros inflamatorios. Como usted recordará de los capítulos 5 y 6, un nivel alto de AA en la sangre puede incrementar la pegajosidad de las plaquetas, lo cual se relaciona con eventos cardiovasculares como los infartos. Por lo tanto, consumir el AGL en cantidades excesivas de hecho puede crear el riesgo de sufrir un evento cardíaco. ¡Eso no se lo dicen a uno en la tienda de productos naturales!

Por fortuna, mi laboratorio encontró una forma sencilla de resolver el problema: es posible bloquear fácilmente la conversión de AGL a AA que realiza el hígado si incrementamos el consumo de otro ácido graso, el ácido eicosapentanoico (AEP), el cual se encuentra en el pescado silvestre. Si usted ingiere niveles altos de AGL antiinflamatorio, *tiene que* asegurarse de obtener una cantidad suficiente de AEP para bloquear el efecto secundario potencialmente peligroso de este suplemento poderoso.

Por lo tanto, el tercer ácido graso de nuestra ecuación para calmar las inflamaciones es el AEP, además del AA y del AGL. El AEP bloquea la capacidad del cuerpo para convertir el AGL en AA. Se trata de una pieza imprescindible del rompecabezas si queremos mantener los efectos beneficiosos del AGL a la vez que eliminamos el efecto secundario inadvertido de un aumento en el nivel de AA, justamente la sustancia que pretendemos reducir.

Pasado y presente: la diferencia entre los ácidos grasos

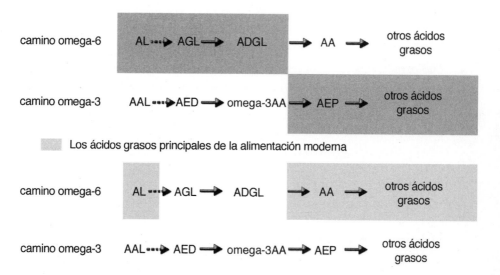

Los ácidos grasos principales de la alimentación del cazador-recolector prehistórico

camino omega-6   AL ···▶ AGL ➡ ADGL   ➡ AA ➡   otros ácidos grasos

camino omega-3   AAL ···▶ AED ➡ omega-3AA ➡ AEP ➡   otros ácidos grasos

Los ácidos grasos principales de la alimentación moderna

camino omega-6   AL ···▶ AGL ➡ ADGL   ➡ AA ➡   otros ácidos grasos

camino omega-3   AAL ···▶ AED ➡ omega-3AA ➡ AEP ➡   otros ácidos grasos

Los ácidos grasos que el Programa Chilton agrega a nuestra alimentación

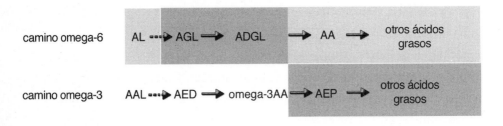

Esta conclusión también tiene mucho sentido desde el punto de vista de la alimentación del cazador-recolector. Además de frutas, frutos secos, legumbres, tubérculos y otros alimentos no derivados de los cereales, el hombre prehistórico consumía muchos mariscos, los cuales contienen niveles altos de AEP. Por eso se calcula que la proporción de ácidos grasos omega-6 a ácidos grasos omega-3 en la alimentación del cazador-recolector era de 1 a 1, a diferencia de la proporción de 20 a 1 que caracteriza la mayoría de las alimentaciones estadounidenses de la actualidad. Desde la perspectiva evolutiva, tiene muchísimo sentido que debamos combinar el AGL y el AEP para que nuestros sistemas inmunitarios funcionen correctamente.

Permítame entrar en mayores detalles. Los cazadores-recolectores hubieran recibido el AL que necesitaban de los animales que cazaban para comerlos; el AGL que necesitaban, de los frutos secos, las legumbres y los tubérculos que recolectaban; el AEP, de los mariscos que comían. Debido a que los animales que comían tenían mucha menos grasa, tal como sucede con la carne de venado y otras carnes obtenidas a través de la caza hoy en día, ingerían muy poco AA a través de la alimentación. O sea, los cazadores-recolectores obtenían un equilibrio casi perfecto de ácidos grasos poliinsaturados para el funcionamiento óptimo de sus sistemas inmunitarios, por el simple hecho de comer lo que estaba a su disposición. Por el contrario, la carne y el pescado que comemos hoy en día contienen muchísimo AA y AL y obtenemos muy poco AGL y AEP a través de la alimentación.

Por lo tanto, tal como lo puede apreciar (en la figura en la página 133), consumimos los ácidos grasos en proporciones diferentes —de hecho, prácticamente las *opuestas*— que nuestros antepasados. Ellos obtenían el equilibrio perfecto que, de acuerdo con el diseño genético de nuestros cuerpos, debemos consumir. Las proporciones presentes en nuestra alimentación lamentablemente son mucho menos favorables.

Mi laboratorio ha llevado a cabo un gran número de estudios y pruebas clínicas para definir las cantidades y las proporciones precisas de AGL y AEP que hacen falta para maximizar la inhibición de mensajeros inflamatorios sin elevar el nivel de AA en la sangre. La gran noticia es que es posible lograr esta proporción fácilmente al combinar un suplemento que contiene AGL con los alimentos correctos, como el pescado silvestre, que contienen una cantidad pequeña de AA y mucho AEP.

Los beneficios del AEP para la salud son muy conocidos y muchas personas que desean cuidar su salud ya optan por pescados grasos como el salmón para aumentar la cantidad de estos ácidos grasos en su alimentación. Sin embargo, y como ya lo hemos señalado, el consumidor común *no* sabe que si bien pescados grasos silvestres como la caballa (escombro, macarela) y el salmón constituyen una rica fuente de AEP, la cantidad de este ácido graso beneficioso disponible a través del pescado cultivado, como el salmón atlántico, es muchísimo menor y, lo que es más importante, este tipo de pescado contiene cantidades potencialmente peligrosas de AA. Por lo tanto, cuando se sienta a disfrutar su salmón tan saludable para el corazón, como lo recomiendan muchas dietas populares, ¡no sólo *no* obtiene los beneficios para la salud que pretendía sino que potencialmente está empeorando una situación que de por sí era mala!

Según lo puede apreciar en la figura de la página anterior, el Programa Chilton restablece las proporciones de ácidos grasos poliinsaturados logrando el mismo equilibrio que nuestros antepasados cazadores-recolectores obtuvieron de manera natural a través de la alimentación. Obtendrá menos AA y más AGL y AEP, al igual que ellos. También le proporcionaré información sobre los suplementos que contienen AGL, de modo que podrá ingerir estos ácidos grasos en cantidades suficientes independientemente de lo que coma.

Paso Nº3: Consuma carbohidratos cuyos valores en el índice glucémico sean de bajos a moderados

El Programa Chilton crea un equilibrio óptimo de tres ácidos grasos que rigen las inflamaciones. Sin embargo, equilibrar los ácidos grasos no es la única forma en que el Programa Chilton extingue las llamas de la inflamación. También tomamos en cuenta otro macronutriente esencial que ha ocupado la primera fila en los debates sobre nutrición en años recientes: los carbohidratos.

Al revisar los planes alimenticios que se incluyen en este libro, observará que ciertas partes de mi programa comparten, en algunos aspectos, determinados elementos con otros planes alimenticios basados en un contenido alto de proteínas y bajo de carbohidratos, como las dietas Atkins y South Beach.

Respeto ambas dietas por la forma en que se han enfrentado a ciertos preceptos sagrados de la alimentación y por haber cambiado la forma en que la población estadounidense concibe la nutrición. La dieta Atkins cuestionó la visión dominante de que todas las grasas son malas y todos los carbohidratos, buenos. Las dietas mediterránea y South Beach, que se concentran en reducir la grasa saturada, difundieron la idea de que debemos incluir las grasas y los carbohidratos *correctos* en nuestra alimentación para lograr una salud cardíaca óptima.

Sin embargo, estas dietas aún no nos llevaron hasta la meta; mi programa de alimentación nos conduce al siguiente nivel al refinar *con mayor precisión* los tipos de grasas y carbohidratos que debemos incluir o evitar.

Según lo ha visto ya, soy mucho más específico incluso que la dieta South Beach en lo que se refiere a las grasas. En vista de que esa dieta no tomaba en cuenta las inflamaciones, encontré que muchas de sus recomendaciones (como el énfasis en alimentos como el salmón, sin diferenciar entre el silvestre y el cultivado, así como en los huevos) eran potencialmente peligrosos desde el punto de vista de la inflamación.

He dejado claro ya por qué necesitamos ser más específicos al elegir nuestras proteínas y grasas. Ahora hay que tratar de manera igualmente específica los tipos de carbohidratos que debemos comer.

En el Programa Chilton encontrará la proporción perfecta de los tres ácidos grasos mencionados arriba para extinguir las inflamaciones, pero también hallará mucho énfasis en los carbohidratos "integrales" altos en fibra, como los que se encuentran en las frutas, las verduras y los cereales integrales. Estos carbohidratos y otros, como los frijoles (habichuelas) y las legumbres, los lácteos, los cereales de cocción lenta y los panes integrales, tienen valores entre bajos y moderados en el índice glucémico. Encontrará una clasificación que toma en cuenta este índice en el capítulo 14. En ello consiste, pues, la tercera estrategia antiinflamatoria. El último paso del Programa Chilton se concentra en estabilizar los niveles de glucosa en la sangre al recomendarle que consuma carbohidratos con valores entre bajos y moderados en el índice glucémico.

> El último paso del Programa Chilton: consumir carbohidratos con valores entre bajos y moderados en el índice glucémico.

El índice glucémico mide la velocidad con la que los carbohidratos se descomponen y afectan al nivel de glucosa en la sangre. Los carbohidratos refinados o blancos (como el pan blanco y el azúcar refinada) se digieren fácilmente y sus azúcares inundan el torrente sanguíneo de manera muy rápida. Estos alimentos pueden engordarnos y causar un sinnúmero de enfermedades, entre ellos el síndrome metabólico o síndrome X y la diabetes del tipo II. Por contraste, los carbohidratos complejos como los que se encuentran en las verduras y los cereales integrales se digieren de manera mucho más lenta, de modo que la glucosa y la insulina se liberan gradualmente en el torrente sanguíneo. Se estará preguntando qué tiene esto que ver con las inflamaciones. Bueno, tiene bastante que ver. Aunque los carbohidratos refinados son malos por todas las razones que indicaron las

> Los niveles altos de glucosa e insulina están relacionados con la producción de mensajeros inflamatorios a partir del AA.

dietas Atkins y South Beach, la figura no es la única preocupación. También existe la amenaza muy real de las enfermedades inflamatorias. Al igual que en el caso de los ácidos grasos, resulta esencial elegir los carbohidratos correctos, no sólo para la lucha contra la obesidad y los trastornos relacionados con ella sino también para combatir las inflamaciones.

Ahora le diré por qué: un nivel alto de glucosa y de insulina se relaciona con la producción de mensajeros inflamatorios a partir del AA.

Esto se debe a varias razones. En primer lugar, un nivel alto de insulina activa ciertas enzimas que estimulan a nuestro cuerpo a producir más AA. En segundo lugar, la insulina controla la conversión de AA en mensajeros inflamatorios, leukotrienos y prostaglandinas. Este efecto no siempre puede predecirse: ciertas concentraciones de insulina en realidad inhiben la producción de mensajeros inflamatorios, mientras que otras la estimulan. En tercer lugar, los mensajeros inflamatorios producidos a partir del AA (tanto las prostaglandinas como los leukotrienos) a su vez regulan los niveles de insulina en la sangre. Es decir, la insulina regula los mensajeros inflamatorios del AA y a la vez es regulada por ellos.

Por último, existe un grupo de moléculas recién descubiertas que se llaman "receptores activados por proliferadores peroxisomales" (o *PPAR* por sus siglas en inglés), las cuales controlan la asimilación de la glucosa. Estas moléculas pueden ser activadas por ciertos ácidos grasos dietéticos como el AA, así como por una nueva clase de mensajeros inflamatorios hechos de AA. Si bien las características bioquímicas de los PPAR se ubican fuera del ámbito de este libro, se trata de un área de investigación sumamente importante y emocionante que causará un gran impacto en nuestros conocimientos sobre la regulación de la glucosa en un futuro cercano.

> **Consumir en exceso el tipo equivocado de carbohidratos saboteará el efecto antiinflamatorio de esta dieta.**

Por lo tanto, se establece una interacción compleja entre los mensajeros inflamatorios, los leukotrienos y las prostaglandinas, así como los niveles de insulina y de glucosa. No es posible hablar de una simple relación de causa y efecto, pero sí podemos decir que existe un vínculo fuerte entre los niveles de glucosa en la sangre, los sistemas que controlan estos niveles y la inflamación. Por lo tanto, existe una relación íntima entre las inflamaciones y el tipo de carbohidratos que consumimos. Evidentemente, hay que tomar en cuenta esta relación si hemos de controlar las inflamaciones.

Procure evitar todo lo que cause grandes alteraciones en los niveles de glucosa o de insulina, lo cual sucede cada hora cuando se consumen carbohidratos refinados en exceso. Cuando el nivel de glucosa fluctúa mucho resulta prácticamente imposible controlar los mensajeros inflamatorios, por perfectas que sean las proporciones de ácidos grasos que se consuman, porque no es posible separar los sistemas de carbohidratos y ácidos grasos entre sí. Trabajan de manera conjunta, en sinergia, de modo que resulta imprescindible seguir el tercer paso si pretende refrenar las inflamaciones. Consumir el tipo equivocado de carbohidratos en exceso saboteará el efecto antiinflamatorio de esta dieta.

Según lo verá al revisar los planes de menús, apegarse a alimentos con valores de bajos a moderados en el índice glucémico no significa imponerse las privaciones de una de esas dietas espantosas basadas sólo en proteínas. No tiene por qué privarse —ni debería hacerlo— de alimentos repletos de fibra y nutrientes, deliciosos y sustanciosos, como la sopa de frijoles (habichuelas) negros y la batata dulce (camote); sólo tiene que escoger los correctos. A fin de simplificar el asunto para sus lectores, *Gane la guerra interna* incluye una herramienta adicional, un índice glucémico que ordena los alimentos de acuerdo con sus valores en esta escala. Le resultará fácil escoger los mejores carbohidratos para su salud.

Otro beneficio de los carbohidratos que tienen valores entre moderados y bajos en el índice glucémico es que contienen mucha fibra. La fibra es otro componente importante que escasea en la alimentación estadounidense típica. Volvamos al ejemplo de nuestros antepasados cazadores-recolectores. Se calcula que consumían más de 100 tipos distintos de frutas y verduras, lo cual les proporcionaba más de 100 gramos de fibra al día. De acuerdo con el Centro Nacional de Estadísticas de la Salud, la población actual de los Estados Unidos ingiere en promedio de 14 a 15 gramos de fibra al día. ¡Se trata de una diferencia considerable! Sin embargo, no sorprende si tomamos en cuenta lo que comemos. De hecho, resultaría muy difícil diseñar una dieta, a partir de los alimentos disponibles normalmente en los Estados Unidos, que se acerque siquiera a la cantidad de fibra que consumían nuestros antepasados cazadores-recolectores. Sin embargo, la fibra puede —y debe— mejorar nuestra salud, de modo que el Programa Chilton contiene en promedio unos 30 gramos de fibra al día.

Al igual que ocurre con los ácidos grasos en mi programa, incluso puede salirse del plan de vez en cuando. Al seguir el programa no tendrá que rechazar un trozo de pastel (bizcocho, torta, *cake*) de chocolate en la fiesta de cumpleaños de su hija. Desde luego, no querrá acostumbrarse a comerlo todos los días. Además de anular los efectos del trabajo positivo que está realizando a través de los ácidos grasos, el cuerpo humano tiende a volverse adicto a la infusión regular de estos carbohidratos refinados. Como sea, no le hará daño una golosina de vez en cuando y a la larga le facilitará mucho ceñirse a la dieta.

En fin. . .

Al reducir la cantidad de AA que se ingiere a través de los alimentos se disminuye la cantidad de AA en el torrente sanguíneo, lo cual reduce el número de componentes con los que cuenta el cuerpo para producir los mensajeros inflamatorios. Consumir el AGL y el AEP en proporciones más equilibradas le permite al cuerpo bloquear la producción de mensajeros inflamatorios. Y al elegir los carbohidratos correctos, es decir, los que tengan valores bajos en el índice glucémico, se regulan los sistemas relacionados con el nivel de glucosa que afectan a los mensajeros inflamatorios y son afectados por estos.

Como los hilos individuales de una cuerda trenzada, los tres pasos del Programa Chilton funcionan —juntos y por separado— para reducir enormemente el estado de inflamación demasiado activo que causa las enfermedades inflamatorias.

(*Nota*: si encuentra en este capítulo términos que no entiende o que nunca ha visto, remítase al glosario en la página 310).

Capítulo 8
Su arsenal antiinflamatorio

A fin de hacerle frente a en la epidemia de enfermedades inflamatorias y para proporcionarles un poco de ayuda individual a quienes las sufren, aliviando sus síntomas, necesitamos modificar la forma en que comemos. Pienso que el programa alimenticio que se presenta en este libro puede proporcionarle un mejor modelo para su selección futura de alimentos, de modo que utilice la comida para ayudar a su cuerpo a protegerse contra las dolencias y las enfermedades, no para hacerse daño.

Hará falta cambiar la forma en que concibe la comida. . . pero entre el dicho y el hecho hay mucho trecho. Primero que nada, nuestras vidas son atareadas y agitadas. Con demasiada frecuencia escogemos nuestros alimentos con base en lo que resulta más cómodo, rápido y barato, no lo más saludable. Además, tal como lo he señalado a lo largo de este libro, tendremos que modificar nuestro concepto fundamental acerca de cuáles son los alimentos más saludables.

Por lo tanto, comprendo la magnitud de lo que le estoy pidiendo y sólo puedo ofrecerle lo siguiente a cambio: **se sentirá mejor**. Si ya está enfermo, las pruebas clínicas revelan que reducirá la cantidad de los mensajeros inflamatorios que causan los síntomas de su afección inflamatoria a partir del séptimo día con el programa. Ya sea que esté enfermo o no, al seguir las reglas de mi programa cosechará grandes beneficios preventivos al restablecer el equilibrio natural de su cuerpo, bajar su nivel general de inflamación y cortar futuras enfermedades de raíz.

Sé que es difícil modificar los hábitos alimenticios y también que se trata de una nueva forma de concebir las enfermedades inflamatorias. Por lo tanto, diseñé el Programa Chilton para que fuera lo más fácil posible de adaptar y de integrar a su vida. Lo hice de varias maneras, las cuales repasaré a continuación.

El Programa Chilton se basa en alimentos comunes. Los alimentos que componen esta dieta son alimentos comunes en cualquier mesa estadounidense. No tiene que acostumbrarse a un cereal raro ni tendrá que pedir por correo ningún ingrediente exótico. No tendrá que transformar su alimentación por completo: es muy probable que todavía pueda disfrutar la mayoría de los alimentos que le gustan, si no es que todos.

No sentirá hambre. Los alimentos que integran esta dieta son en su mayoría alimentos integrales, con énfasis en el pescado, las carnes magras (bajas en grasa), las verduras, los frutos secos y las grasas saludables. Estos alimentos ricos en fibra y en proteínas poseen un alto factor de saciedad, lo cual es una manera elegante de decir que llenan el estómago. Entiendo bien que si se queda con hambre, en algún momento se saldrá de la dieta y comerá hasta quedar satisfecho. Es un impulso totalmente humano.

Proporciono herramientas fáciles de usar y de consultar de un solo vistazo. Uno de los problemas recurrentes con la información sobre nutrición que se difunde en este país es que resulta muy confusa. Voces discordantes se levantan en cada esquina, con el resultado de que personas inteligentes no logran distinguir cuál es la mejor forma de proceder. Las herramientas de las que hablaré en este capítulo le permitirán llevar una alimentación antiinflamatoria sin necesidad de adivinar cómo hacerlo y podrá encontrarlas todas en la Tercera Parte del libro. Entre ellas figuran el Índice Inflamatorio (página 215), que asigna un número a cada alimento de acuerdo con su perfil de ácidos grasos inflamatorios; el Índice Chilton de Pescados (página 223), para que de una sola ojeada distinga cuáles son las mejores y las peores opciones en cuanto a pescado; el índice glucémico, que le ayudará a escoger los mejores carbohidratos y los peores; y La Pirámide Alimenticia Chilton (página 150), la cual le presentará sus opciones alimenticias óptimas de manera gráfica.

El Índice Inflamatorio

A fin de ayudarle a manejar su consumo dietético de AA, he diseñado una herramienta exclusiva que se llama Índice Inflamatorio (página 215). Me gusta pensar en este índice como el arma secreta del Programa Chilton: la tabla sencilla y fácil de leer se diseñó para ayudarle a controlar su consumo de ácidos grasos y lograr un estado óptimo de salud inflamatoria.

En vista de que nos hemos vuelto muy conscientes de los carbohidratos y las grasas en la sociedad en general, las empresas ahora incluyen estas indicaciones en los envases de los alimentos para que los consumidores puedan hacer los cálculos necesarios para sus comidas. Debido a que el contenido en ácidos grasos importantes como el AA o el AEP no aparece en esas etiquetas (¡aún!), he creado el Índice Inflamatorio para permitirle evaluar —de un solo vistazo— el potencial inflamatorio de varios alimentos según su contenido de ácidos grasos importantes.

Evitar el AA preformado en nuestra alimentación es la primera estrategia del Programa Chilton. Por lo tanto, empecé con la primerísima base de datos de valores de AA, creada por el Departamento de Agricultura de los Estados Unidos, y les asigné valores a los alimentos de acuerdo con su concentración de AA. Según recordará, el AA no es el único ácido graso que nos interesa en relación con la comida. También queríamos tomar en cuenta otros ácidos grasos, como el AEP, que bloquea la absorción del AA en forma de células inflamatorias. Por lo tanto, tomé en cuenta la concentración de AEP de los alimentos al crear al Índice Inflamatorio. Los alimentos con una clasificación baja —y por lo tanto buena— en el Índice Inflamatorio tienen o bien una concentración baja de AA o una concentración alta de AEP y moderada de AA. Encontrará la ecuación que se utilizó para determinar los valores señalados en el Índice Inflamatorio en el Apéndice B.

El Índice Inflamatorio asigna a cada alimento un "valor inflamatorio".

Realicé los cálculos para algunos de los alimentos más comunes para que usted no tenga que hacerlo. Encontrará los resultados en la columna de Valores del Índice Inflamatorio final. Por primera vez disponemos, así, de una herramienta que toma en cuenta las proporciones y las concentraciones precisas de los ácidos grasos que afectan la respuesta inflamatoria.

Gracias al Índice Inflamatorio resulta fácil reemplazar algunos de los alimentos menos saludables que promueven las inflamaciones por otros menos inflamatorios. Lo único que tiene que hacer es elegir alimentos con valores bajos en el índice y mantener sus valores diarios generales dentro de los parámetros de la dieta —sea la Evitainflamaciones o la Remediadora— que esté siguiendo. El Índice Inflamatorio le permitirá planear un sinnúmero de comidas tentadoras a la vez que controla la cantidad de AA en su alimentación con un simple vistazo, sin realizar un mayor esfuerzo del que ya dedica a controlar sus calorías y carbohidratos.

No se trata de una de las dietas de todo o nada que a las personas les resulta tan difícil seguir por un tiempo prolongado, pues integra un carácter flexible que permite las opciones individuales. Desde luego, puede elegir un alimento con un valor más alto en el Índice Inflamatorio, siempre y cuando las demás decisiones alimenticias que tome a lo largo del día le permitan mantenerse por debajo de su límite diario.

¡Mejor aún, incluso puede salirse de la dieta de vez en cuando! A propósito se calibró para funcionar toda vez que se mantenga dentro de los parámetros la mayor parte del tiempo. He explicado que los beneficios de la dieta tardan unas dos semanas en desvanecerse. Por lo tanto, no le hará daño darse un gusto especial de vez en cuando, lo cual le facilitará mucho apegarse al plan general de la dieta.

El Índice Chilton de Pescados

El pescado es uno de los puntos controvertidos de la dieta. Por una parte, se trata de una de las opciones proteínicas más saludables de las que disponemos, porque es relativamente bajo en calorías y grasas saturadas y rico en otros nutrientes, entre ellos los ácidos grasos omega-3 que son tan buenos para el corazón y que poseen un potencial antiinflamatorio tan imponente. Por otra parte, creo que ciertos tipos de pescado —sobre todo los que provienen de granjas donde se les alimenta con grandes cantidades de ácidos grasos omega-6, convirtiéndolos en fuentes muy abundantes de AA— han desempeñado un papel significativo en el incremento de las enfermedades inflamatorias en este país. Creo que consumir estos pescados puede perjudicar nuestra salud.

Al seguir el Programa Chilton se le recomendará consumir más pescado de lo que tal vez acostumbre con su alimentación normal, pero ya que no todos los pescados son iguales nos fijaremos muy bien en cuáles debe escoger. El Índice Chilton de Pescados (página 223) le mostrará —de un vistazo— cuáles son las opciones más antiinflamatorias y cuáles debe evitar.

Los mejores pescados y los buenos (Categorías Nº1 y Nº2)

Los pescados con el contenido más bajo de AA y el más alto de AEP reciben mi clasificación más alta: los mejores pescados. En los planes de menús se les señalará como pescados de la Categoría Nº1 . Los pescados cuya proporción de AA a AEP es ligeramente menos beneficiosa reciben la clasificación de pescados buenos, es decir, corresponden a la Categoría Nº2, según se identificarán en los planes.

Los pescados correspondientes a ambas categorías cuentan para su ingestión diaria de AEP. Si no come una porción de alguno de estos pescados, le recomiendo tomar un suplemento de AEP para compensar la diferencia. (Vea el capítulo 11 para más información sobre los suplementos).

Le sugiero que agregue el mayor número posible de estos pescados a su alimentación. Los planes de comidas le ayudarán a encontrar formas de incorporarlos. Esta categoría incluye pescados como la caballa (escombro, macarela), algunos tipos de salmón silvestre y el hipogloso (*halibut*) de Groenlandia.

¿Y SI NO LE GUSTA EL PESCADO?

A mí el pescado me encanta y espero que este libro anime a las personas a incorporarlo a su alimentación en mayores cantidades. Sin embargo, entiendo que a algunas personas no les guste o no lo deseen comer con la frecuencia que recomiendo.

Aunque el pescado no le guste podrá seguir el Programa Chilton. Simplemente tendrá que agregar un suplemento de AEP. Estos suplementos se consiguen fácilmente en las tiendas de productos naturales (vea la página 360) bajo el nombre *"EPA supplements"*. Para información específica sobre las dosis, vea las recomendaciones para la Dieta Evitainflamaciones Chilton, a partir de la página 229, o bien la Dieta Remediadora Chilton, a partir de la página 258.

¿Y EL PESCADO ENLATADO?

Cuando doy una conferencia a menudo se me hacen preguntas sobre el pescado enlatado. Y no es algo que sorprenda.

Sólo el camarón supera al atún en lata en la contienda por ser considerado el pescado o marisco más popular en los Estados Unidos. Las otras especies más populares son, en orden descendente: salmón, gado, bagre (siluro, *catfish*), tilapia, cangrejo, bacalao fresco, almejas y platija. A muchas personas también les encantan la caballa (escombro, macarela) y el salmón enlatado.

El pescado enlatado desde hace mucho tiempo se considera una de las opciones alimenticias más saludables. Lo comemos en sándwiches (emparedados), en ensaladas y a veces directamente de la lata.

¿Qué tan saludable es el pescado enlatado en cuanto a su contenido de AA y AEP? ¿Existe alguna diferencia entre el atún *light* y el atún blanco (albacora)? ¿Importa que venga en agua o en aceite? Por último, ¿contienen algunos pescados enlatados más mercurio que otros?

Para responder a estas preguntas, un grupo de investigadores de la Universidad de Purdue analizaron 240 latas de pescado disponible en tiendas. Contenían cuatro tipos de atún: atún *light* en agua, atún *light* en aceite, atún blanco en agua y atún blanco en aceite. También analizaron salmón y caballa enlatada. Los resultados se publicaron a finales de 2004 en el *Journal of Food Science* (Revista de Ciencia Alimenticia).

Si a usted le encanta el atún *light*, los resultados de este estudio lo decepcionarán. En comparación con otros tipos de pescado enlatado, el atún *light* en agua o en aceite contiene una cantidad muy pequeña del AEP beneficioso. En algunos casos, el atún *light* en agua de hecho contiene menos AEP que AA, que es lo opuesto de lo que usted quiere.

El atún blanco en agua contiene una cantidad mucho mayor de AEP que el atún *light* enlatado: hasta diez veces más. La relación de AEP a AA también es mucho más favorable, más o menos de cuatro a uno. No obstante, el atún blanco en aceite contiene una cantidad igualmente baja de AEP que la mayoría del atún *light*, con una relación deficiente de AEP a AA.

El estudio encontró que el salmón enlatado ofrece muchos más beneficios para la salud que cualquiera de los productos de atún. Contiene hasta 29 veces más AEP que el atún *light* enlatado y hasta cinco veces más AEP que el atún blanco en agua. La relación de AEP a AA llega a ser hasta de 25 a 1 en el salmón enlatado. Se trata de una proporción increíblemente saludable.

La caballa enlatada brinda casi los mismos beneficios que el salmón de lata. Si bien contiene menos AEP, la relación de AEP a AA sigue siendo excelente, de 10 a 1.

Los investigadores de la Universidad de Purdue también analizaron el contenido de mercurio del pescado enlatado. La buena noticia es que ninguno de ellos superó el nivel máximo señalado por la Dirección de Alimentos y Fármacos, de 1.000 partes por 1.000 millones. Sin embargo, se revelaron variaciones importantes entre los diferentes tipos.

Los investigadores observaron que los niveles de mercurio del atún *light* en aceite vegetal eran tres veces más altos que los del atún *light* en agua. También observaron que el atún *light* en aceite de soya contenía una cantidad mucho más alta de mercurio que el atún *light* en agua o en aceite vegetal.

La cantidad de mercurio que había en el atún blanco en agua o en aceite de soya era más o menos la misma o un poco más que la del atún *light* en aceite vegetal o de soya.

En comparación con todos los productos de atún enlatado, el salmón y la caballa enlatada en agua mostraron un nivel considerablemente más bajo de mercurio, en algunos casos hasta 17 veces menos.

A pesar del hecho de que el atún blanco enlatado contiene una cantidad considerablemente más alta de AEP que otros productos de atún, a los investigadores les preocupó el hecho de que sus niveles de mercurio fueran cuatro veces más altos que los del atún *light* en agua, el salmón y la caballa.

Por lo tanto, el pescado enlatado, específicamente el salmón y a la caballa, combinan lo mejor de dos mundos: un bajo nivel de mercurio y mucho AEP. Me parece que se trata de las mejores opciones para las personas que con frecuencia consumen pescado enlatado. Representan fuentes maravillosas de AEP y de ADH y se incorporan fácilmente a nuestra alimentación.

Pescados neutros (Categoría Nº3)

La siguiente categoría corresponde a los pescados neutros, y este último adjetivo lo dice todo. Aunque estos pescados no perjudican su salud —la proporción de AA a AEP que contienen no hace daño—, tampoco agregan ácidos grasos a su alimentación. En términos generales simplemente no contienen una cantidad suficiente ni de AA ni de AEP para colocarse en cualquiera de las categorías que acabo de mencionar. Por lo tanto, son neutros.

¿Puedo usted comerlos? Sí. Preferiría que aprovechara esas calorías con un pescado que tuviera un impacto más positivo en su salud inflamatoria, pero si esta lista incluye alguno de sus pescados favoritos, desde luego que puede comerlos. Si opta por alguno de estos pescados, le recomiendo tomar un suplemento de AEP para compensar la falta de beneficios en relación con los ácidos grasos. La lista incluye pescados y algunos tipos de marisco como la trucha, el pez espada, las vieiras (escalopes) y los mejillones.

Pescados malos (Categoría Nº4)

Por lo general, trato de evitar términos absolutos como "bueno" y "malo" cuando hablo de alimentos, pero creo que existen algunos que las personas que padecen enfermedades inflamatorias —y quienes enfrentan un alto riesgo de padecerlas— deben evitar. Los pescados incluidos en esta lista figuran entre tales alimentos, como por ejemplo el salmón atlántico cultivado, el mero y el hipogloso (*halibut*) del Atlántico o del Pacífico. Los pescados que pertenecen a esta categoría o contienen una cantidad muy elevada de AA o cuentan con una proporción deficiente de AA en relación con AEP.

El índice glucémico

Cuando se sigue el Programa Chilton, escoger los carbohidratos correctos es tan importante como consumir los ácidos grasos indicados. Ya que la glucosa sanguínea y las hormonas que la regulan afectan a los mensajeros inflamatorios (y a la inversa), lo mejor para el estado inflamatorio es que el nivel de glucosa se mantenga relativamente estable. Un alto nivel de glucosa y de insulina se relaciona con la producción de mensajeros inflamatorios a partir del AA, además de estar vinculado con la resistencia a la insulina.

El índice glucémico mide la velocidad con la que los carbohidratos se descomponen y afectan el nivel de glucosa en la sangre. Se trata del patrón fundamental con el que se mide el impacto de los carbohidratos sobre los niveles de insulina y es una de las herramientas que utilizará para controlar sus niveles de insulina al seguir el Programa Chilton.

Un dulce se descompone muy rápidamente en glucosa cuando se come, y el cuerpo tiene que producir mucha insulina para transportar la glucosa a las células, donde se almacena. El exceso de insulina en la sangre produce un "desplome", es decir, le da hambre y se siente irritable o cansado hasta consumir más azúcar, lo cual reanuda el ciclo. Por el contrario, cuando consume algún carbohidrato que se descompone de manera más lenta —por ejemplo, un plato de arroz integral y verduras—, la glucosa que se crea al descomponer estos alimentos penetra lentamente en el torrente sanguíneo en lugar de inundarlo. Por lo tanto, la producción de insulina del cuerpo es mucho más moderada y la interacción entre esta hormona y los mensajeros inflamatorios también es mucho más moderada.

A fin de mantener sus niveles de glucosa y de insulina dentro de un rango saludable, opte por carbohidratos con valores entre bajos y moderados en el índice glucémico. Se trata de los carbohidratos integrales dotados de un alto contenido en fibra, como los que se encuentran en las verduras, los frijoles (habichuelas) y las legumbres, los lácteos, los cereales de cocción lenta y los cereales integrales, algunas frutas y los panes integrales.

> Si no controla su insulina, no puede controlar sus niveles inflamatorios.

Desde luego, puede incluir de vez en cuando algún alimento con un valor alto en el índice glucémico, siempre y cuando no lo haga todos los días. Muchas personas son adictas a estos alimentos y les resulta imposible comer sólo "un trocito" de pastel o una sola galletita. A tales personas les es más fácil eliminar estas comidas de sus alimentaciones por completo. Una vez que logran resistir la poderosa tentación de atiborrarse de los dulces que contienen estos carbohidratos refinados, se les facilita mucho más renunciar al postre, sobre todo después de haberse dado cuenta de que se sienten mucho mejor.

La Pirámide Alimenticia Chilton

El Departamento de Agricultura de los Estados Unidos publicó su Pirámide Alimenticia en 1992; para 1994 aparecía ya sobre muchos alimentos envasados. Las recomendaciones originales, con su énfasis fuerte en los carbohidratos en forma de pan, cereales, arroz y pasta, no contribuyó mucho a revertir la alta incidencia de enfermedades cardíacas entre la población estadounidense.

Para alivio de algunos médicos y nutrólogos (aunque sembró la confusión entre muchos consumidores), la pirámide se revisó en el año 2005. Desafortunadamente, nadie ha analizado ninguna de las dos versiones (ni las pirámides de alimentos propuestas por sus detractores) en cuanto a su potencial inflamatorio. Si bien algunas de las recomendaciones nuevas coinciden con el Programa Chilton (por ejemplo, que los cereales refinados y procesados sean sustituidos por cereales integrales/de grano entero), la pirámide nueva no hace distinción entre los tipos de proteínas que deben consumirse, según mis sugerencias, y aquellos que, como los huevos enteros, pienso que sería mejor evitar.

Ahora bien, sí me parece que una pirámide es una forma eficaz de comunicar lo que puede comerse y en qué proporciones. Por eso con gusto les presento la Pirámide Chilton.

La Pirámide Alimenticia Chilton

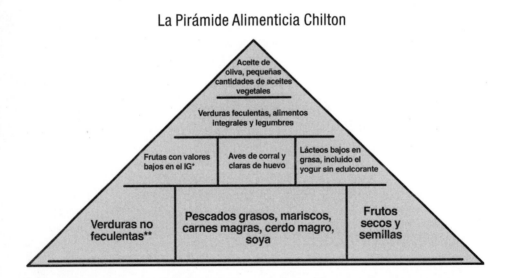

Coma los alimentos en la punta de la pirámide en pocas cantidades y coma los de la base con mayor frecuencia. Consuma la harina procesada y las azúcares refinadas con la menor frecuencia posible.

* **Entre los alimentos con valores bajos en el IG (índice glucémico) están:** melocotones, uvas, ciruelas, fresas y toronjas.

** **Entre las verduras no feculentas están:** lechuga, col rizada, brócoli, pepino, espinacas, hongos, tomate, habichuelas verdes, repollo, espárrago y *squash*.

Según lo puede apreciar, el Programa Chilton se aparta de manera significativa de las pirámides anteriores que tal vez conozca. Pone énfasis en las proteínas, pero no todas son iguales porque los ácidos grasos que contienen no son los mismos. Por lo tanto, el Programa Chilton se concentra en el pescado silvestre y las carnes magras. A diferencia de la pirámide de Atkins, que también se concentra en las proteinas, la carne de ave es menos importante en la Pirámide Chilton y las yemas de huevo no figuran para nada. Soy más específico en lo que se refiere a las verduras que la Pirámide de Alimentos del Departamento de Agricultura de los Estados Unidos y me concentro en las verduras no feculentas, como el brócoli y las lechugas.

Espero que en el futuro la Pirámide Chilton —y las otras herramientas que se presentan en este libro— le resulten útiles para sus decisiones alimenticias antiinflamatorias.

(*Nota*: si encuentra en este capítulo términos que no entiende o que nunca ha visto, remítase al glosario en la página 310).

Capítulo 9

Algunas preguntas comunes sobre el Programa Chilton

El Programa Chilton es una nueva forma de concebir las enfermedades inflamatorias. Es natural tener preguntas acerca de cómo funciona para evitar, controlar e incluso revertir el estado de inflamación demasiado activa que da lugar a las enfermedades inflamatorias.

Espero que las respuestas a algunas de las preguntas que se me han hecho con mayor frecuencia resuelvan las dudas que tenga sobre el Programa Chilton.

¿Cómo me ayudará el Programa Chilton?

Sabemos lo siguiente. De acuerdo con seis pruebas clínicas (las cuales se dieron a conocer por medio de seis publicaciones científicas revisadas por expertos), el equilibrio de ácidos grasos que se establece con el Programa Chilton bloquea la producción de los mensajeros inflamatorios que causan las señales y los síntomas de las enfermedades inflamatorias. Bloquear estos mensajeros constituye un método terapéutico comprobado para controlar las enfermedades inflamatorias.

Por lo tanto, con base en los hechos científicos, pienso haber desarrollado un programa alimenticio que tendrá una función clave para controlar las manifestaciones agudas de las enfermedades, así como para prevenir, en algunos casos, la aparición de afecciones inflamatorias devastadoras en las personas que lo adoptan.

¿Cuánto tardará el Programa Chilton en surtir efecto?

De acuerdo con los datos científicos que acabo de describir, pienso que empezará a notar una disminución de los síntomas tras sólo 7 a 10 días con el programa alimenticio. Eso es lo que se requiere para que una cantidad lo suficientemente grande de los ácidos grasos beneficiosos AGL y AEP se introduzcan a sus células inflamatorias. He realizado varios estudios sobre el tema. En los asmáticos sólo fue necesario que tomaran suplementos que contenían estos ácidos grasos en las cantidades y las proporciones correctas de 7 a 10 días para observar efectos significativos en los mensajeros inflamatorios que causan los indicios y los síntomas de la enfermedad.

Si la comunidad científica sabe lo peligroso que es un nivel alto de AA en los alimentos, ¿por qué la información no se había dado a conocer todavía?

No se trata de ninguna conspiración, sólo de una desconexión entre los investigadores que desarrollan la ciencia y los médicos que la difunden entre los enfermos. Los científicos la llaman la "brecha investigativa". De acuerdo con algunos cálculos, ¡a veces la ciencia de vanguardia tarda hasta 10 años en llegar hasta las personas que más la necesitan!

En este caso, los bioquímicos o biólogos moleculares que estudian el AA no se centran en la forma en que sus descubrimientos pueden aprovecharse mejor en el ámbito clínico. No es que no piensen en "aplicarlos" —desde luego, les interesa ayudar a las personas—, pero suelen concentrarse más en comprender los mecanismos que producen las enfermedades inflamatorias y en desarrollar medicamentos como los maravillosos antiinflamatorios que usted tiene en su botiquín en este mismo momento. Aún no se ha dado un verdadero acercamiento científico a una solución alimenticia.

Su médico tampoco le ha ocultado nada. Hasta ahora los médicos simplemente no contaban con suficiente información para recomendar un programa alimenticio que ayudara a reducir las inflamaciones de manera segura y científica. La diferencia principal entre mi programa alimenticio y otras dietas radica en el componente científico. Ningún otro programa se encuentra respaldado por seis ensayos clínicos ni puede referirse a los resultados publicados en seis revistas científicas revisadas por expertos. Conforme esta información científica se difunda ampliamente, pienso que los principios del Programa Chilton se volverán comunes.

Una de mis intenciones principales al escribir este libro es contribuir a que se cierre esa brecha investigativa poniendo este programa alimenticio antiinflamatorio completamente natural a la disposición de los médicos y sus pacientes.

¿Desarmará el Programa Chilton mi sistema inflamatorio por completo, dificultándome combatir las verdaderas infecciones?

El Programa Chilton reduce el consumo de AA considerablemente, pero no lo elimina del todo. Todas las pruebas clínicas que hemos realizado hasta la fecha indican que al seguirse los principios del Programa Chilton la producción de mensajeros inflamatorios se reduce, pero no se elimina por completo. Su cuerpo todavía debería de ser capaz de producir una cantidad adecuada de mensajeros inflamatorios para combatir las infecciones.

¿Cómo le presento el Programa Chilton a mi médico?

Espero que hable con su médico antes de comenzar con el Programa Chilton. A fin de facilitarle el proceso un poco, incluí la "Carta al médico" en la página 326 de este libro, la cual resume la evolución de las bases científicas que respaldan el programa.

He tenido la experiencia de que a los médicos les da mucho gusto poder recomendarles a sus pacientes un programa alimenticio para combatir las enfermedades inflamatorias, siempre y cuando se fundamente en datos científicos rigurosos. Si bien los medicamentos antiinflamatorios han sido una bendición para los enfermos, no necesariamente resuelven el problema del todo ni les funcionan a todo el mundo. Los médicos, al igual que sus pacientes, tienden a recibir con beneplácito cualquier cosa que ayude, sobre todo si se encuentra respaldada por datos científicos sólidos.

¿Interferirá la alimentación de acuerdo con el Programa Chilton con los efectos de mis medicamentos?

De ninguna manera. Probablemente apoye la acción de sus medicamentos, pero comer de acuerdo con las reglas del Programa Chilton de ningún modo afectará de manera negativa la eficacia de sus medicamentos.

¿Servirá el Programa Chilton para reemplazar mis medicamentos?

Mi punto de vista ante esta pregunta es el más conservador (y ético, en mi opinión) posible, así que la respuesta definitivamente es no. El Programa Chilton es un tratamiento médico realmente "complementario", con lo que pretendo decir que está pensado para actuar de manera sinérgica *con* sus medicamentos, no como una alternativa.

¿Les ha sido posible a algunas personas reducir o eliminar sus medicamentos al seguir las reglas del Programa Chilton? Sí. Algunas personas —*en colaboración estrecha con sus médicos*— han podido reducir las dosis de los medicamentos que utilizan para cuidarse, así como la frecuencia con la que han tenido que recurrir a medicamentos de rescate. Me daría muchísimo gusto que al corregir el equilibrio de ácidos grasos en su alimentación pudiera reducir su dependencia de los medicamentos, pero debo insistir en que su médico tome todas las decisiones relacionadas con sus protocolos de medicamentos.

¿Hay alguna diferencia en los efectos del programa para hombres o para mujeres?

La literatura científica no contiene datos que indiquen que los hombres y las mujeres asimilemos o procesemos los ácidos grasos esenciales de manera diferente. Se puede suponer, sin riesgo alguno, que los efectos del Programa Chilton deberían de ser los mismos para hombres y para mujeres.

Soy baja de estatura, pero mi amiga no; ¿podemos tomar la misma dosis de suplementos?

Sí. Las razones son complicadas, pero las pruebas clínicas que se han realizado hasta la fecha indican que las dosis señaladas son apropiadas para adultos de todos los tamaños.

¿Detendrá el Programa Chilton la fase aguda de una enfermedad inflamatoria?

El Programa Chilton es un sistema alimenticio de mantenimiento, no una solución para una emergencia, lo cual significa que es más eficaz para *prevenir* un evento agudo de la enfermedad.

Casi todas las afecciones inflamatorias incluyen períodos "de calma", que se caracterizan por síntomas mínimos, y eventos agudos, o sea, ataques dolorosos que se producen periódicamente (si su caso es muy grave, los eventos agudos pueden producirse de manera tan frecuente que parecerán constantes). Una vez que se inicia la agudización, ya no hay remedio: ningún medicamento de mantenimiento ni estrategia alimenticia servirá. Por eso los medicamentos de rescate, como el *Albuterol* para los asmáticos, son tan importantes.

No obstante, el 70 por ciento de los medicamentos que se recetan para el asma son de mantenimiento y se concibieron para *prevenir* los eventos agudos, tal como lo hace el Programa Chilton. Me aventuraría a afirmar que el porcentaje es aún más alto en el caso de otras enfermedades inflamatorias. Los eventos agudos no sólo son dolorosos sino que también causan daños duraderos, de modo que podemos ganar mucho si los evitamos desde antes de que comiencen.

¿Cómo sabré que está funcionando?

Se sentirá mejor. De acuerdo con nuestras investigaciones, los mensajeros inflamatorios requieren de 7 a 10 días para empezar a desaparecer. Dentro de este plazo debería de comenzar a notar una mejoría en los síntomas de su enfermedad inflamatoria.

¿Es el Programa Chilton seguro para los niños?

La parte dietética del programa definitivamente no encierra ningún peligro para niños y debería de bastar para obtener resultados.

Hemos realizado pruebas clínicas con niños siguiendo las reglas del Programa Chilton, entre ellos suplementos de AGL y AEP en pequeños desde los 11 años de edad. Estos estudios, que se llaman "pruebas farmacoquinéticas", analizan la velocidad con la que los medicamentos se absorben, se distribuyen y se eliminan. Nuestras pruebas indicaron que entre los 11 y los 18 años de edad, los niños deben ingerir más o menos el 40 por ciento de la cantidad de AGL y AEP recomendada para adultos a fin de obtener el mismo nivel sanguíneo de estos ácidos grasos.

Tomando esto en cuenta, estoy convencido de que el programa completo no ofrece ningún peligro para los niños de entre 11 y 18 años de edad. Sin embargo, también estoy convencido de que ningún padre de familia debe comenzar *ningún* tipo de programa con sus hijos, particularmente uno que incluya suplementos, sin antes haber consultado a su pediatra. Por lo tanto, aunque pienso que el programa no ofrece peligros para niños, le pido que consulte a un médico que conozca a sus hijos antes de empezar con él.

Si ya padezco una enfermedad inflamatoria, ¿aumenta mi riesgo de sufrir otras?

Sí. Según lo vimos en el capítulo 3, no es raro que en una persona que ya padece una enfermedad inflamatoria aumente mucho el riesgo de sufrir otras. Por ejemplo, las personas que tienen eczema corren un mayor riesgo de padecer asma y alergias también.

Esta tendencia tiene una explicación lógica. Las enfermedades inflamatorias se dan porque el cuerpo produce una cantidad excesiva de mensajeros inflamatorios, lo cual incrementa demasiado el nivel inflamatorio general en su cuerpo. Tal sobreproducción da origen a la enfermedad inflamatoria que ya tiene y muy bien puede dar lugar a otra también. El Programa Chilton reduce la cantidad general de mensajeros inflamatorios, de modo que no sólo puede ayudar a combatir la enfermedad inflamatoria que ya padece sino también a impedir que padezcan otras, o bien ayudarle a evitar las enfermedades inflamatorias por completo si ha tenido la suerte de mantenerse libre de ellas hasta el momento.

Me aseguro de comprar salmón "orgánico". ¿Tiene un contenido más bajo de AA?

No necesariamente. El salmón orgánico es cultivado; si bien los reglamentos son más estrictos para los productores de pescado orgánico que para las granjas de peces comunes, no necesariamente toman en cuenta el asunto de la inflamación. El salmón orgánico vive en estanques menos apretados, se alimenta con harina de pescado de mejor calidad y no se le da un pigmento sintético para teñir su carne de rosado. Sin embargo, que yo sepa, no hay investigaciones que indiquen que tenga un contenido más bajo en AA preformado que otros tipos de salmón cultivado.

Tampoco hay estudios que indiquen que el salmón orgánico esté menos contaminado de sustanicas como los bifenilos policlorinados y la dioxina. Esto no significa que no sea así, sólo que, por lo que yo sé, no se ha probado de manera concluyente. También está la cuestión de lo que el término "orgánico" significa en este contexto. El Programa Nacional de

Alimentos Orgánicos del Departamento de Agricultura de los Estados Unidos todavía no ha desarrollado normas que apliquen al pescado y los mariscos, por lo que no se encuentra el sello orgánico del Departamento de Agricultura insertado en el hielo al lado del pescado. De hecho, las únicas autoridades que regulan el pescado y los mariscos están en Europa.

¿Qué pasa si me salgo del programa?

Depende de lo que quiera decir con "salirse". Si quiere saber qué sucederá si come un trozo de pastel de cumpleaños de vez en cuando (un alimento que tiene un valor alto en el índice glucémico, por lo que viola la tercera estrategia), la respuesta es "no mucho". Si come un trozo de pastel diariamente, entonces eso sería harina de otro costal.

Lo mismo es cierto con respecto al equilibrio de ácidos grasos. Si se le olvida el suplemento de AGL un día, ¿volverá su inflamación a los niveles previos al inicio del programa? No. Sin embargo, sus mensajeros inflamatorios regresarán bastante rápido a los niveles anteriores al programa si no logra mantener el equilibrio correcto de ácidos grasos en su alimentación. En un estudio reciente, mi laboratorio demostró que los ácidos grasos críticos tienen que permanecer ausentes durante más o menos dos semanas para que los mensajeros inflamatorios que causan el asma regresen a los niveles que tenían antes del programa.

La respuesta breve es que sí, puede salirse de la dieta. Sin embargo, le recomiendo que se ciña al programa lo más posible. Cada día que mantenga el equilibrio saludable de ácidos grasos con el Programa Chilton, sus células y tejidos reemplazarán los ácidos grasos inapropiados de su alimentación occidental. Igualmente, entre más tiempo cambie los ácidos grasos del Programa Chilton por los de su dieta occidental, más tardará en corregir el desequilibrio.

¿Interviene el estrés en las enfermedades inflamatorias?

Existe mucha información anecdótica según la cual el estrés y otros factores psicológicos influyen en las enfermedades inflamatorias y en la oportunidad y la intensidad de los eventos agudos de las enfermedades inflamatorias. Sin embargo, no hay pruebas científicas convincentes que lo confirmen. Por eso el Programa Chilton se limita a la alimentación y no incluye técnicas para el manejo del estrés como la meditación, el yoga o disfrutar una cerveza a la orilla de la playa. Si encuentra que estas estrategias o cualquier otra le ayuda a controlar su afección, lo animo de todo corazón a utilizarlas. Definitivamente, no le harán daño y tal vez ayuden, si no con su enfermedad inflamatoria entonces en otras áreas de su vida.

¿Qué puede decirme de los alimentos que, según he oído, tienen propiedades antiinflamatorias, como la cebolla?

Tal vez haya escuchado que ciertos alimentos tienen propiedades antiinflamatorias, entre ellos los miembros de la familia *Allium* —cebolla, ajo, puerro (poro) y cebollín (escalonia, cebollino)—, así como jengibre, miel, piña (ananá), papaya (fruta bomba, lechosa), cúrcuma (azafrán de las Indias) y manzanas.

Una vez más, las pruebas anecdóticas de las propiedades antiinflamatorias de estos alimentos son mucho más fuertes que las científicas, de modo que no incluyo la recomendación específica de incorporarlos en el Programa Chilton. Ahora bien, se trata de ingredientes saludables y deliciosos para cualquier alimentación, de modo que de ninguna manera lo disuadiría de agregarlos a la suya.

¿Tengo que seguir la dieta? ¿Existe algún atajo?

La respuesta es "en realidad no". La mejor manera de llevar a cabo este programa es modificando su forma de comer, por varias razones:

- En primer lugar, pienso que alimentarse de acuerdo con el Programa Chilton, el cual está basado en alimentos integrales, carbohidratos altos en nutrientes por gramo y proteínas magras (bajas en grasa) con una concentración baja de AA y alta en ácidos grasos beneficiosos, es una forma saludable de comer. Pienso que es una dieta mucho más saludable, por ejemplo, que la alimentación típica de la mayoría de los habitantes de los Estados Unidos.
- No existe un atajo para vigilar la ingestión de AA. Si quiere reducir su nivel inflamatorio, debe mantener su valor diario en el Índice Inflamatorio dentro de los parámetros de la dieta que esté siguiendo (por debajo de 150 para la Dieta Evitainflamaciones, por debajo de 100 para la Dieta Remediadora).

◆ *Tiene que* restringir su consumo de carbohidratos a alimentos cuyos valores en el índice glucémico sean entre bajos y moderados.

Por lo tanto, pienso que la mejor forma de llevar a cabo el programa es alimentarse de acuerdo con las estrategias del programa tales como se describen en este libro.

Sin embargo, el Programa Chilton no es algo que se adopte por dos semanas nada más; es una forma de alimentación que espero incorpore plenamente a su vida diaria. Entiendo que a veces la vida puede interferir con los planes mejor diseñados. Quizá no pueda comer cuatro pescados de la Categoría N°1 cada semana; tal vez otras restricciones alimenticias se lo imposibiliten o quizá simplemente no le guste el pescado. De ser así, puede estar tranquilo: siempre y cuando esté dispuesto a vigilar su consumo de carbohidratos a través del índice glucémico y su consumo de AA por medio del Índice Inflamatorio, podrá completar por medio de suplementos la cantidad de AEP que necesita para seguir las reglas del Programa Chilton. Para mayor información sobre las mejores fuentes de suplementos dietéticos de ácidos grasos, vea www.inflammationnation.com.

¿Ayudará el Programa Chilton a todos?

Nada puede ayudar a todo el mundo. El Programa Chilton puede ayudar a muchas personas, pero no a todas. El que el Programa Chilton —o cualquier intervención dietética— le ayude o no depende principalmente de su composición genética. Una de las disciplinas más nuevas en la medicina es la nutragenómica, la combinación de cómo la alimentación y los genes influyen en nuestra salud. Algunas personas son "sensibles a las dietas". Si usted es sensible al sodio a través de la dieta, su presión arterial bajará si reduce la cantidad de sal en su alimentación. Si usted es sensible al colesterol a través de la dieta, sus factores de riesgo para sufrir enfermedades cardíacas mejorarán mucho después de haber reducido la cantidad de grasa saturada en su alimentación. Y si usted es sensible al AA a través de la dieta, producirá menos mensajeros inflamatorios si sigue las reglas del Programa Chilton.

Sin embargo, no todas las personas son sensibles a las dietas, de la misma forma en que no todo el mundo responde a los medicamentos antiinflamatorios que se encuentran a la venta. Lo que sí creo es que el Programa Chilton podrá aplicarse ampliamente. Pienso que fuimos diseñados genéticamente como seres humanos para comer de acuerdo con las reglas de esta dieta. Por lo tanto, creo que mi programa tendrá un campo de aplicación más amplio que muchos medicamentos y tal vez se convierta en un faro de esperanza para algunas de las personas a quienes los medicamentos no les funcionan.

(*Nota*: si encuentra en este capítulo términos que no entiende o que nunca ha visto, remítase al glosario en la página 310).

TERCERA PARTE

Herramientas para una vida sana

Los resultados de este *test* informal, que consiste en tres series de preguntas, le darán su CI. Por CI no me refiero a su cociente intelectual sino a su *Cociente Inflamatorio*.

¿Por qué hacer el *test*?

Hay dos razones para hacer el *test*.

La primera es para descubrir si usted (o un ser querido) sufre una enfermedad inflamatoria o no. Se sorprendería si le dijera cuán pocas personas saben cuál es la causa subyacente de las enfermedades que las afectan. Cuando conozco a alguien y le indico que estudio las enfermedades inflamatorias, su mirada se nubla. La mayor parte del tiempo la gente ni siquiera se molesta en preguntarme qué significa eso. Pero si le digo que estudio el mecanismo que está detrás de las alergias, el asma y la artritis, la reacción es totalmente diferente. De todos los rincones aparecen personas de repente para contar alguna historia, hacer una pregunta o plantear una teoría.

Es cierto que para algunos de ustedes la idea misma de hacer un "*test* inflamatorio" no les parecerá necesario, pues conviven cotidianamente con una enfermedad inflamatoria. Les recomiendo que de todos modos lean este capítulo, por una causa: tal vez les sirva para ayudarle a alguien que quieren, a alguien que aún no ha sido afectado por este problema pero quien corre el riesgo de sufrirlo.

Hay otra razón para hacer el *test*, y esa razón se llama *riesgo*. Es posible que sin saberlo corra riesgo de desarrollar una enfermedad inflamatoria, y que de manera inadvertida sus acciones lo estén exponiendo a un ataque inflamatorio directo. Además, si ya padece una enfermedad inflamatoria, tal vez corra el riesgo de contraer otra si hace cosas para aumentar su nivel inflamatorio general.

Si bien todos nos alimentamos del mismo pozo envenenado que señalé en la página 5, no todos contraeremos una enfermedad inflamatoria. Algunas personas están genéticamente predispuestas para ello y ciertas acciones pueden empeorar ese riesgo. No es posible cambiar muchos de los factores que contribuyen a las enfermedades inflamatorias. ¿Le gustaría controlar los que sí?

Esta evaluación sumamente informal de su nivel general de inflamación también le indicará cuál dieta del Programa Chilton (la Evitainflamaciones o la Remediadora) es el más apropiado para usted.

El *test* Chilton del CI

Primera parte: conteste las siguientes preguntas marcando todas las respuestas que correspondan.
¿Se le ha diagnosticado con

_____ asma?	_____ la enfermedad de Crohn?
_____ alergias de temporada o fiebre del heno?	_____ colitis ulcerativa?
_____ eczema?	_____ enfermedad celiaca?
_____ dermatitis atópica (alérgica)?	_____ psoriasis?
_____ dermatitis de contacto?	_____ alergias al pelo de animales domésticos, polvo o ácaros del polvo?
_____ artritis reumatoide?	
_____ lupus?	
_____ esclerodermia?	_____ una enfermedad que lo obligue a tomar los fármacos llamados corticosteroides, como la prednisona?
_____ enfermedades inflamatorias del intestino (EEI)?	
_____ gota?	

Si usted marcó alguna de las afecciones en esta sección, padece una enfermedad inflamatoria. Es posible que le resulte útil hacerse pruebas adicionales como las que se encuentran al final de este capítulo.

En vista de que ya sufre un mal inflamatorio necesita intervenir de manera activa y creo que le servirá seguir La Dieta Remediadora Chilton que se describe en este libro (los planes de menús para este programa comienzan en la página 258).

Si no marcó ninguna de las afecciones mencionadas arriba, por favor continúe con la segunda parte del *test*.

Segunda parte: conteste las preguntas siguientes marcando todas las respuestas que correspondan.
¿Padece usted

_____ endurecimiento de las arterias (ateroesclerosis)?

_____ insuficiencia renal crónica?

_____ hepatitis crónica?

_____ tiroiditis crónica?

_____ pancreatitis crónica?

_____ el mal de Alzheimer?

_____ osteoartritis?

_____ bronquitis crónica o enfermedades pulmonares obstructivas crónicas (EPOC), entre ellas el enfisema?

_____ alergias alimenticias?

_____ niveles altos de proteína C-reactiva (PCR)?

¿Tiene usted

_____ padres o hermanos a quienes se les haya diagnosticado una de las enfermedades señaladas en la primera parte del *test*?

¿Ha sufrido

_____ un infarto?   _____ un derrame cerebral?

Si marcó cualquiera de las afecciones incluidas en esta sección, corre un gran riesgo de contraer una enfermedad inflamatoria. Es posible que le resulte útil hacerse pruebas adicionales como las que se encuentran al final de este capítulo. En vista de que el riesgo que corre es considerable, creo que le servirá seguir La Dieta Remediadora Chilton que se describe en este libro (como ya lo señalé, los planes de menús para este programa comienzan en la página 258).

Si no marcó ninguna de las afecciones mencionadas arriba, por favor continúe con la tercera parte del *test*.

Tercera parte: conteste las preguntas siguientes marcando todas las respuestas que correspondan.
¿Padece usted

_____ presión arterial alta (hipertensión) crónica que resulta difícil de controlar?

_____ cáncer de colon, estómago, pulmón o mama?

¿Tiene usted

_____ padres o hermanos que contestarían afirmativamente a cualquiera de las preguntas de la segunda parte del *test*?

¿Acostumbra usted

_____ tomar medicamentos para controlar su nivel de colesterol o de triglicéridos?

_____ fumar con regularidad y toser de manera crónica?

_____ comer huevo más de tres veces a la semana?

_____ comer salmón más de tres veces a la semana? ¿Sabe si es cultivado o silvestre?

¿Sufre usted

_____ problemas recurrentes con las encías o enfermedad periodontal?

_____ una lesión en una articulación? ¿Alguna vez lo han intervenido quirúrgicamente de una articulación?

_____ ¿Tiene un índice de masa corporal (IMC) superior a 30? (Vea la página 199 para mayor información acerca de cómo calcular su IMC).

Si marcó cualquiera de las afecciones incluidas en esta sección, corre un riesgo *moderado* de contraer una enfermedad inflamatoria. Puede resultarle útil hacerse pruebas adicionales como las que se encuentran al final de este capítulo. En vista de que el riesgo que corre es moderado, creo que debería considerar seguir la Dieta Evitainflamaciones Chilton que se describe en este libro (remítase a la página 229).

Si no marcó ninguna de las afecciones señaladas en esta sección, ¡felicidades! Suena como si no padeciera ninguna inflamación.

Pruebas adicionales

Si su *test* le dio algunas respuestas positivas, puede servirle hacerse pruebas adicionales para determinar de manera más específica cuál es su nivel sanguíneo de inflamación.

Proteína C-reactiva (PCR)

Uno de los pocos análisis del nivel de inflamación que existen es el de la proteína C-reactiva de alta sensibilidad, también conocida como PCR. Esta proteína se libera en el torrente sanguíneo cuando existe un estado de inflamación grave en el cuerpo; su propósito es ayudar al organismo a defenderse. Cuando la inflamación es crónica y persistente, se registrarán niveles altos de PCR. El análisis se utiliza cada vez más para determinar el riesgo que un paciente corre de padecer una enfermedad cardíaca. Un estudio demostró que en las personas con un nivel alto de PCR el riesgo de padecer una enfermedad cardíaca era de cuatro a siete veces mayor que en las personas con niveles normales. En otro estudio a gran escala, un nivel alto de PCR resultó más preciso para predecir la probabilidad de un infarto que el nivel de colesterol conformado por lipoproteínas de baja densidad, el que también se conoce como colesterol LAD o como "el colesterol malo". Al parecer, las personas con un nivel alto de PCR también enfrentan una mayor probabilidad de sufrir un segundo infarto.

¿Es la PCR un buen indicio de otras enfermedades inflamatorias? Hasta la fecha no contamos con suficientes datos científicos para responder de manera definitiva a esta pregunta. Lo que sí sabemos es que se ha utilizado con cierto éxito inicial para evaluar el nivel de inflamación en los pacientes con artritis reumatoide. (*Nota*: en inglés este análisis se llama "*c-reactive protein test*" o "*CRP test*". Puede pedirle a su médico más información al respecto).

(*Nota*: si encuentra en este capítulo términos que no entiende o que nunca ha visto, remítase al glosario en la página 310).

¡**F**elicidades! Ha dado un paso importante para mejorar su salud y restablecer el equilibrio de su sistema inmunitario por el simple hecho de abrir este libro y comprometerse a cambiar la forma en que come.

Ya que aún está leyendo, supondré que está convencido de que el desequilibrio alimenticio es una de las causas principales de la epidemia inflamatoria y de su propia enfermedad inflamatoria o riesgo de padecerla. Además, debe de estar convencido de que el Programa Chilton puede ayudarlo a reequilibrar su alimentación.

Un plan alimenticio al que podrá adaptarse sin problemas

He analizado las otras dietas antiinflamatorias que se han dado a conocer, pero sus bases científicas no me convencieron.

Sin embargo, para dejar las cosas más claras, imagínense por un momento que esas dietas fueran lo más avanzado que pudiera ofrecer la ciencia en este momento. *Aun así, no creo que sirvirían para mejorar su salud.* ¿Por qué? Porque pienso que antes de cumplirse la primera semana no aguantaría más y saldría a comer alimentos más sabrosos y llenadores. La verdad es que uno tiene que sentirse realmente muy mal y estar muy enfermo para ceñirse a esas dietas castigadoras y rígidas. Desde mi punto de vista, una dieta que no funciona en el mundo real es una dieta que no funciona, y ya. Tal como se lo dirá cualquier libro de autoayuda, a fin de hacer cambios auténticos y duraderos en su vida tiene que hallar la manera de incorporarlos plenamente a su estilo de vida.

Si ha leído los otros libros, ha probado esas dietas y ha terminado por desesperarse, le tengo buenas noticias: esta vez será distinto. Le diré lo que le comenté a Linda Easter, la nutrióloga que ayudó a armar los planes de menús y las recetas: "No voy a pedirle a la gente que siga una dieta que yo mismo no seguiría". No me alimento de la manera más sana del mundo y no creo que usted tenga que hacerlo tampoco.

Ahora bien, sí le pediré que evite ciertos alimentos, pero estos pueden sustituirse fácilmente. Es más, pienso que la mayoría de las personas a dieta llevan mucho tiempo a la espera de que alguien les diga que ¡está bien cambiar ciertos tipos de salmón por un bistec magro!

Con el Programa Chilton no se quedará con hambre ni tendrá que comer ni ramitas ni verduras raras. Hay que reconocer que la comida es un factor básico en nuestra calidad de vida y el hambre probablemente sea el impulso más fuerte que nos motiva. Es poco realista pensar que algo tan importante pueda relegarse al margen ni que sea posible pasar el resto de la vida privándose. Le aseguro que los cazadores-recolectores no llevaban diarios de alimentos ni estaban obsesionados por si su equilibrio de ácidos grasos era saludable: comían lo que había y lo que estaban acostumbrados a comer. En última instancia, la meta del Programa Chilton es instruirlo para que pueda tomar las decisiones más saludables en su situación.

En el caso de algunos, es posible que la manera más fácil de lograrlo sea seguir indicaciones muy precisas hasta que se oriente. Por eso incluimos en este libro cuatro semanas de planes de menús tanto para la Dieta Evitainflamaciones como para la Dieta Remediadora. Si usted es de las personas a quienes no les gusta pedir indicaciones, le sugiero que piense en estos planes de menús como pautas y se base más en los índices.

Los propios planes de menús no están tallados en piedra sino que ofrecen flexibilidad hasta cierto punto. Por ejemplo, en todo momento puede sustituir un alimento por otro siempre y cuando el nuevo tenga un valor más o menos igual en el Índice Inflamatorio (II). Y si la temporada de fresas comienza justo cuando usted empieza con el programa, por supuesto que puede sustituir una manzana por fresas. También puede intercambiar los almuerzos y las cenas a su antojo, siempre y cuando mantenga su valor de todo el día en el Índice Inflamatorio dentro de las recomendaciones. A continuación ofrezco algunas pautas adicionales para seguir las respectivas dietas expuestas aquí.

Preparación de la comida

◆ La fruta puede ser fresca, de lata o congelada, siempre y cuando no contenga edulcorantes.

◆ Las verduras pueden ser frescas o congeladas. Las de lata sólo deben utilizarse si no hay otras disponibles; su sabor y calidad nutritiva son inferiores a las opciones frescas o congeladas.

◆ En cuanto a la margarina, sólo hay que utilizar la de aceite vegetal al 70 por ciento sin transgrasas.

◆ Sólo pueden usarse fuentes alimenticias de grasa (es decir, aceite, margarina, aliños/aderezos para ensalada y mayonesa) según las indicaciones. Si en un día dado no se indica que se utilice ninguna fuente de grasa específica, puede utilizarse aceite antiadherente en aerosol o grageas con sabor a mantequilla.

◆ En los menús se sugiere distribuir los alimentos en tres comidas y una merienda (refrigerio, tentempié); sin embargo, puede consumirlos en la combinación que desee.

◆ Los quesos bajos en grasa que recomiendo deben provenir de la leche al 2 por ciento (dirá "*2% milk*" en la etiqueta) con un contenido aproximado de grasa de 2 gramos por onza.

◆ Todos los jugos que recomiendo no deben contener edulcorantes (dirán "*unsweetened*" en la etiqueta) o bien sólo deben contener edulcorantes artificiales (verá "*artificial sweeteners*" en la etiqueta).

◆ Se puede tomar sin límites cualquier bebida sin edulcorante o con un edulcorante artificial, lo cual incluye café, té, agua y gaseosas (sodas) de dieta.

◆ Los siguientes saborizantes, condimentos y especias pueden utilizarse al gusto: ajo, hierbas (como albahaca, orégano o tomillo), especias (como sal, pimienta, canela, nuez moscada), jugo de limón para sazonar, vinagres, sustitutos de azúcar.

Le sugiero que conciba este programa como una oportunidad. Los planes de menús toman en cuenta una gama asombrosa de parámetros alimenticios. Los alimentos incluidos no sólo tienen valores bajos en el II, sino que también son bajos en grasa saturada y cuentan con grasas poliinsaturadas que nuestros cuerpos necesitan para funcionar adecuadamente.

Las pautas nacionales e internacionales para prevenir las enfermedades cardíacas recomiendan que el consumo de grasa saturada se mantenga por debajo del 10 por ciento del total de calorías que consumimos a diario. El consumo de grasa poliinsaturada debe ser una cantidad superior al 7 por ciento del total de las calorías consumidas diariamente; la cantidad de grasa monoinsaturada debe ser superior al 10 por ciento de este total. La cantidad consumida de colesterol dietético debe ser inferior a 300 miligramos al día. Por último, la ingesta de fibra se debe aumentar para que sume más de 25 gramos al día. Ahora bien, al seguir una de las dietas Chilton, uno rebasará las cantidades recomendadas por las pautas. Por ejemplo, con la Dieta Remediadora Chilton la ingesta diaria promedio de grasas saturadas corresponderá al 8,8 por ciento del total de las calorías consumidas a diario. Además, el consumo de grasa poliinsaturada representará el 9,1 del total calórico diario y el de grasa monoinsaturada corresponderá al 15,4 por ciento de este total. La ingesta diaria de colesterol se limitará a 224 miligramos con la Dieta Remediadora y la de fibra será de 30,1 gramos. Al seguir la Dieta Evitainflamaciones, el consumo de grasa saturada ascenderá al 8,7 por ciento del total calórico diario, mientras que el de grasa poliinsaturada corresponderá al 9,7 por ciento de dicho total. También se consume una cantidad de grasa monoinsaturada que representa el 16,8 por ciento del total calórico diario. La ingesta de colesterol dietético será de 251 miligramos, mientras que la de fibra será de 30,1 gramos. Los planes de menús contenidos en este libro están diseñados no sólo para ser antiinflamatorios, sino para presentarle una forma más saludable de comer. Disfrútela, ¡y disfrute también la forma en que se sentirá al comer así!

Hable con su médico

Lo primero que debe hacer antes de comenzar con el Programa Chilton es conversar con su médico.

Dado que evitar que empeore la inflamación y que se produzca una manifestación aguda de la enfermedad forma una parte tan importante de todo tratamiento de una afección inflamatoria, y en vista de que los medicamentos disponibles para tratar tales enfermedades graves pueden ser potencialmente tóxicos, los médicos que tratan estos males suelen estar dispuestos a hablar con sus pacientes sobre programas complementarios de dieta y de suplementos, siempre y cuando los programas propuestos se encuentren respaldados por pruebas científicas auténticas, como este.

Incluí una "Carta al médico" (en la página 326 de este libro) firmada por mí, en la cual resumo el programa y lo que en mi opinión puede hacer por quienes sufren enfermedades inflamatorias. No vaya a saltarse este paso; necesita contar con la aprobación de su médico para seguir adelante. Es sumamente importante que le asegure que los suplementos sugeridos por mí no interferirán con los otros medicamentos que usted esté tomando ni reaccionarán de manera adversa con estos.

Escoja sus suplementos con cuidado

Los suplementos son una parte importante del Programa Chilton.

Hoy en día, los estadounidenses están mucho más acostumbrados a la idea de agregar suplementos alimenticios a sus dietas que antes. Un estudio publicado por la revista *American Journal of Preventative Medicine* (Revista Estadounidense de Medicina Preventiva) encontró que la mitad de los residentes de este país toman un suplemento de vitaminas o de minerales. Los investigadores notaron que gran parte de esta práctica se relaciona con varias afecciones médicas.

Si bien propongo el uso de suplementos alimenticios y de alimentos que curan, opino que no hemos sabido vigilar bien la seguridad y la calidad de los productos naturales. Los consumidores tienen que proceder con cautela al elegir y tomar suplementos alimenticios.

De acuerdo con la Ley de Suplementos Alimenticios y Salud y Educación de 1994 (o *DSHEA* por sus siglas en inglés), los suplementos se regulan como alimentos, no como fármacos. Los fabricantes no pueden promover sus productos para como tratamientos médicos ni prometer efectos curativos.

Lo preocupante de la DSHEA es que no impone la obligación de estudiar la seguridad del producto a través de pruebas clínicas antes de sacarlo al mercado, ni tampoco la de vigilar su seguridad una vez que se encuentra a la venta. Aunque los consumidores se quejen con el fabricante, este no tiene la obligación de pasar esta información a la Dirección de Alimentación y Fármacos (*FDA* por sus siglas en inglés). En vista de que la carga de la prueba no le corresponde al fabricante, la FDA tiene que probar en una corte judicial que un producto es demasiado peligroso para seguir vendiéndose.

Una reglamentación poco rigurosa ha permitido el crecimiento acelerado de una industria de suplementos alimenticios que no se vigila ni se controla bien. Hasta que esto cambie, los consumidores se encuentran expuestos a desastres potenciales con suplementos dietéticos como la efedra y la kava; ambos fueron retirados del mercado debido a sus efectos secundarios, los cuales ponían en peligro la vida.

Conforme incorpora los suplementos dietéticos a su régimen de salud, por favor recuerde que el simple hecho de que un suplemento sea de origen "natural" no significa que sea inofensivo. De hecho, uno de los suplementos que recomiendo para este programa, el AGL (ácido gamma-linolénico o *GLA* por sus siglas en inglés), tiene efectos secundarios potencialmente peligrosos si se ingiere *sin* el AEP, otro ácido graso que sirve para bloquear dicho efecto peligroso. (*Nota*: el ácido eicosapentanoico o AEP se conoce en inglés por las siglas *EPA*. Conviene buscar suplementos de aceite de pescado que especifiquen cuánto EPA contienen en sus etiquetas. Puede leer más sobre los efectos de esta sustancia en los capítulos 7 y 8). **NO tome las dosis recomendadas de AGL sin incluir también AEP en su alimentación, ya sea a través del pescado que come o a través de suplementos. Sería mejor que no tomara nada a tomar lo equivocado.**

También le pido que observe las dosis que recomiendo. Si la dosis es demasiado baja, el producto no le ayudará mucho; si es demasiado alta, puede tener efectos adversos.

La FDA somete los medicamentos a pruebas extensas antes de aprobar su uso; no se requieren pruebas rigurosas de esta naturaleza para sacar al mercado y vender suplementos. En vista de que no existe una reglamentación al respecto, puede haber inconsistencias en cómo se extraen los aceites, el excipiente que los contiene y su potencia. Hay varias cosas en las que me fijo antes de recurrir a un proveedor.

Por ejemplo, este proveedor

◆ ¿sólo acepta materia prima de empresas que se adhieren a las Buenas Prácticas de Manufactura (o *GMP* por sus siglas en inglés)?

◆ ¿examina los procesos de producción de sus proveedores e inspecciona sus instalaciones?

◆ ¿insiste en que sus proveedores se registren con la FDA en cumplimiento de la nueva legislación bioterrorista y, en el caso de los aceites vegetales, puedan rastrear su procedencia hasta el productor que cultivó la planta original?

◆ ¿procesan sus productos con AEP de acuerdo con normas de calidad farmacéutica, por medio de la destilación molecular o de vapor?

◆ ¿someten sus productos con AGL a un procesamiento mínimo y no lo extraen en hexano?

◆ ¿cuentan con sistemas de distribución nacional?

◆ ¿se dedican a ayudar a instruir a los consumidores sobre los ácidos grasos esenciales?

Para mayor información sobre estos criterios, vea www.inflammation nation.com.

Aceite de pescado

Cuando doy una conferencia, las personas muchas veces preguntan: "Si sigo el Programa Chilton y como la cantidad recomendada de pescado, ¿necesito tomar un suplemento de aceite de pescado?". La respuesta es que probablemente no necesite hacerlo.

¿Y si no come la cantidad recomendada de pescado? Como regla general, tal vez le convenga tomar un suplemento de aceite de pescado (*fish oil supplement*) o de AEP si:

• sigue la Dieta Evitainflamaciones Chilton y no puede consumir por lo menos tres comidas de pescado de las Categorías Nº1 o Nº2 a la semana (vea una explicación de las categorías en el Índice Chilton de Pescados del Capítulo 15).

• sigue la Dieta Remediadora Chilton y no puede consumir por lo menos cuatro comidas de pescado de las Categorías Nº1 o Nº2 a la semana.

Si come un poco de pescado, pero no toda la cantidad recomendada, entonces es importante ajustar su dosis de suplementos. El cálculo no tiene por qué ser complicado. Por ejemplo, si consume dos comidas a base de pescado de la Categoría Nº2 a la semana (un poco más de la mitad de la cantidad recomendada para la Dieta Remediadora Chilton), sólo necesita tomar la mitad de la dosis recomendada como suplemento. Según verá en el Capítulo 16, esto significa que tomará sólo una cápsula de un suplemento de AEP al día. (*Nota*: en inglés, el AEP se llama EPA y el suplemento probablemente llevará esas siglas inglesas en la etiqueta. Los suplementos de aceite de pescado se llaman "*fish oil supplements*" en inglés).

Si se le ha diagnosticado una enfermedad cardíaca, quizá prefiera remitirse a las pautas establecidas por la Asociación Estadounidense del Corazón (*AHA* por sus siglas en inglés) con respecto al pescado y el aceite de pescado. La AHA recomienda consumir un total de aproximadamente 1 gramo de AEP más ADH (ácido docosahexaenoico, conocido en inglés por las siglas *DHA*) al día, de preferencia a través de pescado graso pero también, de ser necesario, a través de suplementos. Para bajar el nivel de triglicéridos, la AHA recomienda tomar un total de 2 a 4 gramos de AEP más ADH al día. Obtener esta cantidad a través del pescado es sumamente difícil y lo más seguro es que se necesite recurrir a un suplemento alimenticio.

De acuerdo con las pautas de la AHA, la mayoría de las personas no deben pasarse de 3 gramos de ácidos grasos omega-3 al día, ya sea que provengan de los alimentos o de suplementos, excepto bajo supervisión médica. Según las clasificaciones de la FDA, hasta 3 gramos de ácidos grasos omega-3 al día obtenidos al consumir pescado "por lo general se consideran seguros". La Dieta Remediadora Chilton, cuya meta es tratar las enfermedades inflamatorias, ocupa un sitio relativamente bajo en esta escala, pues recomienda ingerir pescado o aceite de pescado hasta un total de 400 miligramos de AEP al día. La Dieta Evitainflamaciones Chilton incluye aproximadamente 200 miligramos al día.

Al tomar en cuenta las pautas de la AHA, así como los datos de las investigaciones disponibles, pienso que con el Programa Chilton hay poco peligro de consumir un exceso de AEP, siempre y cuando siga mis recomendaciones. Y no importa que su AEP provenga de pescado, suplementos de aceite de pescado o una combinación de ambas fuentes.

La seguridad del aceite de pescado. A diferencia de muchos suplementos alimenticios, se ha sometido el aceite de pescado a estudios extensos de seguridad y efectividad.

Si usted consume más de 3 gramos de ácidos grasos omega-3 al día que provengan de pescado o de aceite de pescado, es posible que aumente su riesgo de presentar sangrados. Además, se ha sugerido que el aceite de pescado en dosis muy altas puede aumentar el riesgo de padecer un derrame cerebral hemorrágico (sangrante), principalmente por inhibir la agregación de plaquetas, alargar el tiempo de sangrado y reducir la capacidad de coagulación de la sangre. Nadie debe tomar dosis altas de aceite de pescado sin supervisión médica.

Es posible que su riesgo de sufrir sangrados aumente si toma suplementos de aceite de pescado en combinación con ciertos medicamentos. Entre ellos figuran la aspirina, anticoagulantes como la warfarina (*Coumadin*) o el heparin, fármacos antiagregantes como el clopidogrel (*Plavix*) y medicamentos antiinflamatorios no esteroideos como el ibuprofen o el naproxeno.

Los ácidos grasos omega-3 comparten muchos de los efectos antiagregantes que tiene la aspirina, de modo que al combinarse los dos estos efectos pueden intensificarse. De acuerdo con un estudio que se realizó en 2005 y se publicó en la revista internacional *Thrombosis Research* (Investigaciones sobre la Trombosis), ingerir aspirina al mismo tiempo que ácidos grasos omega-3 reduce la agregación de la plaqueta en un 1.084 por ciento; disminuye la cuenta de plaquetas en la sangre en un 30 por ciento y alarga el tiempo de sangrado en un 1.944, en comparación con la aspirina sola.

Los ácidos grasos omega-3 reducen los niveles de triglicéridos de manera significativa, por lo que posiblemente incrementen los efectos de los medicamentos que sirven para lo mismo, como la niacina, los fibratos como el gemfibrozilo (*Lopid*) y las resinas como la colestiramina (*Questran*). Los ácidos grasos omega-3 pueden elevar un poco los niveles del colesterol conformado por las lipoproteínas de baja densidad, también conocido como colesterol LBD o "el colesterol malo". Por lo tanto, es posible que estos ácidos neutralicen los efectos para hacer disminuir los niveles del colesterol LBD que caracterizan las estatinas como la atorvastatina (*Lipitor*).

Ya que los ácidos grasos omega-3 potencialmente interactúan con muchos medicamentos, consulte a su doctor antes de empezar a tomar un suplemento de aceite de pescado. Si está tomando un medicamento que afecta la coagulación de la sangre es realmente imprescindible que primero hable con su médico.

Entre los efectos secundarios más bien menores de los ácidos grasos omega-3 figuran trastornos gastrointestinales como hinchazón abdominal, náuseas y diarrea.

¿Deben los niños pequeños tomar suplementos de aceite de pescado? No creo que actualmente contemos con pruebas científicas suficientes para decir que sí. Algunos estudios sugieren que el consumo de pescado puede beneficiar la salud de los niños pequeños. No obstante, existe una enorme diferencia entre los pequeños y los adultos en lo que se refiere a la capacidad de digerir los ácidos grasos omega-3. En nuestro laboratorio hemos observado que los niños requieren una concentración muchísimo más pequeña de aceites de pescado para lograr los mismos niveles sanguíneos de ácidos grasos omega-3 como los adultos.

Por lo tanto, aunque pienso que los padres deben darles de comer pescado graso a sus hijos, recomiendo que los menores de 18 años no tomen suplementos de aceite de pescado a menos que sea bajo la supervisión de un pediatra.

El contenido del aceite de pescado. Varios estudios han analizado el contenido de los suplementos de aceite de pescado. La buena noticia es que contienen pocas calorías (aproximadamente 9 por cápsula) y una cantidad baja de ácido araquidónico (AA). (Puede leer más sobre la AA en los capítulos 4 y 5). En fin, estos suplementos sólo cuentan con más o menos de 5 a 15 miligramos por cada gramo de AA y casi nada de mercurio. Sin embargo, la mala noticia es que el contenido de AEP y ADH de muchos suplementos de aceite de pescado no corresponde a lo que afirma la publicidad.

Para un estudio que se publicó en la revista *Journal of Food Science* (Revista de Ciencia Alimenticia), los investigadores analizaron 20 suplementos diferentes de aceite de pescado. Encontraron que en la mayoría la concentración de AEP se ubicaba entre un 50 y un 75 por ciento por debajo de la cantidad que se indicaba en la etiqueta. Sólo un producto ofrecía una concentración por encima del 100 por ciento de lo que señalaba la etiqueta. Los científicos también constataron una diferencia muy grande en el contenido de AEP por gramo de aceite, que fluctuaba entre 62 y 256 miligramos.

Un estudio diferente, aunque de naturaleza semejante, encontró que la concentración de AEP en los suplementos de aceite de pescado es entre

20 y 30 por ciento menor que lo indicado en las etiquetas. Si bien se trata de un dato un poco más favorable, sigue subrayando mi punto de que todos los suplementos dietéticos deben regularse para asegurar que contengan precisamente lo que dicen.

Recomiendo comprar suplementos de aceite de pescado que contengan una concentración de entre 150 y 300 miligramos de AEP (*EPA*) por gramo de aceite. Esta concentración relativamente alta minimizará el número de cápsulas de gel que necesita tomar diariamente.

El ácido gamma-linolénico (AGL)

El AGL es el único suplemento alimenticio que representa un componente esencial del Programa Chilton. Cuando se toma junto con el AEP del pescado o del aceite de pescado, eleva al máximo los beneficios antiinflamatorios del programa.

Cuando digo que es esencial, quiero decir que el AGL no se obtiene sólo a través de los alimentos, ya que en gran parte se ha eliminado de los disponibles en los Estados Unidos. La única forma de consumirlo es por medio de suplementos alimenticios que contengan aceite de semilla de borraja (*borage seed oil*) o bien aceite de prímula (primavera) nocturna (*evening primrose oil*). La Dieta Evitainflamaciones Chilton recomienda tomar todos los días suplementos que contengan por lo menos de 450 a 550 miligramos de AGL (dirá "*GLA*" en la etiqueta si lo busca en una tienda de productos naturales en los EE. UU. o en Puerto Rico); por su parte, la Dieta Remediadora Chilton recomienda de 650 a 950 miligramos.

El aceite de semilla de borraja es la fuente más rica de AGL; sus concentraciones fluctúan entre el 20 y el 26 por ciento del total de ácidos grasos en el aceite. El aceite de prímula nocturna suele contener una concentración de AGL de aproximadamente el 9 por ciento.

Los aceites de semilla de borraja y de prímula nocturna no se han estudiado tan a fondo como los suplementos de aceite de pescado. Por lo tanto, resulta más difícil saber exactamente cuánto AGL activo contienen los suplementos.

Al buscar un suplemento de aceite de semilla de borraja, lo mejor es escoger uno que contenga de 200 a 300 miligramos de AGL (GLA) por gramo de aceite. Si bien las semillas de la borraja contienen una pequeña cantidad de unas sustancias hepatotóxicas llamadas alcaloides de la pirrolizidina, varias pruebas han demostrado que estas toxinas no están presentes en el aceite de dichas semillas. Entre los efectos secundarios menores de este aceite figuran hinchazón abdominal, náuseas, indigestión y dolor de cabeza.

Algunos reportes clínicos sugieren que el aceite de prímula nocturna puede aumentar el riesgo de sufrir convulsiones en algunas personas. Por lo tanto, no tome estos suplementos si tiene antecedentes de convulsiones. También es posible que incremente el riesgo de padecer convulsiones si al mismo tiempo se toman medicamentos para tratar enfermedades mentales, como la clorpromazina (*Thorazine*), la tioridazina (*Mallaril*), la trifluoperazina (*Stelazaine*) y la flufenazina (*Prolixin*).

Entre los efectos secundarios menores que puede causar el aceite de prímula nocturna figuran dolor de cabeza y abdominal, náuseas y evacuaciones blandas.

Lo he mencionado antes, pero merece repetirse: **nunca debe tomar suplementos de AGL a menos que también consuma una cantidad suficiente de AEP, ya sea a través de pescado o de suplementos de pescado.** Mis pruebas clínicas indican que el aceite de semilla de borraja, cuando se toma solo, produce un incremento fuerte en el nivel sanguíneo de AA. Este efecto se reduce mucho cuando el AGL se toma junto con AEP.

Al igual que en el caso de los suplementos de aceite de pescado, insisto en que sólo deben tomarse suplementos de AGL bajo supervisión médica.

Cómo tomar suplementos con base de aceite

Es muy importante tomar los suplementos de aceite de pescado o de AGL siempre a la hora de las comidas. Si los toma entre comidas no los digerirá adecuadamente y no obtendrá sus beneficios antiinflamatorios.

Cuando ingiere alimentos y digiere grasa, su páncreas se estimula para que libere sales biliares. Las sales biliares hacen falta para emulsionar los ácidos grasos que contienen los suplementos alimenticios a fin de que puedan introducirse en el torrente sanguíneo. En pocas palabras, aumentan la biodisponibilidad de los suplementos.

En las formas disponibles actualmente, los suplementos con base de aceite no son tan biodisponibles como quisiéramos. Por lo tanto, estamos estudiando formas nuevas, como la emulsión líquida y la microencapsulación, la cual crea una emulsión previa de los aceites para que permanezcan en solución y se digieran más fácilmente.

En nuestro laboratorio hemos producido una emulsión líquida de dos a tres veces más biodisponible que las cápsulas normales de gel. Algunos fabricantes de suplementos están tratando de desarrollar emulsiones líquidas. Por lo tanto, es posible que en el futuro cercano observemos una mejoría importante en la calidad de estos suplementos.

Ante el incremento enorme en la popularidad de los ácidos grasos omega-3, muchos fabricantes los agregan en concentraciones bajas al pan, a las barras alimenticias saludables y a otros productos alimenticios. Obviamente, buscan atraer a las personas a quienes les desagrada el sabor del pescado y del aceite de pescado.

Aún no sabemos cuál será la biodisponibilidad de los ácidos grasos en estos alimentos. Lo que sí sabemos es que las concentraciones con frecuencia son muy bajas para tener un efecto terapéutico.

Prepare su cocina

Limpie sus despensas (alacenas, gabinetes). Al seguir el Programa Chilton es muy importante limitarse a los alimentos con valores entre bajos y moderados en el índice glucémico (IG). Por lo tanto, si su fuerza de voluntad no es muy grande le recomiendo sacar de sus despensas los productos que puedan causarle tentación desde antes de comenzar con el programa.

Mientras esté en eso, cambie todos los aceites poco saludables de maíz y "vegetales" por aceite de *canola* y de oliva y deshágase de las pastas, el arroz y la harina blancos.

¡Revise el contenido en azúcar! Se sorprendería si supiera cuánta azúcar se esconde en las salsas comerciales de tomate (jitomate) y *barbecue*, la *catsup (ketchup)* y las bebidas con base de frutas. Busque ingredientes como "*glucose*" (glucosa), "*fructose*" (fructosa), "*sucrose*" (sucrosa), "*corn syrup*" (sirope de maíz), "*high fructose corn syrup*" (sirope de maíz alto en fructosa), "*molasses*" (melado), "*dextrose*" (dextrosa), "*sorghum*" (sorgo), "*lactose*" (lactosa), "*maltose*" (maltosa) o "*concentrated grape juice*" (jugo concentrado de uva) en las etiquetas. Si los encuentra, hay azúcar escondida ahí.

Beba con moderación. El alcohol contiene pocos carbohidratos, pero el cuerpo lo procesa de manera semejante a como asimila la glucosa, lo cual puede resultar problemático para sus niveles de insulina. No me opondré a que tome un par de copas de vino a lo largo de la semana, pero definitivamente no debe consumir alcohol en grandes cantidades en una sola sentada.

¿Y la cafeína? No hay motivo para no seguir disfrutando una taza o dos de café o de té si eso forma parte de su rutina diaria. Pero recuerde: ¡nada de azúcar!

Compre un recetario de pescado. En vista de que comerá mucho más pescado al seguir el Programa Chilton, quizá valga la pena que invierta en un buen recetario de pescado. A manera de presentación incluimos algunas recetas en este libro, pero si nunca ha preparado pescado quizá necesite instrucciones más detalladas con respecto a los puntos fundamentales. Además, aunque las recetas que incluimos son deliciosas, probablemente querrá ampliar sus horizontes en algún momento.

(*Nota*: si encuentra en este capítulo términos que no entiende o que nunca ha visto, remítase al glosario en la página 310. Hay una lista de tiendas de productos naturales de habla hispana en la página 360).

Capítulo 12
Cómo bajar de peso con el Programa Chilton

***D**oonesbury* **es una tira cómica (historieta)** satírica que se publica diariamente en los periódicos de los EE.UU. En una de mis ediciones favoritas de esta tira —publicada hace más de 20 años— se trata la manía "aeróbica" que hubo durante los años 80, la cual fue impulsada por un libro éxito de ventas de la actriz Jane Fonda en que ella enseñaba a la gente cómo hacer diferentes ejercicios aeróbicos. En todo caso, en son de broma *Doonesbury* muestra a Fonda exclamando lo siguiente: "¡Los médicos hombres especializados en dietas me ocultaron la verdad: come menos y haz ejercicio!" La verdad es un poco más complicada que la actitud que estaba satirizando la historieta, pero no mucho.

Nuestros hábitos alimenticios se han desequilibrado. El resultado es que nuestra comida ya no corresponde a lo que fuimos diseñados para comer. La creciente popularidad de la comida procesada y "rápida" ha fomentado la producción de alimentos pobres en nutrientes y con un alto contenido en calorías, presentados con frecuencia en forma de carbohidratos y azúcares refinados así como de ácidos grasos desequilibrados. En mi opinión esta tendencia ha producido un incremento epidémico en el índice de enfermedades relacionadas no sólo con la obesidad sino también con la inflamación. Combatir la obesidad es un elemento más de la lucha contra los trastornos inflamatorios. Según lo ha visto en este libro, sólo constituye una parte de la solución. No obstante, para combatir a ambos tendremos que modificar nuestra forma de comer.

En el Capítulo 2 mencionamos brevemente las ventajas evolutivas que el contar con grasa adicional le ofreció al ser humano en la antigüedad, así como los efectos desastrosos que tiene para el ser humano moderno. En el presente capítulo trataré este tema más a fondo para explicar mejor la enorme importancia de controlar el peso de manera efectiva a fin de controlar un estado devastador de inflamación.

Nuestras dietas no les hacen caso a nuestros genes

Quisiera repetir un punto clave que ya expuse en el Capítulo 7: a lo largo de 100.000 generaciones, la humanidad formó sociedades de cazadores-recolectores. Llevamos sólo 500 generaciones dependiendo de la agricultura para comer. Y sólo las últimas dos generaciones han consumido alimentos muy procesados.

Nuestros antepasados cazadores-recolectores enfrentaban frecuentes períodos de escasez de alimentos, por lo que necesitaban conservar el mayor número de calorías posible para evitar morirse de hambre. Almacenaban estas calorías en forma de grasa. La grasa, a su vez, cumplía con el propósito importante de producir mensajeros inflamatorios que aumentaran la agresividad del sistema inmunitario y lo hicieran más capaz de combatir las infecciones.

En vista de que los cazadores-recolectores no subían demasiado de peso ni eran obesos, no les sobraban tejidos grasos ni padecían un exceso de mensajeros inflamatorios. Claro, quizá engordaban un poco en los períodos de abundancia, pero resultaba ventajoso cuando disminuían sus provisiones de alimentos. Es más, en vista de que su expectativa de vida era corta y el objetivo principal de su existencia era la reproducción, no corrían riesgo de sufrir las consecuencias que el sobrepeso tiene a largo plazo: un aumento en la inflamación de todo el cuerpo.

La situación actual, desde luego, es muy distinta. En los Estados Unidos, la mayoría de las personas ya no tenemos que preocuparnos por períodos de escasez de alimentos. En cambio, enfrentamos el problema contrario: un exceso de la comida equivocada. Los pasillos de nuestros supermercados desbordan de alimentos desprovistos de nutrientes, altamente procesados y económicos, mientras que las opciones más nutritivas —como el pescado, la fruta y la verdura frescos— se relegan a los rincones. Cuando comemos en restaurantes, tanto los de comida rápida como los de lujo nos sirven porciones extragrandes de alimentos poco saludables.

Desgraciadamente, el 99,9 por ciento de nuestra composición

genética se desarrolló durante nuestra época de cazadores-recolectores. Por lo tanto, estamos programados para consumir el mayor número de calorías posible, almacenarlas en forma de grasa y conservar el máximo peso corporal que podamos, al igual que hace miles de años, cuando nuestros antepasados se alimentaban al cazar conejos y al recolectar raíces, frutos secos y bayas.

Aunque nuestra composición genética se hubiera adaptado al cambio de la sociedad de cazadores-recolectores a la agrícola, nuestros hábitos alimenticios actuales incrementarían significativamente el riesgo de padecer sobrepeso u obesidad, así como de desarrollar enfermedades inflamatorias posiblemente mortales. La verdad es que nuestros hábitos alimenticios se han alejado tanto de las necesidades establecidas por nuestros genes de cazadores-recolectores que no debe sorprender a nadie el hecho de que dos de cada tres residentes de los Estados Unidos padezcan sobrepeso u obesidad y que un número tan grande de personas luche por deshacerse de sus libras de más.

La manera en que la grasa corporal fomenta la inflamación

Desde luego, el sobrepeso y la obesidad no son fenómenos nuevos. Conforme las sociedades agrícolas se fueron haciendo más sofisticadas, sus integrantes más ricos podían consentir sus paladares. En muchas sociedades de aquel entonces —y aún hoy en día en algunas—, una cintura voluminosa era un símbolo de riqueza y posición social.

La observación de que el sobrepeso y la obesidad con frecuencia provocan enfermedades y una muerte prematura tampoco es nada nueva. En el año 400 a.C., el médico griego Hipócrates señaló: "La muerte súbita es más común en las personas gruesas que en las delgadas". Sin embargo, no fue hasta en fechas mucho más recientes que los investigadores comprendieron plenamente por qué y cómo se da tal fenómeno.

Durante mucho tiempo, la grasa se consideró una simple fuente de energía que podía almacenarse y utilizarse según fuera necesario. Ahora sabemos que los tejidos adiposos (grasos) representan una fuente principal de inflamaciones. Diversas investigaciones han demostrado que la grasa no sólo constituye un depósito de combustible sino un órgano interno más del cuerpo, el único con la capacidad casi ilimitada de aumentar de tamaño. Por si fuera poco se trata de un órgano endocrino que segrega poderosos mensajeros inflamatorios.

Si bien gran parte de este libro ha girado en torno a los mensajeros de los ácidos grasos, la grasa produce otro tipo diferente de mensajeros. Entre los miembros de esta familia de mensajeros parecidos a las proteínas figuran la proteína C-reactiva, el factor alfa de necrosis tumoral y el interleukin-6. Al igual que los mensajeros de los ácidos grasos, estas sustancias ayudan a controlar el botón del volumen del sistema inmunitario.

No necesariamente es malo que la grasa produzca estos mensajeros. Si usted sufre el ataque de una infección bacteriana, viral o de hongos, querrá que su cuerpo produzca el número apropiado de mensajeros inflamatorios, pues la inflamación ayudará a su organismo a combatir la infección y a curarse.

Los problemas se dan cuando el cuerpo produce muchos mensajeros inflamatorios incluso cuando no se está combatiendo ninguna inflamación. Un nivel alto constante de estos mensajeros no sólo causa un estado de inflamación leve en todo el cuerpo sino que también aumenta el riesgo de padecer enfermedades inflamatorias.

Un artículo de revisión científica que se publicó en el año 2005 en *Circulation Research* (Investigaciones sobre la Circulación), una revista importante sobre las enfermedades cardiovasculares, refleja la opinión cada vez más dominante en la comunidad científica de que el sobrepeso y la obesidad fomentan de manera directa un estado de inflamación leve en todo el cuerpo e incrementan muchísimo el riesgo de sufrir enfermedades cardíacas y diabetes. Entre más se sube de peso, más mensajeros inflamatorios se producen y más aumenta la inflamación en todo el cuerpo.

Una de las razones principales es que los tejidos de grasa contienen un número sumamente grande de macrófagos, un tipo importante de glóbulo blanco sobre el que hablé en el segundo capítulo. Los macrófagos contribuyen de manera significativa a producir un estado de inflamación. En las personas delgadas, los macrófagos sólo representan entre el 5 y el 10 por ciento del tejido adiposo. Por el contrario, en las personas con sobrepeso u obesas constituyen el 60 por ciento de todas las células que se encuentran en los depósitos de grasa.

Los mensajeros inflamatorios

¿Cómo afectan los altos niveles de mensajeros inflamatorios a las personas pasadas de peso u obesas?

Empecemos por la proteína C-reactiva, un mensajero inflamatorio que estamos conociendo muy bien. Un nivel elevado de proteína C-reactiva acompaña a casi todos los factores de riesgo cardiovascular importantes, entre ellos los niveles altos de colesterol, la presión arterial alta (hipertensión), la resistencia a la insulina y la diabetes. Un estudio de alcance nacional observó que las mujeres obesas enfrentan una probabilidad más de seis veces mayor de padecer niveles elevados de proteína C-reactiva (PCR) que las mujeres con un peso normal y que sus niveles superan los que normalmente se producen con la mayoría de las infecciones. El mismo estudio encontró que la probabilidad de que un hombre obeso tenga niveles elevados es casi dos veces la de que un hombre de peso normal los tenga.

El factor alfa de necrosis tumoral, producido principalmente por los macrófagos y los tejidos grasos, representa otro mensajero inflamatorio importante, el cual se relaciona con la resistencia a la insulina, la diabetes, la arteriosclerosis y la insuficiencia cardíaca congestiva. De acuerdo con un estudio, la cantidad de factor alfa de necrosis tumoral liberada por las personas obesas a través de sus tejidos adiposos es más de siete veces mayor que la que liberan las personas de peso normal.

Los efectos que tiene otro mensajero inflamatorio más, el interleukin-6, son un poco más complicados. Es posible que el interleukin-6 incluso tenga propiedades antiinflamatorias en las personas delgadas que se mantienen activas físicamente. Es muy importante para regular el metabolismo, suprimir el apetito y evitar que se suba de peso. Por el contrario, en las personas pasadas de peso u obesas, un nivel elevado de interleukin-6 se relaciona con un estado de inflamación en todo el cuerpo, así como con una mayor producción de PCR. También es posible que contribuya a estimular las enfermedades cardiovasculares y la diabetes.

No describo las actividades de estos mensajeros inflamatorios para ofrecerle un curso intensivo en bioquímica sino para mostrarle el delicado equilibrio que debe existir entre un sistema inmunitario bien afinado y uno en el que el volumen está al máximo. El delicado equilibrio que se establece entre las actividades proinflamatorias y antiinflamatorias de varios tejidos (particularmente los adiposos) y órganos es lo que asegura el funcionamiento óptimo de nuestros cuerpos. Una vez más, lo que hemos descubierto a lo largo de la última década es que la obesidad rompe con este equilibrio al inclinar la balanza hacia un estado de inflamación muy destructivo.

Otra forma más en la que la obesidad rompe con este equilibrio es al reducir los niveles de adiponectina, una hormona que afecta la sensibilidad a la insulina y el metabolismo de todo el cuerpo. Diversos estudios han demostrado que las personas con los niveles más bajos de adiponectina enfrentan un riesgo mucho mayor de sufrir un segundo infarto en un plazo de seis años que las personas con los niveles más altos de esta hormona.

La falta de actividad física intensifica las inflamaciones

Probablemente sepa que la falta de actividad física aumenta el riesgo de padecer enfermedades cardiovasculares, cáncer colorrectal y de mama, deterioro cognitivo al avanzar en edad y una muerte prematura. Una de las razones es que aumenta de manera indirecta la carga inflamatoria al permitir que se produzcan de manera ilimitada mensajeros inflamatorios como la proteína C-reactiva, el factor alfa de necrosis tumoral y el interleukin-6. En las personas que no hacen ejercicio, los niveles de estos mensajeros inflamatorios son un 60 por ciento más altos que en las personas que son activas físicamente. Por lo tanto, llevar una vida sedentaria es como dejar el volumen del estéreo en 6, lo cual sería fortísimo para la mayoría de las personas.

Cuando la falta de actividad física se combina con sobrepeso y obesidad, el camino al desastre está trazado. Es como dejar el volumen en 10, lo bastante fuerte para hacer explotar los tímpanos o bien la salud, en el caso del estado de inflamación. Si quiere reducir su carga inflamatoria, tiene que bajar el al volumen.

¿Es usted una manzana o una pera?

Si usted está pasado de peso u obeso, el lugar donde esas libras de más se depositan influye mucho en el grado de inflamación que se produce en todo el cuerpo.

Las personas que llevan la mayor parte de su exceso de peso en la parte de la cintura (el llamado "cuerpo de manzana") liberan una cantidad mucho mayor de mensajeros inflamatorios que quienes llevan la mayor parte de su peso adicional en las asentaderas y los muslos (el "cuerpo de pera"). No hace falta acumular una gran cantidad de grasa en el lugar equivocado para fomentar un nivel leve de inflamación en todo el cuerpo. Varios estudios recientes han demostrado que incluso en las personas levemente obesas que han acumulado grasa abdominal o visceral aumenta mucho la probabilidad de desarrollar el tipo de inflamación que conduce a la cardiopatía coronaria.

Por lo general se califica de obesidad abdominal una medida de la cintura —a la altura del ombligo— de más de 40 pulgadas (101 cm) en los hombres y más de 35 pulgadas (89 cm) en las mujeres. Se trata de la característica que define al síndrome metabólico, una afección que también llega a incluir síntomas como presión arterial alta (hipertensión), un nivel elevado de colesterol y la resistencia a la insulina. Entre el 20 y el 25 por ciento de los adultos radicados en los Estados Unidos, aproximadamente, ya padecen el síndrome metabólico, el cual se reconoce como un factor de riesgo importante para las enfermedades cardíacas y la diabetes. Algunos estudios sugieren que para el año 2020 que el síndrome metabólico probablemente afecte al 40 por ciento de la población estadounidense.

Una de las razones principales por las que se piensa que la grasa abdominal resulta tan peligrosa para la salud es que se encuentra muy cerca de los órganos internos, sobre todo del hígado. Los mensajeros inflamatorios que la grasa abdominal produce se liberan directamente en la vena portal, la cual irriga el hígado. De esta forma se estimula al hígado para aumentar su propia producción de mensajeros inflamatorios y se echa a andar un círculo vicioso.

Si usted tiene un "cuerpo de pera", es probable que su riesgo de padecer enfermedades cardíacas y diabetes sea más bajo que el de una persona con forma de manzana. No obstante, de todas maneras enfrenta un riesgo mucho mayor que el de una persona de peso normal, porque ambos tipos de obesidad fomentan una inflamación leve en todo el cuerpo. Por lo tanto, aunque sea una pera no se ha salvado. Es importante que se deshaga de ese peso de más.

Una crisis latente de salud pública

No cabe duda que en los Estados Unidos estamos engordando cada vez más, sin prisa pero sin pausa. Entre los 20 y los 40 años de edad, los hombres y las mujeres suben un promedio de 2 libras (900 g) al año, lo cual constituye una tendencia alarmante a largo plazo.

No hace falta excederse compulsivamente con la comida ni frecuentar los bufés donde se permite comer todo lo que se pueda para subir mucho de peso a lo largo de los años. Aumentar 2 libras de peso al año equivale a consumir aproximadamente 7.000 calorías adicionales al año, lo cual se traduce en sólo 20 calorías adicionales al día.

Sólo unas cuantas calorías adicionales a lo largo de un período extenso de tiempo pueden tener un efecto desastroso. Es posible que a ellos se deba el aumento furtivo de peso que frecuentemente parece acelerarse al llegar la mediana edad. Si se empieza a subir un promedio de 2 libras de peso cada año entre los 20 y los 30 años de edad, fácilmente se puede pesar 40 libras (18 kilos) más al llegar a los 40, aunque al parecer se cuide lo que se come. Para la mayoría de las personas, 40 libras marcan una diferencia enorme no sólo en nuestro aspecto sino también en nuestro estado de salud.

En el año 2003, la revista *Journal of the American Medical Association* (Revista de la Asociación Médica Estadounidense) publicó un mapa de los Estados Unidos que ilustra el crecimiento impactante que se había dado en la incidencia de obesidad y diabetes a lo largo de sólo 10 años. En 1991, sólo cinco estados mostraban un índice de obesidad de entre el 15 y el 19 por ciento, límite que no se rebasó en ninguno. Para el año 2001, los 50 estados se habían colocado por lo menos en el rango del 15 al 19 por ciento. En la mayoría de los estados el índice era aún mayor, ubicándose entre el 20 y el 24 por ciento.

No sorprende que conforme se extendía la obesidad también subiera el índice de diabetes. En 1991, sólo nueve estados tenían un índice de diabetes del 7 al 8 por ciento, cifra que no se rebasó en ninguno. Para 2001, 43 estados se ubicaban dentro de este rango del 7 al 8 por ciento. En tres de ellos —Mississippi, Alabama y Florida—, el índice rebasaba el 10 por ciento.

Así se explica por qué un número tal de periódicos y revistas han informado sobre las epidemias paralelas de obesidad y diabetes que se están padeciendo en este país. Puedo afirmar con toda certeza que esta catástrofe devastadora y sin precedentes para la salud humana que se ha producido no sólo en los Estados Unidos sino también en otros países ricos nos ha dejado completamente estupefactos a los científicos y los profesionales de la salud.

Hay que cuadrar la caja calórica

Quizá la cosa no pueda reducirse a términos tan sencillos como "come menos y haz ejercicio", pero lo primero y más importante para bajar de peso es que se comprenda lo siguiente: toda la comida que introduce a su cuerpo o se quema o se guarda.

La medida con la que se determina cuánta energía contiene un alimento se llama "kilocaloría" y por lo común nos referimos a ella como caloría. Todos los productos envasados que se venden en los Estados Unidos tienen que proporcionar información sobre su contenido de calorías. Por el simple hecho de respirar quemamos cierto número de calorías. Imagínese su cuerpo como un auto encendido sin avanzar. Al igual que el automóvil, entre más se mueva usted —y entre más rápido lo haga— más combustible quemará en forma de calorías.

> Los alimentos que introduce a su cuerpo se queman o se almacenan.

Aparte de la cantidad, es cuestión de la calidad

Si las calorías que introduce a su cuerpo se queman o se guardan, ¿está bien comer *donuts* hasta alcanzar su límite personal de calorías de ese día? Probablemente pueda adivinar la respuesta a esta pregunta.

La verdad es que bajar de peso resulta un poco más complicado que controlar la cantidad: también es cuestión de la *calidad* de nuestra comida.

Ahora le diré por qué. Un *donut* glaseado relleno de frambuesa (mi favorito) contiene 350 calorías. Requiero 2.686 calorías al día para mantener el peso que tengo actualmente (en un momento le enseñaré a calcular cuántas calorías necesita). Eso significa que aunque coma más o menos siete de esas deliciosas rosquillas rellenas de frambuesa estaré consumiendo una cantidad suficientemente baja de calorías para adelgazar. ¿Cierto?

No es tan sencilla la cosa. Por irónico que parezca mi ejemplo del *donut*, en realidad se trata de una metáfora extrema de la alimentación estadounidense típica, misma que en mi opinión tiene la culpa, en gran parte, de la epidemia de obesidad que se vive en este país, al igual que de la epidemia de enfermedades inflamatorias. Utilicemos el ejemplo extremo del *donut* para ilustrar el problema de cómo se concibe la comida en los Estados Unidos.

En primer lugar, los alimentos que comemos contienen muchas calorías, pero no llenan el estómago. Un *donut* de 350 calorías me dura exactamente tres mordiscos. No me llena el estómago ni me quita el hambre. Es más, una vez que mi nivel de glucosa en la sangre haya subido aceleradamente y vuelto a caer en picada, lo más probable es que tenga aún más hambre que *antes* de comer el *donut*. Me da un "subidón" de energía gracias al azúcar, pero en realidad este no es muy duradero que digamos. Por lo tanto, en lo que se refiere a energía, no me sirve.

No obstante, el *donut* representa una porción importante de las calorías que puedo consumir en el día, a cambio de muy pocos nutrientes. A esto se refieren las personas cuando a los alimentos como los *donuts* los califican de "calorías vacías". Los *donuts* contienen muchas calorías, pero ofrecen muy poco a cambio: no son buenos para la salud y no sacian el hambre. Sucede todo lo contrario con las verduras nutritivas, llenadoras y ricas en fibra. A cambio de las mismas 350 calorías que las del *donut*, puedo consumir una porción sustanciosa que me llenará el estómago y me brindará una cantidad enorme de vitaminas, minerales y fitonutrientes buenos para la salud, los poderosos antioxidantes que se encuentran en los pigmentos de la fruta y en las verduras.

Ahora bien, no le estoy diciendo que tiene que limitarse a una bolsa de zanahorias a la hora del desayuno, el almuerzo y la cena, tampoco es para tanto. Pero es fácil notar cómo se suman las calorías cuando una merienda (refrigerio, tentempié) azucarada como un *donut* ocupa una parte tan importante de mi cuota diaria de calorías sin proporcionarme beneficios nutritivos significativos, ¡e incluso sin llenarme! Resulta obvio cómo nos metemos en problemas. Soy humano y si tengo hambre voy a comer

hasta saciarla. Si mis opciones alimenticias se limitan a comida no sustanciosa, pobre en nutrientes y con muchas calorías como las galletitas y los
donuts, terminaré por consumir muchas más calorías de las que mi cuerpo
necesita en realidad, lo que con el tiempo se manifestará en forma de un
rollo de grasa alrededor de mi cintura.

La densidad calórica no es la única razón por la que enfrentamos un
aumento en las enfermedades relacionadas con la obesidad. En los Estados Unidos, los alimentos que consumimos suelen ser muy procesados y
apenas estamos descubriendo cuán peligrosos resultan algunos de estos
métodos de procesamiento. Por ejemplo, en fechas recientes las noticias
han informado mucho acerca de los ácidos transgrasos. Se trata de grasas
químicamente alteradas para brindarles una mayor estabilidad (para que
puedan permanecer por más tiempo en el estante del supermercado sin
echarse a perder) y para proporcionar una mejor textura o "sensación en el
paladar" a los productos que las contienen. Se utilizan para preparar diversos alimentos básicos, como los productos panificados envasados, las
galletitas, las galletas y la crema de cacahuate (maní).

Estos ácidos grasos aumentan la concentración del colesterol conformado por lipoproteínas de baja densidad, también llamado el colesterol
LBD o "el colesterol malo". En vista de que el vínculo entre el LAD y el
riesgo de sufrir enfermedades cardíacas se ha establecido de manera in-
dudable, debemos reducir nuestro consumo de estos ácidos grasos que
hacen subir los niveles de colesterol. El Departamento de Agricultura de
los Estados Unidos exigió que los alimentos que contienen ácidos transgrasos lo indicaran en la etiqueta a partir del año pasado. Recuerde que la
margarina, la manteca vegetal y el aceite parcialmente hidrogenado de
soya pueden contener una alta concentración de estas grasas. Cuando este
sea el caso, evítelas.

Encontrará que no todas las margarinas son iguales. Algunas contienen una cantidad pequeña de ácidos transgrasos o incluso nada, por lo
que su efecto sobre el nivel de colesterol es insignificante.

Al igual que la distribución desproporcionada de ácidos grasos en
nuestras alimentaciones, esta situación se debe a la industrialización:
hacen falta las transgrasas porque un alimento preparado con una grasa
más natural, como la mantequilla, estaría rancio para cuando abandonara

la fábrica, por no hablar del tiempo que lleva transportarlo al supermercado, donde permanece en el estante hasta que usted lo coloca en su carrito y se lo lleva a casa. Sin embargo, la industrialización de los procesos de producción no necesariamente debe obligarnos a comer de una forma ajena al diseño de nuestros cuerpos.

Desde hace años, los epidemiólogos se han esforzado por comprender la llamada "paradoja francesa". A pesar de que la alimentación francesa está llena de patés grasosos, *foie gras*, bistec y mantequilla, los franceses no sólo son mucho más delgados que los estadounidenses sino que también padecen una incidencia mucho más baja de enfermedades cardíacas. Se han planteado varias teorías para explicar este fenómeno. Una de ellas lo atribuye a los beneficios que el vino tinto consumido por los franceses brinda al corazón, pero la mayoría de los cardiólogos piensan que hay algo aparte del vino que entra en juego. Otra teoría afirma que los franceses saben controlar mejor sus porciones que nosotros en los Estados Unidos; si bien esto es cierto, pienso que sólo es una parte del todo.

En mi opinión uno de los secretos detrás de la paradoja francesa es lo siguiente: los franceses consumen más alimentos integrales; es decir, productos panificados hechos de harina integral en lugar de harina refinada. Además, comen alimentos que contienen el equilibrio adecuado de ácidos grasos poliinsaturados y más pescado que los habitantes de los Estados Unidos. También cabe notar que los animales que se crían en Francia brindan una carne más magra (baja en grasa) que los nuestros y los franceses no comen la misma cantidad de comida rápida que nosotros ni toman tantas gaseosas (sodas); tampoco consumen meriendas como papitas fritas y galletitas. Por lo tanto, ingieren mucha menos azúcar y una cantidad mucho menor de carbohidratos refinados y de transgrasas. Otra ventaja que tiene la alimentación francesa es su equilibrio mucho más saludable de los ácidos grasos que fomentan tanto las inflamaciones como la obesidad.

Y bueno, tal como lo mencioné anteriormente, también está el hecho que los franceses controlan mejor el tamaño de sus porciones. Los productos integrales que consumen son *más llenadores*, por lo que basta una cantidad más pequeña para saciar su hambre. Usted observará el mismo efecto con las comidas que consumirá al seguir el Programa Chilton: los alimentos integrales llenan el estómago, por lo que uno se siente satisfecho con una cantidad menor de comida.

La conexión de los carbohidratos

Pienso que la conexión entre las epidemias inflamatoria y de obesidad se manifiesta en la dependencia (incluso podría decirse que adicción) que los estadounidenses padecemos de los "alimentos de la prosperidad" como los *donuts*. Es decir, la alimentación estadounidense típica consiste en demasiados carbohidratos, así como demasiados carbohidratos *malos* provenientes de harinas refinadas.

En este punto es donde coinciden las epidemias de obesidad e inflamatoria, tal como se aprecia en la figura en la página siguiente.

Quizás piense que estoy exagerando un poco con respecto a la cuestión de los carbohidratos. Algunas personas argumentarían que las verduras —tan buenas para la salud— también contienen carbohidratos. Esto es cierto, pero estoy seguro de que el 64 por ciento de los habitantes de los Estados Unidos no deben su sobrepeso u obesidad al hecho de haber consumido más de cinco verduras al día, según lo recomiendan las autoridades en nutrición.

> La cantidad y la *calidad* de los carbohidratos están fuera de control en la alimentación estadounidense típica.

Dado esto, lo que en realidad nos perjudica es la *calidad* de los carbohidratos que consumimos, todos esos alimentos y bebidas feculentos con azúcares sumamente refinados que ingerimos en cantidades sin precedentes, entre ellos las gaseosas, la cerveza, los caramelos, las papitas fritas, las papas a la francesa, el pan blanco y también, desde luego, los *donuts*. Esto es lo que nos ha metido en problemas. Cualquiera que me conoce sabe que no me opongo de manera estricta a que alguien se dé un gusto ocasional: una galletita para acompañar el café que toma con un amigo, un trozo de pastel (bizcocho, torta, *cake*) en un cumpleaños, una cerveza fría en una parrillada durante un día feriado. Desafortunadamente, la mayoría de nosotros no consumimos estos alimentos de vez en cuando para darnos un gusto especial. En cambio, los utilizamos como nuestro combustible básico. Y de esta manera comemos hasta enfermarnos.

En fin, esas azúcares y carbohidratos procesados nos engordan. Y también fomentan la epidemia inflamatoria.

Tal como lo recordará del capítulo 3, un nivel alto de glucosa y de insulina está relacionado con la producción de mensajeros inflamatorios a partir del ácido araquidónico (AA). Además, un nivel alto de insulina activa la enzima que produce AA en el cuerpo humano. Entre la insulina y los mensajeros inflamatorios producidos a partir del AA también se establece una relación simbiótica de regulación mutua, y al parecer dichos mensajeros asimismo controlan la velocidad con la que la insulina saca la glucosa del torrente sanguíneo. En el capítulo 3 aprendimos que la obesidad es una afección inflamatoria crónica estrechamente vinculada con la producción de mensajeros inflamatorios, lo cual a su vez estimula la resistencia a la insulina, el síndrome X y la diabetes.

Por lo tanto, lo que hay que tener presente es lo siguiente: nuestra alimentación, producto de la prosperidad económica de los EE.UU., ha hecho estragos con los sistemas interconectados en todo nuestro cuerpo.

Las relaciones entre las epidemias de inflamación/obesidad y los desequilibrios de los ácidos grasos y los carbohidratos

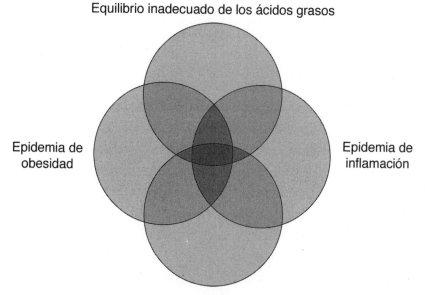

Equilibrio inadecuado de los ácidos grasos

Epidemia de obesidad

Epidemia de inflamación

Equilibrio inadecuado de los carbohidratos

El impacto positivo del Programa Chilton

Nuestra falta de control sobre el consumo de carbohidratos y de ácidos grasos ha dado como resultado la epidemia de obesidad y de las enfermedades relacionadas con ella, y existe un vínculo claro entre las enfermedades inflamatorias y el sobrepeso. La manera principal en que el Programa Chilton ayuda a bajar de peso y a controlar un estado de inflamación rampante es abordando estos puntos.

El tipo de ácidos grasos que consumimos y las proporciones en que los ingerimos están mal, lo cual ha producido esta epidemia de enfermedades inflamatorias. El tipo y la cantidad de carbohidratos que ingerimos también están mal, desproporción que a su vez está fuertemente ligada al incremento en las enfermedades inflamatorias. ¡Nuestro cuerpo no está diseñado para ingerir 56 cucharaditas de azúcar al día! Por lo tanto, el programa alimenticio que explicaré más adelante se concentra de manera muy importante en crear estrategias para controlar el consumo de carbohidratos tanto en lo que se refiere a la calidad como a la cantidad.

En realidad no calificaría al Programa Chilton como una dieta alta en proteínas y baja en carbohidratos. Afirmar tal cosa significaría aceptar como punto de comparación "normal" y "equilibrado" a la alimentación estadounidense típica, y en mi opinión eso simplemente no puede ser; he explicado por qué pienso así en los capítulos anteriores.

Los alimentos que comerá al seguir cualquiera de las dietas que ofrezco aquí, así como las proporciones en que los consumirá, corresponden mejor a la alimentación que en mi opinión fuimos diseñados para tener. Le pido que no conciba esta dieta como un programa alimenticio bajo o alto en algún macronutriente en particular, sino como uno que vuelve a establecer el equilibrio entre todos los elementos de su alimentación. Sí, en comparación con la alimentación estadounidense típica el Programa Chilton definitivamente es bajo en carbohidratos. Tiene que ser así. Ya vimos cuán devastadores pueden ser los cambios en el tipo de alimento que consumimos y en la forma en que estos alimentos se producen. Creo que hemos pagado el precio en forma de esas dos marejadas, la obesidad y las enfermedades inflamatorias. Ahora debemos corregir el rumbo.

¿Tiene usted sobrepeso?

La primera pregunta a responder es: ¿tiene usted sobrepeso?

La imagen que tenemos del cuerpo humano en este país está sumamente tergiversada. Por una parte nos rodean las representaciones idealizadas de personas muy delgadas en el cine, la televisión y las revistas. Por otra, luchamos contra una crisis de obesidad de alcances nacionales. De acuerdo con la *Journal of the American Medical Association* (Revista de la Asociación Médica Estadounidense) en su número de junio de 2004, el 64 por ciento de los adultos estadounidenses tienen sobrepeso o son obesos.

Un buen lugar para empezar siempre es con un diagnóstico del problema. De hecho, existe una forma relativamente sencilla de determinar si usted tiene sobrepeso o no y cuánto tiene, dado el caso. Se llama el índice de masa corporal (IMC). Hay una ecuación para determinar el IMC personal, pero resulta más fácil y rápido utilizar una tabla: encuentre la caja en la que coincidan su estatura y peso actual. El número en la parte superior de la columna es su IMC. Para determinar cuál es su IMC en el continuo del peso saludable (según lo han establecido los Institutos Nacionales para la Salud), consulte la tabla en la página siguiente. Si usted tiene un peso saludable, ¡felicidades! Definitivamente forma parte de la minoría. Si quiere seguir leyendo el capítulo, tal vez descubra información interesante acerca de cómo el peso —específicamente, el exceso de grasa— afecta las enfermedades inflamatorias.

Si tiene sobrepeso, como muchas personas más en los Estados Unidos, siga leyendo. ¡No es un caso perdido! De hecho, cuando empiece a comer tal como corresponde al diseño de su cuerpo, tal vez descubra que podrá bajar de peso mucho más fácilmente que nunca antes, porque estará cooperando con su cuerpo en lugar de luchar contra él.

Determine su índice metabólico basal

¿Cuántas calorías debe consumir en un día? ¿Y cuántas menos tiene que ingerir para bajar de peso? En términos generales, la mayoría de los hombres logran bajar de peso con una dieta de 1.800 calorías; y la mayoría de las mujeres, con una de aproximadamente 1.200. Desde luego se trata

Índice de masa corporal

Altura en pulgadas	19	20	21	22	23	24	25	26	27	28	29	30	31	32	33	34	35
	Peso corporal en libras																
58	91	96	100	105	110	115	119	124	129	134	138	143	148	153	158	162	167
59	94	99	104	109	114	119	124	128	133	138	143	148	153	158	163	168	173
60	97	102	107	112	118	123	128	133	138	143	148	153	158	163	168	174	179
61	100	106	111	116	122	127	132	137	143	148	153	158	164	169	174	180	185
62	104	109	115	120	126	131	136	142	147	153	158	164	169	175	180	186	191
63	107	113	118	124	130	135	141	146	152	158	163	169	175	180	186	191	197
64	110	116	122	128	134	140	145	151	157	163	169	174	180	186	192	197	204
65	114	120	126	132	138	144	150	156	162	168	174	180	186	192	198	204	210
66	118	124	130	136	142	148	155	161	167	173	179	186	192	198	204	210	216
67	121	127	134	140	146	153	159	166	172	178	185	191	198	204	211	217	223
68	125	131	138	144	151	158	164	171	177	184	190	197	203	210	216	223	230
69	128	135	142	149	155	162	169	176	182	189	196	203	209	216	223	230	236
70	132	139	146	153	160	167	174	181	188	195	202	209	216	222	229	236	243
71	136	143	150	157	165	172	179	186	193	200	208	215	222	229	236	243	250
72	140	147	154	162	169	177	184	191	199	206	213	221	228	235	242	250	258
73	144	151	159	166	174	182	189	197	204	212	219	227	235	242	250	257	265
74	148	155	163	171	179	186	194	202	210	218	225	233	241	249	256	264	272
75	152	160	168	176	184	192	200	208	216	224	232	240	248	256	264	272	279
76	156	164	172	180	189	197	205	213	221	230	238	246	254	263	271	279	287

<18,5: bajo de peso

18,5 a 24,9: de peso saludable

25 a 29,9: se tiene sobrepeso

30 o más: obeso

NO ES UNA HERRAMIENTA PERFECTA

El IMC no es una herramienta perfecta, así que utilice el suyo como pauta, no como regla. En primer lugar, es posible que el IMC parezca alto si usted es muy musculoso. Además, si bien sirve a nuestros propósitos, muchos médicos, particularmente los cardiólogos, no están contentos con el IMC, sobre todo cuando se usa como indicador potencial de enfermedades cardíacas. Quizá una combinación del IMC y de la circunferencia de la cintura sea una medida mejor y más apropiada como indicador de enfermedades cardíacas (las personas que acumulan grasa en la cintura corren un mayor riesgo de sufrir enfermedades cardíacas que aquellas en quienes el peso se concentra en las caderas, los muslos y las asentaderas). Para salirse de la zona de alto riesgo en lo que a enfermedades cardíacas se refiere, la cintura de un hombre debe medir menos de 40 pulgadas (100 cm) a la altura del ombligo; la de la mujer, menos de 35 pulgadas (89 cm).

de indicaciones muy generales que no toman en cuenta las variaciones en el tamaño del cuerpo ni la actividad física. Por lo tanto, puede terminar eliminando más calorías de lo que haría falta para bajar de peso, y eso no conviene. Existe una herramienta más específica y mejor para determinar cuántas calorías necesita consumir para asegurar que su cuerpo cuente con el combustible que requiere y al mismo tiempo bajar de peso.

> Si usted come tal como corresponde a la programación de su cuerpo, bajará de peso con mucha más facilidad que nunca antes.

Para determinar sus necesidades calóricas tiene que utilizar las ecuaciones de Harris-Benedict, cuyo resultado es un número que se llama el índice metabólico basal (IMB). En esencia se refiere al número de calorías que quema por el simple hecho de vivir. Aunque usted les tenga pavor a las matemáticas, no se espante. Lo acompañaré paso a paso y lo explicaré de la manera más sencilla posible, para que sólo tenga que basarse en sus medidas particulares (aunque sin duda le ayudará tener una calculadora a la mano).

Primer paso: determine su peso en kilogramos

Su peso en libras dividido entre 2,2 = su peso en kilogramos (por ejemplo: 190 libras dividido entre 2,2 = 86 kilogramos).

Segundo paso: determine su estatura en pulgadas

Primero necesitamos su estatura en pulgadas. Cada pie tiene 12 pulgadas (por ejemplo, si usted mide cinco pies con ocho pulgadas, tiene una estatura de 68 pulgadas).

Tercer paso: determine su estatura en centímetros

Su estatura en pulgadas x 2,54 (por ejemplo, si usted mide 68 pulgadas, 68 x 2,54 = 173 centímetros).

Perfecto. Ya terminamos las conversiones. Lo único que tiene que hacer ahora es insertar los números que acaba de obtener en las ecuaciones.

Cuarto paso

Si usted es hombre, multiplique su peso en kilogramos (la respuesta al primer paso) por 13,7. Si usted es mujer, multiplique su peso en kilogramos (la respuesta al primer paso) por 9,6 (por ejemplo, 86 kilogramos x 13,7 = 1.182).

Quinto paso

Si usted es hombre, multiplique su estatura en centímetros (su respuesta al tercer paso) por 5. Si usted es mujer, multiplique su estatura en centímetros (su respuesta al tercer paso) por 1,8 (por ejemplo, 173 centímetros x 5 = 865).

Sexto paso

Si usted es hombre, multiplique su edad en años por 6,8. Si es mujer, multiplique su edad en años por 4,7 (por ejemplo, 54 x 6,8 = 367).

Séptimo paso

Si usted es hombre, sume las siguientes cifras: 66 + su respuesta del cuarto paso + su respuesta del quinto paso (por ejemplo, 66 + 1.182 + 585 = 2.113). Si es mujer, sume 655 a su respuesta del cuarto paso + su respuesta del quinto paso.

Octavo paso

Reste su respuesta del sexto paso de su respuesta del séptimo paso (por ejemplo, 2.113 – 367 = 1.746).

Su respuesta del octavo paso es su IMB y representa el número de calorías que necesita simplemente para sobrevivir: la cantidad que quemaría a lo largo del día aunque no se levantara de la cama. Se trata del límite mínimo: no debe ingerir menos calorías de lo que indique su IMB.

Desde luego necesita más combustible que eso. Aunque lleve una vida relativamente sedentaria, quema más calorías que el valor de su IMB en cuanto se levanta por la mañana. No obstante, la intensidad de sus actividades puede diferir mucho, según su modo de vivir y la frecuencia con la que hace ejercicios. El multiplicador que proporciono a continuación le ayudará a calcular con precisión el número de calorías que necesita en un día típico de su vida para mantener su peso actual.

Noveno paso

Utilice este multiplicador de actividades para determinar el número aproximado de calorías que realmente necesita en un día (recuerde que su IMB es la respuesta que obtuvo en el octavo paso).

Vida sedentaria (poco ejercicio o nada, trabajo de escritorio) = IMB x 1,2. Actividad leve (ejercicios leves de 1 a 3 días por semana) = IMB x 1,375. Actividad moderada (ejercicios moderados de 3 a 5 días por semana) = IMB x 1,55. Actividad fuerte (ejercicios fuertes de 6 a 7 días por semana) = IMB x 1,725. Actividad muy intensa (ejercicio fuerte diariamente y una profesión con mucha actividad física, o bien entrenamiento activo para un evento atlético como un maratón de 2 a 3 días por semana) = IMB x 1,9.

Su respuesta del noveno paso es el número de calorías que realmente necesita en un día. El siguiente paso, desde luego, es determinar cuántas calorías debe ingerir para bajar de peso.

Décimo paso

Reste 500 calorías a su respuesta del noveno paso. El resultado es su número mágico, el número de calorías que puede consumir diariamente para bajar de peso de manera gradual y saludable, a la velocidad de aproximadamente una o dos libras (de 450 a 900 g) por semana.

Según verá, los menús que hemos diseñado para el Programa Chilton suman aproximadamente 2.000 calorías diarias. Incluí el número de calorías por cada alimento incluido en el plan, para que usted pueda armar una versión de cada menú que corresponda a sus necesidades calóricas individuales. Por lo tanto, si necesita bajar de peso, vuelva a su resultado del décimo paso para averiguar cuántas calorías debe consumir diariamente para bajar de peso. Cuando reste ese número a las 2.000 calorías de los planes de menús, sabrá cuántas calorías tiene que eliminar de los menús para bajar de peso. Por ejemplo, si para bajar de peso necesita ingerir 1.800 calorías, tendrá que restarles 200 calorías a los menús, lo que logrará fácilmente con eliminar una merienda. El único ingrediente "fijo" en los planes es el pescado; para asegurar que obtenga el equilibrio óptimo de ácidos grasos, no lo vaya a eliminar.

Cómo bajar de peso con el Programa Chilton

El Programa Chilton se basa en un plan alimenticio muy eficaz generado por computadora en colaboración con el Centro de Investigaciones Clínicas Generales de la Escuela de Medicina de la Universidad Wake Forest. Es fácil de seguir, integra muchos alimentos deliciosos y puede utilizarse para mantener o para reducir el peso corporal.

Estoy convencido de que hemos desarrollado un plan alimenticio que cumple con todos los objetivos establecidos por la Asociación de Cardiólogos Estadounidenses. Eleva la proporción de grasa monoinsaturada al 15 por ciento del total de calorías que se consumen a diario, la de grasa poliinsaturada, al 10 por ciento de este total y el contenido en fibra, a 14 gramos por cada 1.000 calorías. Limita la ingesta de grasa saturada a entre el 7 y el 10 por ciento del total calórico diario y la de colesterol, a menos de 300 miligramos diarios.

A fin de reducir el estado de inflamación de manera óptima, el Programa Chilton limita el consumo de ácido araquidónico (AA) a una cantidad muy pequeña: 150 miligramos diarios con la Dieta Evitainflamaciones Chilton y 100 miligramos diarios con la Dieta Remediadora Chilton. Asimismo, incrementa el consumo de ácido eicosapentanoico o AEP a través de pescado o de suplementos de aceite de pescado a 200 miligramos diarios con la Dieta Evitainflamaciones Chilton y a 400 miligramos diarios con la Dieta Remediadora Chilton. El programa se completa con suplementos de aceite de borraja (*borage oil*) y de prímula (primavera) nocturna (*evening primrose oil*), los cuales aumentan el consumo de AGL a entre 450 y 550 miligramos diarios con la Dieta Evitainflamaciones Chilton y a entre 650 y 950 miligramos diarios con la Dieta Remediadora Chilton. (*Nota*: para aprender más sobre los papeles clave del AEP y del AGL, vea los capítulos 6, 7 y 8).

Pruebas clínicas han confirmado que el Programa Chilton sirve para reducir muchísimo los niveles de mensajeros inflamatorios. No obstante, aunque lo siga al pie de la letra, si está pasado de peso u obeso no recibirá todos los beneficios que ofrece. Gracias a su tejido adiposo mantendrá un estado de inflamación leve en todo su cuerpo.

Disponemos de datos inequívocos según los cuales bajar de peso resulta de importancia crítica para reducir las inflamaciones. Si baja de peso, su producción de mensajeros inflamatorios disminuirá considerablemente. Las mujeres obesas que participaron en un estudio en particular, siguiendo una dieta baja en calorías durante tres semanas, experimentaron una disminución del 15 por ciento en su nivel sanguíneo de interleukin-6.

Es más, parece que entre más peso se pierda, más disminuye la producción de mensajeros inflamatorios. Por ejemplo, si se pierde un 10 por ciento del peso corporal, el nivel de la proteína C-reactiva puede reducirse hasta en un 26 por ciento; y en entre el 32 y el 34 por ciento cuando se pierde entre el 15 y el 16 por ciento del peso corporal.

Independientemente de su edad, bajar de peso puede reducir la carga inflamatoria para su cuerpo. Y al mismo tiempo disminuirá su riesgo de sufrir enfermedades inflamatorias como las cardíacas, la diabetes y la artritis.

Las calorías aún cuentan

Si su meta es bajar de peso con el Programa Chilton, debe tener presente la relación que existe entre la energía que consume y la que gasta. Es decir, si consume más energía (a través de la comida) de la que gasta (a través de la actividad física), tendrá un saldo positivo de energía, o sea, subirá de peso. Cien calorías extras al día se traducen en 10 libras (4,5 kg) adicionales al año.

Para bajar de peso necesita tener un saldo negativo de energía, es decir, gastar más calorías de las que consume. En última instancia, todas las dietas del mundo se reducen a esta ecuación fundamental de energía.

Además de corregir su equilibrio de ácidos grasos, el Programa Chilton le ayudará a consumir menos calorías, así que bajará de peso. Al poner énfasis en los alimentos con carbohidratos con valores bajos en el índice glucémico (IG), los menús diarios no provocarán un aumento brusco en su nivel de glucosa sanguínea ni experimentará el desplome acelerado que siempre se produce a continuación, estimulando la sensación de hambre. Igualmente proporcionan cantidades generosas de fibra, de modo que se sentirá lleno y no estará tentado a comer de más.

Ya le expliqué en este mismo capítulo cómo calcular el número de calorías que requiere para mantener su peso corporal actual o para bajar de peso. Una vez que haya definido su número mágico podrá buscar formas de reducir el número de calorías que consume.

Digamos que quiere bajar ½ libra (225 g) a la semana, lo que es razonable. Una libra contiene 3.500 calorías. Para bajar ½ libra, tendría que eliminar 1.750 calorías a la semana de su dieta, es decir, 250 calorías diarias. Al seguir el Programa Chilton, la manera más fácil de eliminar 250 calorías es omitiendo la merienda diaria de 250 calorías. De todas formas gozaría de todos los beneficios antiinflamatorios del programa.

Sin embargo, si no soporta la idea de renunciar a su merienda —y lo entiendo perfectamente—, hay otras formas de lograr un saldo negativo de energía.

Uno de los aspectos maravillosos de los menús que integran el Programa Chilton es que definen el contenido en calorías de cada alimento. Recuerde que cada menú proporciona 2.000 calorías al día. Por lo tanto, todo gira en torno al tamaño de las porciones. Si reduce tan sólo un poco el tamaño de las porciones de todos los alimentos señalados en el menú, le resultará fácil eliminar 250 calorías diarias de su consumo total.

Los menús fueron diseñados para proporcionar un equilibrio óptimo de fibra y ácidos grasos, por lo que no recomiendo eliminar porciones enteras de ningún alimento en particular. Podrían reducirse los beneficios antiinflamatorios del programa. Lo mejor es reducir el tamaño de las porciones de todos los alimentos.

La importancia de la fibra

La fibra dietética es un componente de las plantas que el ser humano no puede digerir. Casi el 100 por ciento de la fibra que consumimos llega hasta el colon.

Los alimentos altos en fibra contienen pocas calorías y agregan mucho volumen a su alimentación. Cuando consume mucha fibra se siente más satisfecho por períodos más largos de tiempo, por lo que come menos. Este fenómeno puede ayudarle a bajar de peso.

La fibra dietética también brinda muchos beneficios importantes a la salud. Para empezar reduce los niveles de colesterol y de triglicéridos y mejora la presión arterial alta (hipertensión). Todo ello puede servir para bajar el riesgo de sufrir enfermedades cardíacas.

Se ha probado sin lugar a dudas que la fibra sirve para proteger la salud cardiovascular. En un estudio que incluyó a 31.000 adventistas del Séptimo Día, para los que consumían pan integral de trigo el riesgo de desarrollar una enfermedad cardíaca no mortal se redujo en un 50 por ciento en comparación con quienes comían pan blanco. Los resultados de otro estudio, el cual abarcó a 43.757 hombres profesionales de la salud, resultaron semejantes. El riesgo de desarrollar una enfermedad cardiovascular se redujo en un 55 por ciento en los hombres que consumían más fibra, aproximadamente 29 gramos diarios. Por otra parte, de acuerdo con un estudio que incluyó a 68.782 enfermeras, el riesgo de desarrollar una enfermedad cardíaca se redujo en un 66 por ciento en las mujeres que ingerían 22,9 gramos de fibra al día. Por último, según el Estudio de la Salud de las Mujeres de Iowa, el riesgo de desarrollar una enfermedad cardíaca puede reducirse hasta en un tercio al consumir tan sólo una ración de un producto de cereales integrales al día.

Una dieta alta en fibra también mejora los niveles de glucosa sanguínea. Treinta y tres de 50 estudios indican que reduce de manera significativa la respuesta glucémica. También mejora la sensibilidad a la insulina al retardar la absorción de los nutrientes. En conjunto, estos beneficios pueden disminuir el riesgo de sufrir diabetes.

Si bien los investigadores siguen discutiendo si una dieta alta en fibra puede prevenir el cáncer de colon o no, se reconoce de manera general que la fibra dietética tiene efectos positivos sobre la salud digestiva. De acuerdo con un estudio, un grupo de niños que sufría estreñimiento crónico sólo consumía diariamente la cuarta parte de la fibra ingerida por niños no estreñidos.

A pesar de la recomendación de que los adultos consuman entre 25 y 30 gramos de fibra al día, la ingesta promedio por parte de la población adulta estadounidense es de sólo 15 gramos, aproximadamente, de acuerdo con cifras proporcionadas por la Asociación de Cardiólogos Estadounidenses. Un gran número de estudios demuestran que los hombres y las mujeres obesos ingieren muy poca fibra.

El Programa Chilton incluye una gran cantidad de cereales integrales altos en fibra (entre ellos panes y cereales para desayunar), frijoles (habichuelas), verduras y fruta. Cada menú de 2.000 calorías contiene aproximadamente entre 28 y 29 gramos de fibra dietética.

Con la mayoría de las dietas resulta difícil obtener la cantidad recomendada de fibra dietética tan sólo a través de los alimentos. No obstante, si sigue estos menús obtendrá toda la fibra que necesita. En la mayoría de los casos no tendrá que tomar un suplemento de fibra adicional.

Todas las grasas no son iguales: la verdad sobre las grasas buenas y malas

A comienzos de 2006, la revista *Journal of the American Medical Association* (Revista de la Asociación Médica Estadounidense) publicó un estudio que cambió por completo la información convencional sobre las dietas bajas en grasa. La Prueba de Modificación Dietética de la Iniciativa para la Salud de las Mujeres (o *WHI* por sus siglas en inglés) siguió a 48.835 mujeres posmenopáusicas —la mayoría con sobrepeso u obesas— durante unos 8 años. El 40 por ciento de las mujeres (19.541) redujeron su consumo de grasa en un 8,2 por ciento a la vez que ingirieron más verduras, fruta y cereales. El 60 por ciento de las mujeres (29.294) continuaron con sus hábitos alimenticios normales.

Los investigadores habían esperado que la dieta baja en grasa redujera el riesgo de sufrir enfermedades graves. Quedaron atónitos al no encontrar ninguna diferencia entre los dos grupos en cuanto a la incidencia de enfermedades cardiovasculares, derrame cerebral, cáncer de mama y cáncer colorrectal.

"¿Por qué el estudio tuvo un resultado nulo?", preguntaron los autores del editorial que acompañó la publicación. Como explicación posible se planteó, entre otras, que al bajar el contenido general en grasa de la alimentación no sólo disminuyó el consumo de las grasas no saludables (la saturada y los ácidos transgrasos) sino también el de las grasas que pueden proteger al organismo (las poliinsaturadas y monoinsaturadas).

El estudio me parece de carácter totalmente revolucionario, ya que cuestiona la información convencional que desde hace mucho tiempo se maneja sobre la grasa. La palabra *grasa* es poco afortunada porque tiene una connotación muy negativa. Muchas personas piensan que el contenido de grasa de la alimentación se manifiesta automáticamente como grasa corporal. Sin embargo, la Prueba de Modificación Dietética de la WHI nos ha obligado a reconsiderar nuestro concepto de la grasa, particularmente de lo que significa "alto en grasa" y "bajo en grasa". La mayoría de las personas han aprendido a interpretar "alto en grasa" como malo y "bajo en grasa" como bueno. Evidentemente se trata de un modo anticuado de pensar. El estudio nos recuerda que no debemos juntar todas las grasas. En cambio, debemos separarlas en dos grupos: las que pueden beneficiar la salud humana y las que pueden perjudicarla.

Entre las grasas dietéticas más perjudiciales figuran las transgrasas, las cuales se encuentran en alimentos procesados como la manteca vegetal, algunas margarinas, las galletas saladas, los caramelos (dulces, golosinas), las galletitas, las meriendas, los productos panificados y los aliños (aderezos) para ensalada, entre otros. Las transgrasas se crean por medio de un proceso de fabricación que se llama hidrogenación, el cual agrega hidrógeno al aceite vegetal para convertirlo en una grasa más sólida.

Cuando las transgrasas se ingieren, se elevan los niveles del colesterol LAD "malo" y de los triglicéridos a la vez que baja el nivel del colesterol LBD "bueno". Asimismo, se dañan las paredes de los vasos sanguíneos. En conjunto, estos cambios aumentan el riesgo de sufrir enfermedades cardiovasculares. También es posible que las transgrasas fomenten la resistencia a la insulina, lo cual aumenta el riesgo de padecer diabetes.

Cada vez se dispone de más pruebas de que las transgrasas también pueden elevar los niveles de los indicadores inflamatorios. En el año 2005, la revista *Journal of Food Nutrition* (Revista de Nutrición Alimenticia) publicó un estudio representativo que abarcó a 730 mujeres aparentemente saludables (de 43 a 69 años de edad) que habían participado en el Estudio de la Salud de las Enfermeras. Ninguna de estas mujeres padecía una enfermedad cardiovascular, cáncer o diabetes. Después de analizar las dietas de las mujeres, los investigadores compararon los indicadores inflamatorios de las que consumían la mayor cantidad de transgrasas con las que consumían menos. Observaron que los niveles de la proteína C-reactiva eran superiores en un 73 por ciento en las mujeres que ingerían la mayor cantidad de transgrasas; y los niveles de interleukin-6, superiores en un 17 por ciento. Las mujeres que consumían más transgrasas también mostraron niveles más altos de otros indicadores inflamatorios.

Los científicos observaron que los efectos adversos de las transgrasas en los indicadores inflamatorios eran independientes del índice de masa corporal. O sea, las transgrasas tenían un efecto negativo sin importar que las mujeres estuvieran delgadas, pasadas de peso u obesas. "Estos datos respaldan aún más la recomendación de reducir lo más posible el contenido en transgrasas de la alimentación", concluyeron los investigadores.

Debido a que las transgrasas constituyen un peligro tan conocido para la salud, la Dirección de Alimentación y Fármacos ahora exige que los fabricantes especifiquen el contenido en transgrasas en sus etiquetas de información alimenticia, justo debajo de la línea que indica la cantidad de grasa saturada (*saturated fat*). Este reglamento entró en vigor el 1 de enero de 2006. Le recomiendo revisar las etiquetas de los alimentos para ver si contienen transgrasas (*transfats*) y que haga todo lo posible por eliminarlas de su alimentación.

Por el contrario, la enorme cantidad de datos positivos sobre los aceites dietéticos de pescado y las enfermedades cardiovasculares demuestran de manera concluyente que algunas grasas dietéticas ofrecen beneficios enormes para la salud. Considere el caso de los esquimales de Groenlandia, quienes obtienen casi el 50 por ciento de sus calorías de la grasa y aun así prácticamente desconocen las enfermedades cardiovasculares, los infartos y los derrames cerebrales (este fenómeno se conoce como la "paradoja esquimal").

Algunos investigadores sospechan que una dieta baja en grasa y alta en carbohidratos hace engordar, eleva los niveles de insulina y de glucosa sanguínea y aumenta la probabilidad de sufrir diabetes, independientemente de la cantidad de calorías que se consuma. Otros científicos opinan que lo mejor para bajar de peso es una dieta baja en grasa. Por el momento, ninguna de estas dos teorías cuenta con el respaldo de datos científicos sólidos. Por eso resulta tan importante que nos alejemos de tales formas de pensar y nos concentremos, en cambio, en alimentarnos con las grasas *adecuadas*. De eso se trata el Programa Chilton.

Los beneficios del ejercicio

La buena condición física siempre ha sido muy importante en mi vida.

En la universidad fui saltador con garrocha en el equipo de atletismo. Para saltar bien con garrocha hay que ser muy fuerte y tener muy buena condición física, además de ser rápido. Si bien era fuerte, no era particularmente veloz a la hora de correr. Por lo tanto, nunca llegué a las Olimpíadas.

La condición física en parte se debe a la herencia genética. El día que mi padre murió aún se veía como si acabara de salir de las páginas de una revista de salud masculina. Así que me consideré afortunado en este aspecto.

No obstante, si se quiere mantener una buena condición física hay que encontrar una rutina de ejercicios que le guste a uno y persistir en ella. Actualmente hago ejercicio tres o cuatro veces a la semana. Combino los ejercicios aeróbicos en una máquina elíptica con una dosis saludable de pesas. También juego fútbol y baloncesto con mis hijos. De hecho, mis ratos más felices son cuando hago algún deporte con ellos.

Diversos estudios confirman que incrementar el nivel de actividad física reviste una importancia fundamental para reducir el nivel de inflamación. Se obtienen más beneficios antiinflamatorios al combinar los ejercicios con la pérdida de peso que al sólo perder peso. En efecto, se trata de una combinación tan poderosa que los científicos actualmente la consideran tan eficaz como los medicamentos para reducir un estado de inflamación general.

No obstante —y quiero dejar este punto totalmente claro—, resulta muy difícil bajar de peso tan sólo por medio del ejercicio. Si usted consume muchas calorías, simplemente no podrá hacer suficiente ejercicio para quemarlas.

Aunque parezca mentira, uno puede ingerir 100 calorías en un abrir y cerrar de ojos. Sólo hay que comer un plátano (guineo, banana) mediano, una manzana mediana o grande, 1 onza (28 g) de queso amarillo o medio *bagel*, o bien beber 1 taza de té con azúcar o de leche semidescremada al 1 por ciento. Para gastar esas 100 calorías uno tendría que andar en bicicleta a 5 millas (8 km) por hora durante 32 minutos; caminar a una velocidad de 3 millas (5 km) por hora durante 23 minutos; nadar despacio durante 20 minutos; o realizar una actividad aeróbica vigorosa durante 10 minutos. Vaya, ¡no es nada fácil deshacerse de esas calorías!

Cuando obliga a su cuerpo a hacer ejercicios intensos, lo compensa reduciendo el número de calorías que gasta al no hacer ejercicio. Asimismo aumenta el deseo natural de comer. Ambos mecanismos sirven para mantener el peso en lugar de adelgazar.

Un estudio que se realizó con estudiantes universitarios pasados de peso ilustra este proceso. A lo largo de 16 meses, un grupo de estudiantes hizo ejercicio 45 minutos al día, 5 días a la semana. El otro grupo no lo hizo. Entre los varones, quienes hacían ejercicio bajaron de 4 a 6 libras (1,8 a 2,7 kg) de peso, mientras que quienes no hacían ejercicio mantuvieron su peso. Entre las mujeres, las que hacían ejercicio mantuvieron su peso, mientras que quienes no lo hacían subieron de 5 a 6 libras (2,3 a 2,7 kg).

Los resultados indican que el ejercicio por sí solo tal vez no estimule de manera eficaz la pérdida de peso, particularmente en el caso de mujeres. Por otra parte, tal como lo mencioné anteriormente en este capítulo, el ejercicio por sí solo sirve para reducir de manera significativa la producción de mensajeros inflamatorios y de este modo ayuda a proteger contra un estado de inflamación leve en todo el cuerpo, así como contra las enfermedades inflamatorias. Con respecto a este punto, los datos son mucho más concluyentes y positivos.

En el año 2005, la revista *Canadian Medical Association Journal* (Revista de la Asociación Médica Canadiense) publicó un artículo de revisión científica de la Dra. Barbara Nicklas, una de mis colegas de la Escuela de Medicina de la Universidad Wake Forest. Después de haber analizado 12 estudios independientes sobre los efectos del ejercicio, Nicklas y sus coautores encontraron que incluso una actividad física como el trabajo doméstico o del jardín sirve para reducir el nivel de la proteína C-reactiva y el interleukin-6. El artículo llegó a la conclusión de que la actividad física entre moderada y vigorosa es la más beneficiosa. En un estudio, una actividad física moderada —la cual se definió como realizar una actividad vigorosa por lo menos una vez a la semana— ayudó a bajar el nivel de la proteína C-reactiva en el 37 por ciento de los hombres participantes de mediana edad. Los efectos fueron idénticos en hombres con enfermedades cardíacas y sin ellas.

¿De qué manera hacer ejercicio regularmente sirve para impedir la producción de mensajeros inflamatorios? Tiene que ver con la capacidad de los músculos para funcionar como órgano endocrino antiinflamatorio, de manera muy semejante a la que los tejidos adiposos funcionan como órgano endocrino que fomenta las inflamaciones. No entendemos del todo por qué ni cómo ocurre esto. Sólo sabemos que en apariencia los tejidos musculares producen unos mensajeros que suprimen la actividad inflamatoria en todo el cuerpo y que el interleukin-6 desempeña un papel importante en este proceso.

Es posible que recuerde que el interleukin-6 es uno de los motores principales de la inflamación. Una sesión de ejercicio intenso puede provocar un aumento súbito importante en el nivel del interleukin-6. No obstante, al poco tiempo el nivel de este mensajero inflamatorio baja y los de otros mensajeros inflamatorios siguen su ejemplo.

El proceso resulta hasta cierto punto paradójico. No sólo los tejidos adiposos sino también el ejercicio intenso produce interleukin-6. Sus niveles parecen aumentar de manera más significativa después de hacer ejercicios con pesas, que producen diminutas desgarraduras en los tejidos musculares. El interleukin-6 induce un proceso de autorreparación en los tejidos musculares. Es posible que este fenómeno sirva como punto de partida para explicar cómo la actividad física regular ayuda a prevenir y a tratar las enfermedades inflamatorias crónicas.

Al combinar el ejercicio con el Programa Chilton aumentará

muchísimo la masa corporal no adiposa de su cuerpo. Conforme desarrolle más sus músculos se reducirá el estado de inflamación leve en todo su cuerpo. Como beneficios positivos adicionales tendrá más energía y capacidad de movimiento y aliviará los dolores que tenga.

¿Cuánto ejercicio necesita?

Bueno, en 1996, el titular de la Dirección General de Salud Pública de los Estados Unidos sugirió hacer 150 minutos de ejercicio por semana, lo cual equivale a aproximadamente 30 minutos de actividad física entre moderada e intensa la mayoría de los días de la semana. No obstante, en el año 2002 la Academia Nacional de las Ciencias llegó a la conclusión de que 30 minutos diarios de actividad física regular no bastan para impedir que unos adultos de peso normal suban de peso, mucho menos para que unos adultos con sobrepeso adelgacen. La Academia recomienda realizar 60 minutos de actividad física de moderada a intensa diariamente para evitar subir de peso y obtener la mayor cantidad posible de beneficios para su salud.

A fin de reducir el estado de inflamación sugiero realizar por lo menos 30 minutos de ejercicio físico entre moderado y vigoroso todos los días. Si bien a mí me gusta combinar el ejercicio aeróbico con las pesas, probablemente no importe qué clase de actividad física elija. Lo importante es que sea algo que disfrute y lo incorpore a su rutina cotidiana.

Según señalé anteriormente, el ejercicio moderado por sí solo no sirve para bajar de peso. No obstante, una vez que alcance el peso deseado, hacer ejercicio es una forma excelente de mantenerlo. Los datos al respecto son muy positivos. En 1999, la revista *Journal of the American Medical Association* (Revista de la Asociación Médica Estadounidense) publicó un estudio de hombres y mujeres previamente pasados de peso y obesos. Observó que quienes realizaban alguna actividad física durante por lo menos 200 minutos a la semana conseguían mantenerse delgados y con buena condición física.

(*Nota*: si encuentra en este capítulo términos que no entiende o que nunca ha visto, remítase al glosario en la página 310).

Capítulo 13
El Índice Inflamatorio

La siguiente tabla, que será fácil de usar, le permitirá mantener su consumo de AA dentro de parámetros antiinflamatorios. Para obtener su valor inflamatorio de un día determinado debe sumar los valores inflamatorios de todos los alimentos que haya comido en el día.

◆ Si está siguiendo la Dieta Remediadora Chilton, su valor total en el Índice Inflamatorio (II) debe mantenerse por debajo de 100 por día.

◆ Si está siguiendo la Dieta Evitainflamaciones Chilton, su valor total en el II debe mantenerse por debajo de 150 por día.

Algunos apuntes sobre el Índice Inflamatorio

El ácido araquidónico (AA) sólo se encuentra en el pescado, la carne y otros productos derivados de animales. Para todo lo relacionado con este índice, los demás alimentos —como la fruta, las verduras y los cereales— pueden considerarse *"alimentos libres"*.

El Índice Inflamatorio se determinó a partir de las concentraciones de ácidos grasos proporcionadas por las bases de datos estándares N°13 y N°16 del Departamento de Agricultura de los Estados Unidos. En muchos casos, las bases de datos incluyen varios ejemplos del mismo alimento con los niveles correspondientes de ácidos grasos. Nos hemos esforzado por proporcionar el nivel promedio aproximado de ácidos grasos de todos los ejemplos que dan las bases de datos.

Ojo: el II es el más amplio que puedo ofrecer en vista de la información disponible actualmente. Si algún alimento falta aquí se debe a que contiene poco o nada de AA o bien a que el contenido de ácidos grasos del alimento en cuestión no figura en las bases de datos del Departamento de Agricultura de los Estados Unidos. De hecho, una de las cosas que espero lograr con este libro es que los organismos gubernamentales tomen en cuenta los niveles de AA para definir mejor las características nutritivas de muchos alimentos.

No obstante, un vistazo rápido al II bastará para darle una idea de los alimentos más peligrosos. Los que contienen un nivel alto de AA o bien una proporción negativa de AA con respecto al ácido eicosapentanoico (AEP) son los que contienen varias partes del ganado, las vísceras, algunos pescados cultivados (sobre todo el salmón), el huevo y algunos productos de aves (particularmente el pavo/chompipe).

He dividido el índice en carne y carne de ave, pescado, lácteos, huevos, comida rápida, productos panificados y pasta y meriendas (refrigerios, tentempiés).

(*Nota*: si encuentra en este capítulo términos que no entiende o que nunca ha visto, remítase al glosario en la página 310).

CARNE DE RES Y CARNE DE AVE

ALIMENTO	TAMAÑO DE LA RACIÓN	VALOR EN EL II	ALIMENTO	TAMAÑO DE LA RACIÓN	VALOR EN EL II
Tripas de cerdo o de res	100 g	1.860	*Salami* (duro) de cerdo	100 g	160
Pollo, corazón de	100 g	720	Pavo, carne oscura de	100 g	160
Cerdo, hígado de	100 g	530	Cerdo, tocino curado de	100 g	150
Res, sesos de	100 g	450	Gallina de Cornualles	100 g	150
Pollo, menudencias fritas de	100 g	380	Jamón de pavo	100 g	140
Pollo, hígado de	100 g	330	Salchicha de ternera	100 g	130
Res, riñones de	100 g	330	Salchicha de Bolonia (de pollo y de cerdo)	100 g	110
Pavo, hígado de	100 g	330	Jabalí	100 g	110
Oso, carne de	100 g	320	Pollo, alones de	100 g	110
Cerdo, corazón de	100 g	310	Cerdo, jamón curado de	100 g	110
Pavo, grasa de	100 g	300	Pollo frito	100 g	100
Ternera, corazón de	100 g	280	Pollo, pierna de	100 g	100
Pavo, tocino de	100 g	260	Pollo, muslo de	100 g	100
Pâté de *foie gras*	100 g	250	Pollo, grasa de	100 g	100
Res, hígado de	100 g	230	Salchicha de cerdo	100 g	90
Pollo cocido	100 g	200	Ternera	100 g	90
Codorniz	100 g	190	Alce	100 g	90

CARNE DE RES Y CARNE DE AVE

ALIMENTO	TAMAÑO DE LA RACIÓN	VALOR EN EL II	ALIMENTO	TAMAÑO DE LA RACIÓN	VALOR EN EL II
Bisonte	100 g	80	Bistec *top sirloin*	100 g	40
Pavo, carne blanca de	100 g	80	*Flank steak*	100 g	30
Ternera, lomo magro	100 g	70	*Pot pie* de pollo	100 g	30
Salchicha de Bolonia, de pavo	100 g	70	Hamburguesas de carne de res (que lleven el sello del Departamento de Agricultura de los Estados Unidos)	100 g	30
Avestruz	100 g	70			
Beerwurst	100 g	60			
Chuletas de cerdo, "fritas" en el horno	100 g	50	Chicharrón de cerdo	100 g	30
Pollo al parmesano	100 g	50	Salchicha de Bolonia de res	100 g	30
Lomo de res, magro	100 g	40	Venado, lomo de	100 g	20
Bistec de costilla de res	100 g	40	Pizza de salchicha y *pepperoni*	100 g	20
Bistec *T-bone*	100 g	40	*Chili*	100 g	20
Res, costillas	100 g	40	Pavo, pechuga (carne fría tipo fiambre)	100 g	20
Lomo de cerdo	100 g	40	Pizza de salchichón	100 g	10
Jamón rebanado	100 g	40	Pasta con albóndigas y salsa de tomate	100 g	10
Salchicha de res	100 g	40			
Carne molida (de carne magra al 95%)	100 g	40			
Bistec de *rib eye*	100 g	40			

PESCADO

ALIMENTO	TAMAÑO DE LA RACIÓN	VALOR EN EL II	ALIMENTO	TAMAÑO DE LA RACIÓN	VALOR EN EL II
Salmón del Atlántico cultivado	100 g	150	Salmón tipo *coho*, silvestre	100 g	10
Salmón del Atlántico silvestre	100 g	50	Cangrejo azul	100 g	10
Bagre silvestre	100 g	40	Almeja	100 g	10
Sardina del Pacífico	100 g	40	Mejillón	100 g	10
Bagre cultivado	100 g	40	Tiburón, varias especies	100 g	10
Platija	100 g	30	Pulpo	100 g	10
Ensalada de atún	100 g	30	Perca, varias especies	100 g	9
Lubina de agua dulce	100 g	30	Caviar	100 g	8
Trucha arco iris silvestre	100 g	30	Atún de aleta amarilla silvestre	100 g	7
Pez blanquillo	100 g	20	Hueva de pescado, varias especies	100 g	6
Abadejo de Alaska	100 g	20	Atún blanco enlatado	100 g	6
Pargo, varias especies	100 g	20	Salmón tipo *chinook*	100 g	5
Pez espada	100 g	20	Salmón rosado silvestre	100 g	5
Mero	100 g	20	Anón	100 g	5
Camarones fritos	100 g	20			

PESCADO

ALIMENTO	TAMAÑO DE LA RACIÓN	VALOR EN EL II	ALIMENTO	TAMAÑO DE LA RACIÓN	VALOR EN EL II
Bacalao fresco del Atlántico	100 g	5	Bacalao fresco del Pacífico	100 g	2
Caballa del Atlántico silvestre	100 g	4	Arenque del Atlántico	100 g	2
Vieiras	100 g	4	Trucha arco iris cultivada	100 g	1
Eperlano	100 g	4	Anchoas europeas	100 g	1
Salmón tipo *sockeye*	100 g	3	Algas *wakame*	100 g	1
Hipogloso de Groenlandia	100 g	3	Lubina de mar, varias especies	100 g	1
Ostras cultivadas	100 g	3	Calamar, varias especies	100 g	1
Centolla de Alaska	100 g	2	*Mahi mahi*	100 g	1
Salmón tipo *chum* silvestre	100 g	2	Arenque del Atlántico silvestre	100 g	1
Ostras silvestres	100 g	2			

LÁCTEOS

ALIMENTO	TAMAÑO DE LA RACIÓN	VALOR EN EL II	ALIMENTO	TAMAÑO DE LA RACIÓN	VALOR EN EL II
Leche de vaca	100 g	0	Aliño para ensalada, con mayonesa	100 g	20
Queso de leche de vaca	100 g	0			

HUEVO

ALIMENTO	TAMAÑO DE LA RACIÓN	VALOR EN EL II	ALIMENTO	TAMAÑO DE LA RACIÓN	VALOR EN EL II
Yema de huevo	100 g	340	Clara de huevo	100 g	140
Huevo de pato	100 g	320	Ensalada de huevo	100 g	120

COMIDA RÁPIDA

ALIMENTO	TAMAÑO DE LA RACIÓN	VALOR EN EL II	ALIMENTO	TAMAÑO DE LA RACIÓN	VALOR EN EL II
Pollo empanizado y frito, carne oscura	100 g	90	*Biscuit* con huevo	100 g	50
Biscuit con huevo y tocino	100 g	60	*Biscuit* con jamón	100 g	30

PRODUCTOS PANIFICADOS Y PASTA					
ALIMENTO	TAMAÑO DE LA RACIÓN	VALOR EN EL II	ALIMENTO	TAMAÑO DE LA RACIÓN	VALOR EN EL II
Pasta de hojaldre rellena de crema batida	100 g	50	Panecillo dulce	100 g	20
Torreja	100 g	40	Pastel con frutas para acompañar el café	100 g	20
Galletitas de crema de cacahuate	100 g	40	Panqué	100 g	20
Donut	100 g	30	Flan de huevo	100 g	10
Bomba rellena de natilla	100 g	30	Helado de vainilla	100 g	10
Waffles	100 g	20	Pastel de queso	100 g	10
Pastel amarillo	100 g	20	Galletitas de chispitas de chocolate	100 g	10
Brownies	100 g	20	Galletitas de avena	100 g	10
Danish de manzana y canela	100 g	20	Galletitas de barquillo de vainilla	100 g	10
Panqueques	100 g	20	*Muffins*	100 g	10
Pastel de crema y plátano	100 g	20	Panecillo	100 g	10
Pastel de flan de huevo	100 g	20	Pan de maíz	100 g	10
Pastel de limón	100 g	20	Pasta preparada con huevo	100 g	10

MERIENDAS					
ALIMENTO	TAMAÑO DE LA RACIÓN	VALOR EN EL II	ALIMENTO	TAMAÑO DE LA RACIÓN	VALOR EN EL II
Cacahuates	100 g	40	Tortitas fritas de harina de maíz	100 g	20
Palitos de papa	100 g	30			
Panqueques de papa	100 g	30			

Fuente: Base de Datos Nacional de Nutrientes para la Consulta Estándar del Departamento de Agricultura de los Estados Unidos, Ediciones Nº13 y Nº16 (2003).

(*Nota*: si encuentra en este capítulo términos que no entiende o que nunca ha visto, remítase al glosario en la página 310).

Capítulo 14
El índice glucémico

El índice glucémico (IG) mide la velocidad con la que los carbohidratos se descomponen y afectan el nivel de glucosa sanguínea. Los alimentos que se descomponen más lentamente son más recomendables, porque no producen un aumento rápido en el nivel de la glucosa sanguínea ni el bajón que inevitablemente se produce a continuación.

Los alimentos que se descomponen lentamente tienen valores entre bajos y moderados en el índice glucémico. Se trata de las opciones más apropiadas para el Programa Chilton.

> Tanto en internet como en libros hay muchos índices glucémicos disponibles. Como punto de partida, la mayoría le asignan al pan blanco un valor de 100 en el IG. Los valores tienden a variar un poco entre ellos, así que para lo que se refiere al Programa Chilton los he simplificado, creando tres listas de alimentos con valores bajos, moderados y altos, respectivamente, en el IG.
>
> Si desea buscar clasificaciones más específicas, por favor tome en cuenta que basé las listas en las siguientes pautas:
>
> Valor bajo en el IG: 55 o menos
> Valor moderado en el IG: de 56 a 69
> Valor alto en el IG: 70 o más

Alimentos con valores bajos en el IG: *(Cómalos con frecuencia)*

Lentejas, frijoles (habichuelas) colorados, garbanzos, habas blancas, chícharos (guisantes, arvejas) partidos

La mayoría de las frutas, como manzanas, albaricoques (chabacanos, damascos) frescos, cerezas, naranjas (chinas), melocotones (duraznos), peras, ciruelas, toronjas (pomelos) y fresas

Las verduras no feculentas, como alcachofas, espárragos, remolachas (betabeles), brócoli, coles (repollitos) de Bruselas, repollo (col), zanahorias, coliflor, apio, pepino, berenjena, habichuelas verdes (ejotes) y habichuelas amarillas, verduras de hoja verde, lechugas (de todo tipo), espinacas, hongos, pimientos (ajíes, pimientos morrones), tomates (jitomates), calabacín y otras calabazas veraniegas

Cebada perla

Pasta de trigo integral

Frutos secos y cacahuates (maníes)

Leche entera y descremada

Yogur bajo en grasa

Alimentos con valores moderados en el índice glucémico:
(Cómalos con moderación)

Yams, batatas dulces

Maíz (elote, choclo)

Frijoles (habichuelas) enlatados

Chícharos (guisantes, arvejas)

Copos de avena tradicionales

Alimentos con valores altos en el índice glucémico: *(Cómalos muy rara vez; evítelos, de ser posible)*

Pan (a menos que sea integral o de una marca baja en carbohidratos)

Cereales (a menos que sea una marca baja en carbohidratos)

Galletas y *pretzels*

Palomitas (rositas) de maíz (cotufo)

Frituras de maíz (*corn chips*)

Arroz instantáneo

Copos de avena instantáneos

Galletitas

Pasteles (tortas, bizcochos, *cakes*), *muffins*, *donuts*, *Danishes*

Helado

Mermeladas

Papas, nabos

Algunas frutas, como dátiles o pasas; frutas enlatadas en almíbar (sirope); frutas frescas tropicales como el kiwi, el mango, la papaya (fruta bomba, lechosa), la sandía o la piña (ananá)

Miel

Azúcar (blanca y morena/mascabado)

Almíbar de arce (miel de maple)

(*Nota*: si encuentra en este capítulo términos que no entiende o que nunca ha visto, remítase al glosario en la página 310).

El pescado constituye una parte muy importante del Programa Chilton, pero —como usted ya lo sabe— no todos los pescados son iguales. Las especies diferentes de pescado contienen proporciones distintas de ácidos grasos beneficiosos y dañinos.

En los Estados Unidos, las 10 especies más populares de pescado y mariscos son los camarones, el atún enlatado, el salmón, el gado, el bagre (siluro, *catfish*), la tilapia, el cangrejo, el bacalao fresco, la almeja y la platija. Ponemos en duda los beneficios de algunas de ellas.

El atún enlatado, sobre todo la variedad *light*, y el bagre con toda certeza no tienen una proporción favorable de ácido araquidónico (AA) con respecto a ácido eicosapentanoico (AEP); puede leer más sobre ambas sustancias en los capítulos 6, 7 y 8). También me preocupa la tilapia, un pescado cuya popularidad va rápidamente en aumento. Los estudios preliminares que hemos realizado en mi laboratorio sugieren que la tilapia cuenta con una proporción de AA con respecto a AEP de aproximadamente seis a uno.

A nivel mundial la tilapia se cultiva más que el salmón del Atlántico. Otras especies cultivadas importantes son los camarones y la trucha.

Desafortunadamente, no contamos en este momento con las mejores herramientas para tomar una decisión acerca de las diferentes especies de pescado y mariscos. No existe una base de datos amplia que proporcione el contenido de AA y AEP por especie.

Espero que este libro cree conciencia acerca de lo importante que resulta reunir este tipo de datos. Por todo lo que escuchamos (y con mucha razón) acerca de los beneficios que tiene para la salud incluir pescado en nuestra alimentación, necesitamos desesperadamente obtener más información.

Para armar la guía que empieza en la página 226, analicé las proporciones y las concentraciones del AA inflamatorio con respecto al AEP beneficioso y dividí las especies de pescado en categorías para que usted reconozca fácilmente cuáles son las mejores alternativas y cuáles son las peores.

No se confunda si el valor de un pescado en el Índice Inflamatorio (II) aparentemente contradice la posición que el mismo pescado ocupa en la lista que sigue. El II permite determinar el impacto del AA que contiene un alimento sin tomar en cuenta el impacto que a su vez tiene una gran cantidad del AEP beneficioso. La lista que sigue toma en consideración ambos factores.

Categorías Nº1 y Nº2: me gustaría que comiera lo más posible las especies de pescado que se incluyen en las Categorías Nº1 y Nº2. Estas especies aportan una cantidad significativa al total de AEP que recomiendo que consuma en un día, de modo que si come estos pescados según lo que indica la Dieta no necesitará tomar suplementos de AEP.

Dado que los ácidos grasos del pescado tienen un leve efecto anticoagulante, no deben combinarse con anticoagulantes fuertes como el *Coumadin* (warfarina) o el heparin, excepto según lo que indique su médico.

Categoría Nº3: las especies de pescado incluidas en la Categoría Nº3 son neutras; *no* aportan nada a sus necesidades diarias de AEP.

Categoría Nº4: las especies de pescado de esta categoría contienen niveles altos de AA o una proporción de AA a AEP de más de 1, por lo que deben evitarse en lo posible.

La gente siempre se ríe cuando le digo que no coma pescado que sabe a pollo, pero es la verdad.

Cuando el pescado sabe a pollo significa que contiene muchos de los mismos ácidos grasos que el pollo. Desde el punto de vista de la salud, siempre es mejor comer pescado que sepa a pescado. Estas especies se llaman pescado graso, en contraposición al no graso o blanco.

A menos que usted sea un investigador científico, probablemente no cuente con un espectrómetro cromatógrafo de masas de gas para analizar el contenido en ácidos grasos del pescado que come. No obstante, su cuerpo sí dispone de un mecanismo que le ayudará a decidir con increíble precisión si un pescado es saludable o no. Me refiero a sus sentidos del gusto y del olfato.

Por regla general, si el pescado tiene una textura aceitosa y un sabor aceitoso a pescado, la proporción de AEP a AA que contiene es beneficiosa. Si se trata de un pescado blanco con un sabor muy parecido al pollo o a la carne de cerdo, probablemente no beneficie tanto su salud. De hecho, tal vez incluso contenga una cantidad suficiente de AA para hacerle daño.

En cuanto a ese olor a pescado que se reconoce al instante, se debe a la oxidación de los ácidos grasos de cadena larga beneficiosos que contienen un gran número de enlaces dobles. El AEP contiene 20 átomos de carbono con cinco enlaces dobles, mientras que el ácido docosahexaenoico (ADH) contiene 22 átomos de carbono con seis enlaces dobles.

Los ácidos grasos de cadena larga como estos se oxidan mucho más fácilmente que los ácidos grasos de cadena más corta y con menos enlaces dobles que se encuentran en algunos tipos de pescado y en muchas carnes. A eso se debe la ausencia del olor a pescado.

Desafortunadamente, nuestro sentido del olfato no es lo bastante desarrollado como para reconocer el AA, un ácido graso que contiene 20 átomos de carbono con cuatro enlaces dobles. A pesar de todo el entrenamiento científico que he recibido, sólo soy capaz de reconocer el AA cuando lo huelo en estado puro en un frasco.

Ojo: en marzo de 2004, la Dirección de Alimentación y Fármacos recomendó que las mujeres embarazadas y los niños pequeños eviten comer carne de tiburón, pez espada, caballa (escombro, macarela) real y pez blanquillo porque estos pescados grandes pueden contener niveles perjudiciales de metilmercurio. Además, esta dependencia del gobierno recomienda que las mujeres embarazadas se limiten a 12 onzas (336 g) de pescado a la semana.

Los aceites de los suplementos se analizan para detectar cualquier rastro de mercurio, pero no debe de tomar ningún suplemento ni medicamento cuando esté embarazada excepto por recomendación de su médico o comadrona (partera).

Categoría Nº1: los mejores pescados *(estas son sus mejores opciones; cómalos lo más posible)*

Anchoas europeas (*European anchovies*)

Arenque del Atlántico o del Pacífico (*Pacific herring, Atlantic herring*)

Caballa (macarela, escombro) del Atlántico o del Pacífico (*Pacific* o *Atlantic mackerel*)

Salmón tipo *chinook,* silvestre (*wild chinook salmon*)

Hueva de pescado de varias especies

Caviar negro y rojo

Salmón tipo *sockeye,* silvestre (*wild sockeye salmon*)

Categoría Nº2: pescados y mariscos buenos *(estas son opciones buenas; cómalos con frecuencia)*

Salmón rosado silvestre (*wild pink salmon*)

Hipogloso (*halibut*) de Groenlandia (*Greenland halibut*)

Salmón tipo *coho* silvestre (*wild coho salmon*)

Centolla de Alaska (*Alaskan king crab*)

Cangrejo azul (*blue crab*)

Salmón tipo *chum,* silvestre (*wild chum salmon*)

Eperlano (*smelt*)

Camarones (*shrimp*)

Ostras (ostiones) silvestres (*wild oysters*)

Ostras cultivadas (*farmed oysters*)

Mejillones (*mussels*)

Tiburón, varias especies

Lubina (robalo, corvina), varias especies (*bass*)

Atún blanco (*white tuna*) enlatado

Calamar, varias especies

Categoría Nº3: pescados neutros *(no hay motivo para evitar estos pescados, pero no cubren sus necesidades de AEP; cuando coma alguno de ellos en lugar de un pescado o marisco de las Categorías Nº1 o Nº2 tendrá que tomar un suplemento de AEP)*

Vieiras (*scallops*)

Almejas (*clams*)

Platija (*flounder*)

Trucha arco iris silvestre (*wild rainbow trout*)

Atún de aleta amarilla (*yellowfin tuna*)

Trucha (*trout*), varias especies

Pez espada (*swordfish*)

Abadejo de Alaska (*walleye pollock*)

Sardinas del Pacífico (*Pacific sardines*)

Salmón silvestre del Atlántico (*wild Atlantic salmon*)

Pez blanquillo (*tile fish*)

Anón (abadejo, eglefino, *haddock*)

Bacalao fresco del Pacífico (*Pacific fresh cod*)

Bacalao fresco del Atlántico (*Atlantic fresh cod*)

Pulpo (*octopus*)

Perca (percha, *perch*), varias especies

Pargo (huachinango, chillo, *red snapper*), varias especies

Mahi-mahi

Langosta (*lobster*)

Categoría Nº4: Pescados dañinos *(estas opciones son malas y contienen mucho AA; evítelas, de ser posible)*

Mero (*grouper*)

Hipogloso (*halibut*) del Atlántico o del Pacífico (*Atlantic* o *Pacific halibut*)

Pámpano de Florida (*Florida pompano*)

Bagre (siluro, *catfish*) tipo *channel,* cultivado (*Farmed channel catfish*)

Bagre tipo *channel* silvestre (*wild channel catfish*)

Salmón del Atlántico cultivado (*Atlantic farmed salmon*)

Tilapia (pez luna, *sunfish*)

(*Nota*: si encuentra en este capítulo términos que no entiende o que nunca ha visto, remítase al glosario en la página 310).

La receta evitainflamaciones Chilton

Para las personas que enfrentan un riesgo moderado de sufrir un estado de inflamación demasiado activo.

- Coma alimentos cuyos valores en el Índice Inflamatorio (II) no sumen más de 150 por día.

- Consuma un promedio de por lo menos 200 miligramos diarios de ácido eicosapentanoico (AEP; vea la página 133 para más informacion acerca de esta sustancia y su papel en controlar la inflamación). Esta cantidad equivale a aproximadamente tres raciones de pescado de las Categorías Nº1 o Nº2 a la semana o bien a cuatro raciones de pescado de la Categoría Nº3. Si prefiere tomar un suplemento, ingiera una cápsula (normalmente entre 150 y 180 miligramos) de AEP dos veces al día, a la hora del desayuno y de la cena. Esta dosis proporciona más AEP del que recomiendo tomar, pero aún representa una ración aceptable.

- Consuma al menos un promedio de 450 a 550 miligramos de ácido gamma-linolénico o *AGL* al día (lea más sobre el papel del AGL en controlar la inflamación en los capítulos 6 y 7). Ingiera el AGL en forma de un suplemento como el aceite de borraja: tome una cápsula (que suele contener de 210 a 240 miligramos de AGL) dos veces al día, a la hora del desayuno y de la cena.

- NO consuma las dosis recomendadas de AGL sin tomar AEP, ya sea a través del pescado que come o por medio de suplementos.

- Elija alimentos con carbohidratos cuyos valores en el índice glucémico sean de bajos a moderados.

(*Nota*: si encuentra en este capítulo términos que no entiende o que nunca ha visto, remítase al glosario en la página 310).

DÍA Nº1

DESAYUNO: Requesón con fresas, *muffin* de salvado de avena con margarina

$^{1}/_{2}$ taza de requesón semidescremado al 1% (81)

1 taza de fresas (53)

1 *muffin* bajo en grasa pequeño de salvado de avena (178)

1 cucharadita de margarina sin transgrasas (9)

1 cápsula de aceite de borraja (9)

ALMUERZO: *Flank steak* oriental (221) con vinagreta de naranja (132), panecillo de trigo integral, ensalada de fruta fresca

Flank steak oriental con vinagreta de naranja

2 tazas de lechuga de hoja verde (17)

3 onzas de *flank steak* de res cocido (158)

$^{1}/_{4}$ taza de mandarinas (23)

$^{1}/_{4}$ taza de zanahoria rallada (11)

$^{1}/_{4}$ taza de cebolla morada en rodajas (12)

1 cucharada de aceite de cacahuate (119)

1 onza de jugo de naranja (13)

1 panecillo pequeño de trigo integral (75)

Ensalada de fruta fresca

$^{1}/_{3}$ taza de kiwi (36)

$^{1}/_{3}$ taza de uvas (36)

$^{1}/_{3}$ taza de fresas (18)

CENA: Salmón *teriyaki* a la parrilla (382)*, Habichuelas verdes almendradas (203), arroz integral, manzana al horno

Salmón *teriyaki* a la parrilla

6 onzas de salmón tipo *sockeye* a la parrilla o asado al horno (u otro pescado de la Categoría Nº1) (367)

1 cucharada de salsa *teriyaki* de sodio reducido, para adobar (15)

Habichuelas verdes almendradas

1 taza de habichuelas verdes cocidas (38)

2 cucharadas de almendras rebanadas (78)

1 cucharada de margarina sin transgrasas (87)

1 taza de arroz integral cocido (216)

1 manzana mediana horneada con canela (72)

1 cápsula de aceite de borraja con la comida (9)

MERIENDA: Galletas con queso

8 galletas de trigo integral (142)

1 onza de queso bajo en grasa (98)

Desglose nutricional del DÍA Nº1
Calorías: 1.970
Fibra (g): 31,18
IG = total<70
% de grasa: 35,62
% AGS: 7,80
% AGMI: 16,03
% AGPI: 9,41
AA (mg): 80
AEP (mg): 900
Colesterol (mg): 206

*En el Capítulo 18 encontrará las recetas para preparar los alimentos marcados con un asterisco *.

Nota: los valores entre paréntesis indican el número de calorías. Las abreviaturas de los valores alimenticios tienen los significados siguientes: IG: valor en el índice glucémico; % de grasa: porcentaje de calorías provenientes de la grasa; % AGS: porcentaje de calorías provenientes de los ácidos grasos saturados; % AGMI: porcentaje de calorías provenientes de los ácidos grasos monoinsaturados; % AGPI: porcentaje de calorías provenientes de los ácidos grasos poliinsaturados; AA: ácido araquidónico; AEP: ácido eicosapentanoico.

DÍA Nº 2

DESAYUNO: *Waffle* con margarina y arándanos, yogur

1 *waffle* redondo de trigo integral de 7 pulgadas (218)

1 taza de arándanos (83)

1 cucharadita de margarina sin transgrasas (29)

6 onzas de yogur sin grasa y sin azúcar (73)

1 cápsula de aceite de borraja con la comida (9)

ALMUERZO: Pan tostado a la hawaiana con tomate rebanado

Pan tostado a la hawaiana

2 rebanadas de pan de salvado de avena (142)

2 cucharaditas de margarina sin transgrasas (58)

4 onzas de jamón magro (105)

$^{1}/_{2}$ taza de piña (49)

2 onzas de queso suizo bajo en grasa (100)

1 tomate grande en rebanadas (33)

CENA: Bistec *stroganoff* (553) con pasta y zanahorias

Bistec *stroganoff*

6 onzas de *top sirloin* magro cocido de res (332) sofrito con 1 cucharada de aceite de *canola* (120)

$^{1}/_{2}$ taza de hongos cocidos (20)

4 cucharadas de crema agria baja en grasa (81)

1 taza de pasta de trigo integral cocida (174)

1 taza de zanahorias cocidas (55)

1 cucharadita de margarina sin transgrasas (29)

1 cápsula de aceite de borraja con la comida (9)

MERIENDA: Uvas frescas

2 tazas de uvas (221)

Desglose nutricional del DÍA Nº2

Calorías: 1.940
Fibra (g): 26,82
IG = total<70
% de grasa: 33,35
% AGS: 9,64
% AGMI: 14,30
% AGPI: 7,52
AA (mg): 130
AEP (mg): 0
Colesterol (mg): 314

DÍA Nº3

DESAYUNO: *Multigrain Cheerios* con leche y albaricoques secos, toronja

1 taza del cereal de la marca *Multigrain Cheerios* (180)

1 taza de leche semidescremada al 1% (102)

4 mitades de albaricoque seco (34)

$^1/_2$ toronja mediana (41)

1 cápsula de aceite de borraja con la comida (9)

ALMUERZO: Ensalada de atún con pasta (503)*, ensalada de pepino, manzana fresca

Ensalada de atún con pasta

3 onzas de atún blanco enlatado (109)

1 taza de pasta de trigo integral cocida (174)

2 cucharadas de aliño de mayonesa sin colesterol (206)

$^1/_4$ taza de apio picado en cubitos (4)

$^1/_4$ taza de pimiento rojo picado en cubitos (10)

Ensalada de pepino

$^3/_4$ taza de pepinos en rebanadas (11)

$^1/_2$ cucharada de aceite de *canola* (60)

Vinagre y hierbas al gusto

1 manzana pequeña (55)

CENA: Chuleta de cerdo a la parrilla, batata dulce, chícharos verdes, pudín de vainilla con ciruelas

4 onzas de chuleta de cerdo *top loin* a la parrilla o asada al horno (194)

1 batata dulce mediana al horno (103)

$^3/_4$ taza de chícharos verdes cocidos (94)

1 cucharada de margarina sin transgrasas (87)

1 taza de pudín sin grasa y sin azúcar de vainilla (151)

$^1/_2$ taza de ciruela en rebanadas (38)

1 cápsula de aceite de borraja con la comida (9)

MERIENDA: Frutos secos mixtos

$^1/_2$ taza de frutos secos mixtos tostados sin aceite (407)

Desglose nutricional del DÍA Nº3

Calorías: 2.078

Fibra (g): 31,25

IG = total<70

% de grasa: 40,77

% AGS: 6,88

% AGMI: 18,39

% AGPI: 12,78

AA (mg): 110

AEP (mg): 200

Colesterol (mg): 133

En el Capítulo 18 encontrará las recetas para preparar los alimentos marcados con un asterisco.

DÍA Nº 4

DESAYUNO: *Bagel* **de salvado de avena con queso crema, yogur, cantaloup**

$^1/_2$ *bagel* mediano de salvado de avena (73)

1 cucharada de queso crema bajo en grasa (35)

6 onzas de yogur sin grasa y sin azúcar (73)

1 taza de cantaloup (54)

1 cápsula de aceite de borraja con la comida (9)

ALMUERZO: Ensalada para tacos con aliño al estilo *ranch* **(474) y totopos**

Ensalada para tacos con aliño al estilo *ranch* bajo en grasa

2 tazas de lechuga (11)

4 onzas de carne molida de res cocida (magra al 95%) (194)

$^1/_2$ taza de tomates picados (16)

$^1/_4$ taza de cebolla picada (12)

2 cucharadas de frijoles negros de lata (27)

2 cucharadas de granos de maíz (79)

$^1/_2$ onza de queso bajo en grasa (25)

3 cucharadas de aliño al estilo *ranch* bajo en grasa (110)

1 onza de totopos bajos en grasa (132)

CENA: Camarones y verduras sofritos al estilo asiático Nº1* (610), ensalada verde con vinagreta, panecillo con margarina

Camarones y verduras verduras sofritos al estilo asiático I

5 onzas de camarones cocidos (140)

$^1/_2$ taza de apio picado (8)

$^1/_2$ taza de pimiento verde picado (15)

$^1/_2$ taza de tomates picados en cubitos (34)

2 cucharadas de aceite de oliva para sofreír los camarones y las verduras (239)

1 taza de pasta de trigo integral cocida (174)

Ensalada verde con vinagreta

1 taza de lechuga de hoja verde (8)

3 tomates pequeños (9)

2 cucharadas de aliño para ensalada de vinagre y aceite de oliva (144)

1 panecillo mediano de trigo integral (96)

1 cucharadita de margarina sin transgrasas (29)

1 cápsula de aceite de borraja con la comida (9)

MERIENDA: Galletas con queso y manzana en rebanadas

6 galletas de trigo integral (106)

2 onzas de queso bajo en grasa (98)

1 manzana pequeña en rebanadas (55)

Desglose nutricional del DÍA Nº4
Calorías: 2.014
Fibra (g): 30,15
IG = total<70
% de grasa: 37,88
% AGS: 8,79
% AGMI: 17,86
% AGPI: 9,08
AA (mg): 160
AEP (mg): 240
Colesterol (mg): 400

---

*En el Capítulo 18 encontrará las recetas para preparar los alimentos marcados con un asterisco *.

DÍA Nº5

DESAYUNO: Sustituto de huevo revuelto, tocino canadiense, pan tostado con margarina, jugo de tomate

$^1/_2$ taza de sustituto líquido de huevo, cocido (105)

1 onza de tocino canadiense (45)

2 rebanadas de pan de trigo integral (138)

2 cucharaditas de margarina sin transgrasas (58)

6 onzas de jugo de tomate (31)

1 cápsula de aceite de borraja con la comida (9)

ALMUERZO: Sándwich italiano de pollo (445), ensalada mixta con aliño al estilo italiano, uvas frescas

Sándwich italiano de pollo

2 rebanadas de pan de trigo integral (138)

2 onzas de pechuga de pollo cocida (sin pellejo) (98), sofrita con 1 cucharada de aceite de oliva (119)

2 cucharadas de salsa marinara (18)

1 onza de queso *mozzarella* semidescremado (72)

Ensalada mixta con aliño al estilo italiano

1 taza de lechuga de hoja verde (8)

4 tomates pequeños (12)

2 cucharadas de zanahoria rallada (6)

2 cucharadas de aliño al estilo italiano (86)

1 taza de uvas (110)

CENA: Costillitas de res, maíz amarillo, brócoli al vapor, panecillo con margarina, Ensalada de gelatina (121)

6 onzas de costillitas de res magras (bajas en grasa) cocidas (405)

1 taza de maíz cocido (177)

1 taza de brócoli cocido (44)

1 panecillo de trigo integral de 1 onza (75)

1 cucharadita de margarina sin transgrasas (29)

Ensalada de gelatina

$^1/_2$ taza de gelatina sin azúcar (9)

$^1/_4$ manzana pequeña picada (14)

2 cucharadas de apio picado en cubitos (2)

2 cucharadas de nuez de Castilla (96)

1 cápsula de aceite de borraja con la comida (9)

MERIENDA: Pera fresca

1 pera mediana (96)

Desglose nutricional del DÍA Nº5

Calorías: 2.009
Fibra (g): 29,71
IG = total<70
% de grasa: 38,66
% AGS: 9,95
% AGMI: 16,04
% AGPI: 9,72
AA (mg): 120
AEP (mg): 10
Colesterol (mg): 220

DÍA Nº6

DESAYUNO: Avena con pacanas y plátano, palito de queso *mozzarella*

1 taza de avena cocida (145)

2 cucharadas de pacanas picadas (94)

1 plátano pequeño (90)

1 palito de queso *mozzarella* semidescremado de 1 onza (86)

1 cápsula de aceite de borraja con la comida (9)

ALMUERZO: Torta de salmón* con mayonesa sazonada (540), ensalada de maíz y frijoles negros (482)

Torta de salmón con mayonesa sazonada

3 onzas de salmón rosado de lata (118)

2 cucharadas de pan rallado sin sazonador (53)

2 cucharadas de sustituto líquido de huevo, cocido (26)

2 cucharadas de aceite de *canola* para freír la torta de salmón (240)

1 cucharadita de mayonesa sin colesterol mezclada con ajo y hierbas al gusto (103)

Ensalada de maíz y frijoles negros

$1/2$ taza de maíz (303)

$1/2$ taza de frijoles negros (109)

$1/4$ taza de pimientos rojos (10)

$1/2$ cucharada de aceite de *canola* (60)

Vinagre, jugo de limón, cilantro y condimentos al gusto

CENA: Jamón al horno, repollo, zanahorias, compota de manzana

6 onzas de jamón al horno magro ahumado o curado (247)

1 taza de repollo cocido (33)

$3/4$ taza de zanahorias cocidas (41)

$1/2$ cucharada de margarina sin transgrasas (43)

$3/4$ taza de compota de manzana sin edulcorante (79)

1 cápsula de aceite de borraja con la comida (9)

MERIENDA: Yogur con cereal

8 onzas de yogur sin grasa y sin azúcar (98)

2 cucharadas de cereal de la marca *Fiber One* (15)

Desglose nutricional del DÍA Nº6

Calorías: 2.011

Fibra (g): 35,76

IG = total<70

% de grasa: 40,35

% AGS: 7,26

% AGMI: 18,12

% AGPI: 13,25

AA (mg): 70

AEP (mg): 720

Colesterol (mg): 157

---

*En el Capítulo 18 encontrará las recetas para preparar los alimentos marcados con un asterisco *.

DÍA Nº 7

DESAYUNO: Sándwich de crema de cacahuate y mermelada (402), leche

Sándwich de crema de cacahuate y mermelada

2 rebanadas de pan de salvado de avena (142)

2 cucharadas de crema de cacahuate (192)

2 cucharadas de mermelada de azúcar reducida o sin azúcar (68)

1 taza de leche semidescremada al 1% (102)

1 cápsula de aceite de borraja con la comida (9)

ALMUERZO: Sándwich de albóndigas (423), Ensalada mixta con vinagreta, fresas

Sándwich de albóndigas

1 panecillo para *hoagie* pequeño de trigo integral (173)

3 onzas de carne molida de res cocida (magra al 95%) (145)

½ taza de cebolla en rodajas (24)

¼ taza de pimientos verdes picados en rodajas (5)

1 cucharadita de aceite de *canola* para sofreír las verduras (40)

¼ taza de salsa marinara (36)

Ensalada mixta con vinagreta

1 taza de lechuga (6)

3 tomates pequeños (9)

1 cucharada de aceite de oliva con vinagre y hierbas al gusto (119)

1½ tazas de fresas (69)

CENA: Pollo con salsa (330), arroz tipo español (125), habichuelas verdes, pan de harina de maíz con margarina

Pollo con salsa

4 onzas de pechuga de pollo (sin pellejo) (196)

½ taza de salsa (36)

2 onzas de queso *Cheddar* bajo en grasa (98)

Arroz tipo español

½ taza de arroz integral cocido (108)

¼ taza de tomates picados en cubitos (17)

1 taza de habichuelas verdes cocidas (38)

1 onza de pan de maíz hecho de harina preparada (89)

2 cucharadas de margarina sin transgrasas (173)

1 cápsula de aceite de borraja con la comida (9)

MERIENDA: *Pretzels*

1 onza de *pretzels* de harina integral (103)

Desglose nutricional del DÍA Nº7

Calorías: 2.006

Fibra (g): 29,10

IG = total<70

% de grasa: 37,65

% AGS: 8,.92

% AGMI: 18,93

% AGPI: 8,40

AA (mg): 140

AEP (mg): 10

Colesterol (mg): 202

DÍA Nº 8

DESAYUNO: *Omelette* de queso (154), pan tostado con margarina, gajos de cítricos

Omelette de queso

½ taza de sustituto líquido de huevo, cocido (105)

1 onza de queso bajo en grasa (49)

2 rebanadas de pan de trigo integral (138)

2 cucharaditas de margarina sin transgrasas (58)

½ taza de toronja en gajos (37)

½ taza de naranja en gajos (42)

1 cápsula de aceite de borraja con la comida (9)

ALMUERZO: Caldo de camarones* (527), panecillo de trigo integral, melón fresco

Caldo de camarones

4 onzas de camarones cocidos (112)

1 taza de leche semidescremada al 1% (102)

2 cucharadas de margarina sin transgrasas (173)

2 cucharadas de harina de trigo integral (51)

½ taza de maíz cocido (89)

1 panecillo pequeño de trigo integral (75)

½ taza de melón tipo *honeydew* (32)

½ taza de cantaloup (30)

CENA: Carne de cerdo asada a la barbacoa, frijoles colorados, *squash* veraniego, *parfait* de plátano y chocolate (164)

3 onzas de carne de cerdo para asar magra (197) cocida con 2 cucharadas de salsa tipo barbacoa (12)

½ taza de frijoles colorados cocidos (104)

1 taza de *squash* veraniego (36), sofrito con 2 cucharaditas de aceite de *canola* (80)

Parfait de plátano y chocolate

½ taza de pudín de chocolate sin grasa y sin azúcar (74)

1 plátano pequeño (90)

1 cápsula de aceite de borraja con la comida (9)

MERIENDA: Galletas con Ensalada de cangrejo de imitación* (194)

6 galletas de trigo integral (106)

Ensalada de cangrejo de imitación (194)

3 onzas de cangrejo de imitación (87)

1 cucharada de aliño de mayonesa sin colesterol (103)

¼ taza de apio picado en cubitos (4)

Desglose nutricional del DÍA Nº8

Calorías: 2.004

Fibra (g): 27,89

IG = total<70

% de grasa: 36,73

% AGS: 8,.15

% AGMI: 15,04

% AGPI: 11,14

AA (mg): 140

AEP (mg): 400

Colesterol (mg): 330

---

*En el Capítulo 18 encontrará las recetas para preparar los alimentos marcados con un asterisco *.

DÍA Nº9

DESAYUNO: Cereal de la marca *Shredded Wheat* con leche y arándanos, jugo de naranja

1 taza de cereal de la marca *Bite-Sized Shredded Wheat* (167)

1 taza de leche semidescremada al 1% (102)

1 taza de arándanos (83)

6 onzas de jugo de naranja sin edulcorante (78)

1 cápsula de aceite de borraja con la comida (9)

ALMUERZO: Ensalada de pollo y habas blancas (390), zanahorias cambray

Ensalada de pollo y habas blancas

3 onzas de pechuga de pollo cocida (sin pellejo) (147)

$^1/_3$ taza de habas blancas de lata (101)

2 cucharadas de chícharos verdes cocidos (14)

2 cucharadas de pimientos rojos picados (5)

2 cucharadas de cebolla verde picada (4)

1 cucharada de aceite de oliva (119)

Vinagre, jugo de limón y hierbas al gusto

5 zanahorias cambray (18)

CENA: Espaguetis con albóndigas (498), ensalada de tomate y queso *mozzarella* (223), queso *ricotta* a la toscana con frutos secos y fruta (282)

$1^1/_2$ tazas de espaguetis de trigo integral cocidos (260)

3 onzas de carne molida de res cocida (magra al 95%) (145)

$^1/_2$ taza de salsa marinara (71)

1 cucharada de queso parmesano rallado (22)

Ensalada de tomate y queso *mozzarella*

1 taza de tomates frescos picados (32)

1 onza de queso *mozzarella* semidescremado (72)

1 cucharada de aceite de oliva (119)

Vinagre balsámico y albahaca fresca picada

Queso *ricotta* à la toscana con frutos secos y fruta

$^1/_2$ taza de queso *ricotta* semidescremado (170)

2 cucharadas de almendras rebanadas (78)

4 mitades de albaricoque seco (34)

1 cápsula de aceite de borraja con la comida (9)

MERIENDA: Apio relleno de queso crema bajo en grasa

2 tallos de apio (11)

4 cucharadas de queso crema bajo en grasa (139)

Desglose nutricional del DÍA Nº9
Calorías: 2.009
Fibra (g): 33,45
IG = total<70
% de grasa: 34,72
% AGS: 12,24
% AGMI: 17,24
% AGPI: 3,92
AA (mg): 110
AEP (mg): 10
Colesterol (mg): 243

DÍA Nº10

DESAYUNO: Sustituto de huevo revuelto, *muffin* inglés con margarina y mermelada, jugo de tomate

$^{1}/_{2}$ taza de sustituto líquido de huevo, cocido (105)

1 *muffin* inglés de trigo integral (134)

2 cucharaditas de margarina sin transgrasas (58)

2 cucharadas de mermelada de azúcar reducida o sin azúcar (68)

8 onzas de jugo de tomate (41)

1 cápsula de aceite de borraja con la comida (9)

ALMUERZO: Hamburguesa con queso (309), ensalada de pepino y tomate (84), manzana fresca

Hamburguesa con queso

1 pan multigrano para hamburguesa (113)

3 onzas de carne molida de res cocida (magra al 95%) (145)

1 onza de queso bajo en grasa (49)

1 hoja de lechuga (2)

Ensalada de pepino y tomate

$^{1}/_{4}$ taza de pepino en rebanadas (4)

$^{1}/_{4}$ taza de tomate picado (8)

1 cucharada de vinagreta (72)

1 manzana mediana (72)

CENA: Caballa al limón con hierbas* (u otro pescado de la Categoría Nº1), arroz integral al horno (295), brócoli al parmesano (155), panecillo con margarina

4 onzas de caballa asada a la parrilla o al horno (u otro pescado de la Categoría Nº1) (297)

Jugo de limón y hierbas al gusto

Arroz integral al horno

$^{3}/_{4}$ taza de arroz integral cocido (162)

$^{1}/_{4}$ taza de zanahorias cocidas ralladas (14)

1 cucharada de aceite de oliva (119)

Brócoli al parmesano

1 taza de brócoli cocido (44)

1 onza de queso parmesano (111)

1 panecillo de trigo integral de 1 onza (75)

$^{1}/_{2}$ cucharada de margarina sin transgrasas (43)

1 cápsula de aceite de borraja con la comida (9)

MERIENDA: Licuado de leche y plátano (251)

Licuado de leche y plátano

$^{1}/_{2}$ taza de leche semidescremada al 1% (51)

$^{1}/_{2}$ taza de yogur congelado sin grasa y sin azúcar (100)

$^{3}/_{4}$ taza de plátano en rebanadas (100)

Desglose nutricional del DÍA Nº10

Calorías: 2.005

Fibra (g): 27,28

IG = total<70

% de grasa: 36,96

% AGS: 10,28

% AGMI: 16,44

% AGPI: 8,33

AA (mg): 100

AEP (mg): 570

Colesterol (mg): 186

---

*En el Capítulo 18 encontrará las recetas para preparar los alimentos marcados con un asterisco *.

DÍA Nº11

DESAYUNO: *Bagel* **de salvado de avena con queso crema, jugo de manzana**
1 *bagel* mediano de salvado de avena (181)
2 cucharadas de queso crema bajo en grasa (69)
6 onzas de jugo de manzana sin edulcorante (87)

1 cápsula de aceite de borraja con la comida (9)

ALMUERZO: Ensalada de pizza hawaiana con vinagreta, galletas, uvas
Ensalada de pizza hawaiana con vinagreta
2 tazas de lechuga de hoja verde (17)
3 onzas de jamón extramagro (110)
2 onzas de queso *mozzarella* semidescremado (144)
$^1/_4$ taza de piña picada en cubitos (19)
$^1/_2$ taza de tomates frescos picados en cubitos (13)
2 cucharadas de vinagreta (144)

5 galletas de trigo integral (89)
2 tazas de uvas (221)

CENA: Lomo de res asado a la parrilla, coliflor con queso (78), chícharos verdes, peras
6 onzas de lomo de res asado al horno o a la parrilla (359)

Coliflor con queso
1 taza de coliflor cocida (29)
1 onza de queso *Cheddar* bajo en grasa (49)

1 taza de chícharos verdes cocidos (125)
1 cucharadita de margarina sin transgrasas (29)
1 taza de pera en rebanadas (71)

1 cápsula de aceite de borraja con la comida (9)

MERIENDA: Pistachos
$^1/_2$ taza de pistachos tostados sin aceite (231)

Desglose nutricional del DÍA Nº11
Calorías: 2.005
Fibra (g): 30,85
IG = total<70
% de grasa: 36,52
% AGS: 11,45
% AGMI: 14,10
% AGPI: 8,36
AA (mg): 70
AEP (mg): 0
Colesterol (mg): 241

DÍA Nº12

DESAYUNO: *Muffin* de salvado con margarina, requesón con melocotones

1 *muffin* mediano de salvado bajo en grasa (169)

2 cucharaditas de margarina sin transgrasas (58)

$3/4$ taza de requesón semidescremado al 1% (122)

$1/2$ taza de melocotones (29)

1 cápsula de aceite de borraja con la comida (9)

ALMUERZO: Ensalada Cobb de camarones con aliño al estilo *ranch* (515), panecillo con margarina, yogur congelado

Ensalada Cobb de camarones con aliño al estilo *ranch* bajo en grasa

2 tazas de lechuga de hoja verde (17)

4 onzas de camarones cocidos (112)

1 rebanada de tocino magro cocido (37)

$1/4$ taza de tomates picados (7)

2 cucharadas de maíz cocido (76)

$1/4$ taza de zanahoria rallada (11)

$1/2$ taza de aguacate (120)

$1/4$ taza de aliño al estilo *ranch* bajo en grasa (135)

1 panecillo pequeño de trigo integral (75)

$1/2$ cucharada de margarina sin transgrasas (43)

1 taza de yogur congelado sin grasa y sin azúcar (199)

CENA: Pollo asado a la barbacoa (219), maíz, *coleslaw* (133), cerezas

4 onzas de pechuga de pollo (sin pellejo) (196), cocida con 2 cucharadas de salsa tipo barbacoa (23)

1 mazorca de maíz (83) con 1 cucharada de margarina sin transgrasas (87)

Coleslaw

1 taza de repollo picado (21)

2 cucharadas de aliño bajo en grasa para *coleslaw* (112)

$3/4$ taza de cerezas (55)

1 cápsula de aceite de borraja con la comida (9)

MERIENDA: Yogur con melocotones y almendras

8 onzas de yogur sin grasa y sin azúcar (98)

1 melocotón mediano (38)

2 cucharadas de almendras rebanadas (69)

Desglose nutricional del DÍA Nº12

Calorías: 2.010

Fibra (g): 28,19

IG = total<70

% de grasa: 35,52

% AGS: 6,71

% AGMI: 16,32

% AGPI: 9,34

AA (mg): 190

AEP (mg): 210

Colesterol (mg): 388

DÍA Nº13

DESAYUNO: Cereal *muesli* con leche, *waffles* con margarina y manzanas, jugo de manzana y arándano

³/₄ taza de cereal *muesli* (217)

1 taza de leche semidescremada al 1% (102)

1 *waffle* redondo de trigo integral de 7 pulgadas (218)

2 cucharaditas de margarina sin transgrasas (58)

¹/₂ taza de manzanas (73)

4 onzas de jugo mixto de manzana y arándano sin azúcar (23)

1 cápsula de aceite de borraja con la comida (9)

ALMUERZO: Sándwich de ensalada de pollo (520), ensalada de fruta

Sándwich de ensalada de pollo

1 panecillo de trigo integral para sándwich (114)

4 onzas de pechuga de pollo cocida (sin pellejo) (196)

¹/₄ taza de apio picado (4)

2 cucharadas de aliño de mayonesa sin colesterol (206)

¹/₄ taza de melocotones (17)

¹/₄ taza de arándanos (21)

¹/₄ taza de uvas (28)

¹/₄ taza de kiwi (27)

CENA: Rollos de lasaña con cangrejo* (341), calabacín sofrito, ensalada de espinacas con vinagreta (83)

Rollo de lasaña con cangrejo

2 onzas de lasaña de trigo integral cocida (74)

4 onzas de carne de cangrejo de lata (112)

¹/₄ taza de requesón semidescremado al 1% (41)

2 cucharadas de queso parmesano rallado (43)

¹/₂ taza de salsa marinara (71)

1 taza de calabacín (29), sofrito con 1 cucharadita de aceite de oliva (40) y hierbas al gusto

Ensalada de espinacas con vinagreta

1 taza de espinacas frescas (7)

¹/₄ taza de hongos rebanados (4)

¹/₄ taza de cebolla morada en rodajas (12)

¹/₂ cucharada de aceite de oliva (60)

Vinagre y hierbas al gusto

1 cápsula de aceite de borraja con la comida (9)

MERIENDA: Sándwiches de jamón y queso (186)

Sándwiches de jamón y queso

1 rebanada de pan multigrano (65)

1 onza de jamón extramagro (37)

1 onza de queso bajo en grasa (50)

1 cucharadita de aliño de mayonesa sin colesterol (34)

Desglose nutricional del DÍA Nº13

Calorías: 2.001

Fibra (g): 23,54

IG = total<70

% de grasa: 36,03

% AGS: 7,78

% AGMI: 13,30

% AGPI: 13,29

AA (mg): 180

AEP (mg): 230

Colesterol (mg): 295

---

*En el Capítulo 18 encontrará las recetas para preparar los alimentos marcados con un asterisco *.

DÍA Nº14

DESAYUNO: Pan tostado con queso suizo (296), toronja

Pan tostado con queso suizo

2 rebanadas de pan de trigo integral (138)
2 cucharaditas de margarina sin transgrasas (58)
2 onzas de queso suizo bajo en grasa (100)

1/2 toronja mediana (41)

1 cápsula de aceite de borraja con la comida (9)

ALMUERZO: Sándwich de carne de cerdo asado a la barbacoa (389), *Coleslaw* con vinagreta (81), postre de zarzamora

Sándwich de carne de cerdo asado a la parrilla

1 pan integral para hamburguesa (114)
4 onzas de chuleta de cerdo magra asada (263)
1 cucharada de salsa tipo barbacoa (12)

Coleslaw con vinagreta

1 taza de repollo picado (21)
1/2 cucharada de aceite de *canola* (60)
Edulcorante artificial, vinagre, semilla de eneldo y hierbas al gusto

Postre de zarzamora

1 taza de zarzamoras (62)
2 cucharadas de copos de avena (76)
2 cucharadas de almendras rebanadas (66)

CENA: Fajitas de bistec (511), frijoles refritos, guacamole (134)

Fajitas de bistec

4 onzas de *flank steak* de res cocido (211)
1/2 taza de pimientos verdes picados en rodajas (9)
1/2 taza de pimientos rojos picados en rodajas (12)
1/2 taza de cebolla en rodajas (24)
1/2 cucharada de aceite de *canola* para sofreír el bistec y las verduras (60)

2 tortillas de harina de 6 pulgadas (195)
1/2 taza de frijoles refritos de lata (118)

Guacamole

1/2 taza de lechuga (3)
1/2 taza de tomates picados (11)
1/2 taza de aguacate (120)

1 cápsula de aceite de borraja con la comida (9)

MERIENDA: Cereal de la marca *Special K* con leche y plátano

1/2 taza de cereal de la marca *Special K* (59)
3/4 taza de leche semidescremada al 1% (77)
1 plátano pequeño (72)

Desglose nutricional del DÍA Nº14

Calorías: 2.000
Fibra (g): 41,44
IG = total<70
% de grasa: 35,93
% AGS: 9,11
% AGMI: 17,96
% AGPI: 6,68
AA (mg): 100
AEP (mg): 0
Colesterol (mg): 191

DÍA Nº15

DESAYUNO: *Frittata* de hongos y espinacas (178), pan tostado con margarina, cantaloup

Frittata de hongos y espinacas

$\frac{1}{2}$ taza de sustituto líquido de huevo, cocido (105)

$\frac{1}{2}$ taza de hongos rebanados (8)

$\frac{1}{4}$ taza de espinacas picadas (15)

1 onza de queso bajo en grasa (50)

1 rebanada de pan de trigo integral (69)

1 cucharadita de margarina sin transgrasas (29)

$\frac{1}{8}$ cantaloup fresco (23)

1 cápsula de aceite de borraja con la comida (9)

ALMUERZO: Ensalada del chef con aliño al estilo *ranch* (406), galletas, ensalada tropical de gelatina (87)

Ensalada del chef con aliño al estilo *ranch* bajo en grasa

2 tazas de lechuga (11)

5 tomates pequeños (15)

$\frac{1}{4}$ taza de pepino en rebanadas (4)

$\frac{1}{4}$ taza de hongos rebanados (4)

2 onzas de jamón magro (92)

2 onzas de queso bajo en grasa (98)

1 onza de pechuga de pavo (magra al 97%) (27)

4 aceitunas maduras grandes (20)

$\frac{1}{4}$ taza de aliño al estilo *ranch* bajo en grasa (135)

8 galletas de trigo integral (142)

Ensalada tropical de gelatina sin azúcar

1 taza de gelatina sin azúcar (19)

$\frac{1}{4}$ taza de mandarinas (23)

2 cucharadas de pacanas picadas (45)

CENA: Guiso de caballa y cangrejo* (591), brócoli, panecillo de trigo integral con margarina

Guiso de caballa y cangrejo

3 onzas de caballa del Atlántico cocida (u otro pescado de la Categoría Nº1) (223)

2 onzas de carne cocida de centolla de Alaska (55)

$\frac{1}{4}$ taza de pimiento verde picado (5)

$\frac{1}{4}$ taza de cebolla picada (17)

$\frac{1}{4}$ taza de pimiento amarillo picado (7)

1 taza de tomates picados en cubitos (68)

1 taza de arroz integral cocido (216)

1 taza de brócoli cocido (44)

1 panecillo mediano de trigo integral (173)

$1\frac{1}{2}$ cucharadas de margarina sin transgrasas (130)

1 cápsula de aceite de borraja con la comida (9)

MERIENDA: Licuado de melocotón y frambuesa (105)

Licuado de melocotón y frambuesa

6 onzas de yogur sin grasa y sin azúcar (73)

$\frac{1}{4}$ taza de melocotones rebanados (16)

$\frac{1}{4}$ taza de frambuesa (16)

Desglose nutricional del DÍA Nº15

Calorías: 1.995

Fibra (g): 33,00

IG = total<70

% de grasa: 35,00

% AGS: 7,70

% AGMI: 14,52

% AGPI: 9,11

AA (mg): 90

AEP (mg): 600

Colesterol (mg): 179

---

*En el Capítulo 18 encontrará las recetas para preparar los alimentos marcados con un asterisco *.

DÍA Nº16

DESAYUNO: *Muffin* inglés con mantequilla de almendra, naranja, leche

1 *muffin* inglés multigrano (155)
2 cucharadas de mantequilla de almendra (203)
1 naranja mediana (62)
1 taza de leche semidescremada al 1% (102)

1 cápsula de aceite de borraja con la comida (9)

ALMUERZO: Sándwich de pollo (520), manzana fresca

Sándwich de pollo
2 rebanadas de pan de trigo integral (138)
3 onzas de pechuga de pollo cocida, sin el pellejo (147)
1 onza de queso bajo en grasa (50)
2 rebanadas de tocino magro cocido (74)
1 hoja de lechuga (1)
2 rebanadas de tomate (7)
1 cucharada de mayonesa sin colesterol (103)

1 manzana pequeña (55)

CENA: Verduras y *tofu* sofritos al estilo asiático (376), pasta, batatas dulces

Verduras y *tofu* sofritos al estilo asiático
4 onzas de *tofu* firme blando (70)
1 taza de zanahorias picadas en rodajas (55)
$^1/_2$ taza de arvejas chinas (42)
$^1/_2$ taza de brócoli picado (22)
$^1/_2$ taza de hongos rebanados (22)
$^1/_2$ taza de cebolla en rodajas (46)
1 cucharada de aceite de cacahuate para freír el *tofu* y las verduras (119)

1 taza de pasta de trigo integral cocida (174)
$^1/_2$ taza de batata dulce cocida (125)
1 cucharadita de margarina sin transgrasas (29)

1 cápsula de aceite de borraja con la comida (9)

MERIENDA: Queso bajo en grasa y galletas

5 galletas de trigo integral (89)
2 onzas de queso bajo en grasa (98)

Desglose nutricional del DÍA Nº16

Calorías: 2.006
Fibra (g): 36,27
IG = total<70
% de grasa: 34,46
% AGS: 7,48
% AGMI: 14,79
% AGPI: 10,36
AA (mg): 90
AEP (mg): 10
Colesterol (mg): 124

DÍA Nº17

DESAYUNO: Avena con melocotones, yogur

1 taza de avena cocida (145)

1 melocotón pequeño (31)

8 onzas de yogur sin grasa y sin azúcar (98)

1 cápsula de aceite de borraja con la comida (9)

ALMUERZO: Ensalada de pasta y mariscos* (603), galletas, bayas

Ensalada de pasta y mariscos

2 onzas de cangrejo de lata (56)

2 onzas de camarones cocidos (56)

1 taza de pasta cocida con forma de concha (162)

$^{1}/_{2}$ taza de espárragos cocidos (20)

3 cucharadas de mayonesa sin colesterol (309)

5 galletas de trigo integral (89)

$^{1}/_{2}$ taza de fresas (27)

$^{1}/_{2}$ taza de arándanos (41)

CENA: Lomo de res con salsa bearnesa (424), cuscús de limón, coles de Bruselas

Lomo de res con salsa bearnesa

5 onzas de lomo de res magro cocido (299)

$^{1}/_{8}$ bolsa de preparado para salsa bearnesa (12)

1 cucharada de margarina sin transgrasas (87)

$^{1}/_{4}$ taza de leche semidescremada al 1% (26)

Cuscús de limón

1 taza de cuscús, cocido con jugo de limón; agregue un poco de ralladura de limón (176)

1 taza de coles de Bruselas cocidas (56)

1 cucharada de margarina sin transgrasas (87)

1 cápsula de aceite de borraja con la comida (9)

MERIENDA: Uvas frescas y queso bajo en grasa

1 taza de uvas (110)

2 onzas de queso bajo en grasa (98)

Desglose nutricional del DÍA Nº17

Calorías: 2.003

Fibra (g): 21,65

IG = total<70

% de grasa: 37,90

% AGS: 8,69

% AGMI: 12,88

% AGPI: 13,83

AA (mg): 140

AEP (mg): 210

Colesterol (mg): 300

---

*En el Capítulo 18 encontrará las recetas para preparar los alimentos marcados con un asterisco *.

DÍA Nº18

DESAYUNO: Sustituto de huevo revuelto, tocino canadiense, pan tostado con margarina y mermelada, jugo de tomate

¹/₂ taza de sustituto líquido de huevo, cocido (105)

1 onza de tocino canadiense (45)

2 rebanadas de pan de trigo integral (138)

2 cucharaditas de margarina sin transgrasas (58)

1 cucharada de mermelada de azúcar reducida o sin azúcar (34)

8 onzas de jugo de tomate (41)

1 cápsula de aceite de borraja con la comida (9)

ALMUERZO: Sopa de pepino, galleta de centeno, sándwich de carne de res asada (345)

Sopa de pepino

1 taza de pepino picado (16)

¹/₄ taza de crema agria baja en grasa (82)

¹/₄ taza de sopa condensada de crema de pollo (58)

1 galleta de barquillo de centeno (84)

Sándwich de carne de res asada

3 onzas de carne de res *eye of round* magra cocida (143)

2 rebanadas de pan multigrano (130)

1 cucharadita de rábano picante preparado (3)

2 cucharaditas de mayonesa sin colesterol (69)

CENA: Guiso de camarones y vieiras* (302), habichuelas verdes, arroz *risotto* primavera (389), panecillo con margarina

Guiso de camarones y vieiras

3 onzas de vieiras (95)

3 onzas de camarones (84)

1 cucharadita de ajo picado (4)

1 cucharada de aceite de oliva para sofreír las vieiras y los camarones (119)

1 taza de habichuelas verdes cocidas (38)

Arroz *risotto* primavera

¹/₂ taza de consomé de pollo (39)

³/₄ taza de arroz integral cocido (162)

¹/₃ taza de arvejas chinas cocidas (27)

¹/₈ taza de pimientos rojos picados (5)

¹/₃ taza de espárragos picados (13)

1 cucharada de margarina sin transgrasas hecha de aceite vegetal al 70% (87)

¹/₂ onza de queso parmesano (56)

1 panecillo pequeño de trigo integral (75)

1 cápsula de aceite de borraja con la comida (9)

MERIENDA: Postre de cereza (183)

Postre de cereza

1 taza de cerezas (74)

2 cucharadas de copos de avena (76)

1 cucharada de almendras rebanadas (33)

Desglose nutricional del DÍA Nº18

Calorías: 2.011

Fibra (g): 30,52

IG = total<70

% de grasa: 37,02

% AGS: 9,45

% AGMI: 16,78

% AGPI: 8,71

AA (mg): 100

AEP (mg): 250

Colesterol (mg): 325

---

*En el Capítulo 18 encontrará las recetas para preparar los alimentos marcados con un asterisco *.

DÍA Nº19

DESAYUNO: Sándwich de crema de cacahuate y mermelada (360), manzana fresca

Sándwich de crema de cacahuate y mermelada
2 rebanadas de pan de trigo integral (138)
2 cucharadas de crema de cacahuate (188)
1 cucharada de mermelada de azúcar reducida o sin azúcar (34)

1 manzana mediana (72)

1 cápsula de aceite de borraja con la comida (9)

ALMUERZO: Perrito caliente con pan, ensalada de macarrones, pudín de chocolate

1 perrito caliente (148)
1 pan multigrano para perrito caliente (148)
1 cucharadita de mostaza amarilla (3)

Ensalada de macarrones
1 taza de macarrones cocidos (197)
2 cucharadas de apio picado en cubitos (2)
2 cucharadas de mayonesa sin colesterol (206)

$\frac{1}{2}$ taza de pudín de chocolate sin grasa y sin azúcar (74)

CENA: Lomo de cerdo a las hierbas, coliflor con salsa de queso (233), arvejas chinas, panecillo con margarina

6 onzas de lomo de cerdo cocido frotado con romero, pimienta y sal con ajo (279)

Coliflor con salsa de queso
$1\frac{1}{2}$ tazas de coliflor cocida (43)
$\frac{1}{4}$ taza de salsa blanca (92)
2 onzas de queso *Cheddar* bajo en grasa (98)

1 taza de arvejas chinas (83)
1 panecillo pequeño de salvado de avena (67)
1 cucharadita de margarina sin transgrasas (29)

1 cápsula de aceite de borraja con la comida (9)

MERIENDA: Pera fresca

1 pera pequeña (81)

Desglose nutricional del DÍA Nº19
Calorías: 2.000
Fibra (g): 29,42
IG = total<70
% de grasa: 38,75
% AGS: 9,76
% AGMI: 14,63
% AGPI: 11,53
AA (mg): 50
AEP (mg): 0
Colesterol (mg): 175

DÍA Nº20

DESAYUNO: Cereal de la marca *Multi-Bran Chex* con leche y arándanos, *bagel* con queso crema

1 taza de la marca *Multi-Bran Chex* (166)
1 taza de leche semidescremada al 1% (102)
¹/₂ taza de arándanos (41)
¹/₂ *bagel* mediano de salvado de avena (73)
1 cucharada de queso crema bajo en grasa (35)

1 cápsula de aceite de borraja con la comida (9)

ALMUERZO: Sándwich de atún con queso* (467), ensalada de pepino (56), yogur congelado

Sándwich de atún con queso

1 *muffin* inglés multigrano (155)
3 onzas de atún blanco enlatado (109)
1 cucharada de aliño de mayonesa sin colesterol (103)
2 onzas de queso suizo de grasa reducida (100)

Ensalada de pepino

1 taza de pepino en rebanadas (16)
1 cucharadita de aceite de *canola* (40)
Vinagre, hierbas y condimentos al gusto

1 taza de yogur congelado sin grasa y sin azúcar (199)

CENA: Carne molida sofrita, *acorn squash*, espárragos, manzana al horno

5 onzas de carne molida de res cocida (magra al 95%) (242)
1 taza de *acorn squash* cocido (83)
1 cucharadita de margarina sin transgrasas (29)
1 taza de espárragos cocidos (40)
1 manzana pequeña (55)

1 cápsula de aceite de borraja con la comida (9)

MERIENDA: Frutos secos mixtos

¹/₂ taza de frutos secos mixtos tostados sin aceite (407)

Desglose nutricional del DÍA Nº20

Calorías: 2.013
Fibra (g): 34,31
IG = total<70
% de grasa: 35,37
% AGS: 8,63
% AGMI: 16,67
% AGPI: 8,95
AA (mg): 120
AEP (mg): 200
Colesterol (mg): 191

---

*En el Capítulo 18 encontrará las recetas para preparar los alimentos marcados con un asterisco *.

DÍA Nº 21

DESAYUNO: *Omelette* **de queso (154), pan tostado con margarina y mermelada, jugo de naranja**
Omelette de queso
$^1/_2$ taza de sustituto líquido de huevo, cocido (105)
1 onza de queso bajo en grasa (49)

2 rebanadas de pan multigrano (130)
2 cucharaditas de margarina sin transgrasas (58)
2 cucharadas de mermelada de azúcar reducida o sin azúcar (68)
6 onzas de jugo de naranja sin edulcorante (78)

1 cápsula de aceite de borraja con la comida (9)

ALMUERZO: Ensalada de pollo (254), galletas, zanahorias cambray, fresas
Ensalada de pollo
3 onzas de pechuga de pollo cocida, sin el pellejo (147)
1 cucharada de mayonesa sin colesterol (103)
$^1/_4$ taza de apio picado en cubitos (4)

8 galletas de trigo integral (142)
6 zanahorias cambray (21)
1 taza de fresas (53)

CENA: Tortas de cangrejo* (538), tomate asado al horno, brócoli, panecillo con margarina
Tortas de cangrejo
6 onzas de carne de centolla de Alaska (165)
2 cucharadas de sustituto líquido de huevo, cocido (26)
$^1/_4$ taza de pan molido (rallado) (107)
2 cucharadas de aceite de *canola* para freír las tortas de cangrejo (240)

1 tomate mediano (22), asado al horno con $^1/_2$ onza de queso parmesano rallado (61)
1 taza de brócoli cocido (44)
1 panecillo pequeño de trigo integral (75)
1 cucharadita de margarina sin transgrasas (29)

1 cápsula de aceite de borraja con la comida (9)

MERIENDA: Yogur de plátano y almendra (266)
Yogur de plátano y almendra
8 onzas de yogur sin grasa y sin azúcar (98)
1 plátano pequeño (90)
2 cucharadas de almendras picadas en tiritas finas (78)

> **Desglose nutricional del DÍA Nº21**
> Calorías: 2.011
> Fibra (g): 26,52
> IG = total<70
> % de grasa: 38,31
> % AGS: 6,74
> % AGMI: 16,36
> % AGPI: 13,14
> AA (mg): 140
> AEP (mg): 510
> Colesterol (mg): 187

*En el Capítulo 18 encontrará las recetas para preparar los alimentos marcados con un asterisco *.

DÍA Nº22

DESAYUNO: Panqueques con margarina y melocotones, leche

3 panqueques de trigo integral (de 4 pulgadas) hechos de harina preparada y sustituto líquido de huevo (275)

2 cucharaditas de margarina sin transgrasas (58)

1 taza de melocotones (59)

1 taza de leche semidescremada al 1% (102)

1 cápsula de aceite de borraja con la comida (9)

ALMUERZO: Pan árabe con carne de res asada (417), ensalada de espárragos (150)

Pan árabe con carne de res asada

3 onzas de carne de res *eye of round* magra cocida (143)

1 pan árabe de trigo integral de 6 pulgadas (170)

1 cucharada de mayonesa sin colesterol (103)

1 hoja de lechuga (1)

Ensalada de espárragos

³/₄ taza de espárragos cocidos (30)

1 cucharada de aceite de *canola* (120)

Vinagre, jugo de limón y hierbas al gusto

CENA: Lomo de cerdo sofrito al estilo asiático (366), arroz integral, panecillo con margarina, pudín de vainilla con fresas

Lomo de cerdo sofrito al estilo asiático

4 onzas de lomo de cerdo (186)

¹/₂ taza de pimientos verdes picados en rodajas (9)

¹/₂ taza de pimientos rojos picados en rodajas (12)

¹/₂ taza de brócoli picado (7)

¹/₂ taza de hongos rebanados (8)

¹/₂ taza de cebolla en rodajas (24)

1 cucharada de aceite de *canola* para sofreír la carne y las verduras al estilo asiático (120)

1 taza de arroz integral cocido (216)

1 panecillo pequeño de trigo integral (75)

1 cucharadita de margarina sin transgrasas (29)

¹/₂ taza de pudín de vainilla sin grasa y sin azúcar (75)

1 taza de fresas (53)

1 cápsula de aceite de borraja con la comida (9)

MERIENDA: Apio relleno de queso con pimientos

2 tallos de apio (11)

1 onza de queso con pimientos procesado para untar (106)

Desglose nutricional del DÍA Nº22

Calorías: 2.010

Fibra (g): 28,15

IG = total<70

% de grasa: 38,38

% AGS: 8,95

% AGMI: 15,54

% AGPI: 11,40

AA (mg): 80

AEP (mg): 0

Colesterol (mg): 268

DÍA Nº23

DESAYUNO: Pan tostado con queso (264), gajos de cítricos
Pan tostado con queso
2 rebanadas de pan multigrano (130)
2 cucharaditas de margarina sin transgrasas hecha de aceite vegetal al 70% (58)
1¹/₂ onzas de queso bajo en grasa (76)
³/₄ taza de naranja en gajos (63)
³/₄ taza de toronja en gajos (55)

1 cápsula de aceite de borraja con la comida (9)

ALMUERZO: Ensalada de pasta con jamón y brócoli (561), *muffin* de salvado
Ensalada de pasta con jamón y brócoli
3 onzas de jamón magro cocido (123)
2 onzas de queso *mozzarella* semidescremado (171)
1 taza de macarrones con forma de espiral cocidos (189)
¹/₂ taza de brócoli fresco picado (15)
6 tomates pequeños, partidos a la mitad (18)
¹/₄ taza de aliño al estilo italiano bajo en grasa (45)

1 *muffin* mediano bajo en grasa (169)

CENA: Ostras gratinadas* (392), ensalada de espinacas con vinagreta (91), panecillo con margarina, manzana
Ostras gratinadas
5 onzas de ostras orientales (112)
¹/₄ taza de pan rallado sin sazonador (107)
2 cucharadas de margarina sin transgrasas (173)

Ensalada de espinacas con vinagreta
1 taza de espinaca frescas (7)
¹/₄ taza de hongos rebanados (4)
2 cucharaditas de aceite de oliva (80)
Vinagre de frambuesa y hierbas al gusto

1 panecillo pequeño de salvado de avena (67)
1 cucharadita de margarina sin transgrasas (29)
¹/₂ taza de manzana cocida (73)

1 cápsula de aceite de borraja con la comida (9)

MERIENDA: Yogur congelado sin grasa y sin azúcar con melocotones
1 taza de yogur congelado sin grasa y sin azúcar (199)
1 melocotón pequeño (31)

> **Desglose nutricional del DÍA Nº23**
> Calorías: 2.012
> Fibra (g): 24,82
> IG = total<70
> % de grasa: 35,70
> % AGS: 10,08
> % AGMI: 15,68
> % AGPI: 7,54
> AA (mg): 70
> AEP (mg): 320
> Colesterol (mg): 178

*En el Capítulo 18 encontrará las recetas para preparar los alimentos marcados con un asterisco *.

DÍA Nº24

DESAYUNO: Avena con albaricoques y leche, jugo de manzana

1 taza de avena cocida (145)

1/3 taza de albaricoques secos (103)

1 taza de leche semidescremada al 1% (102)

4 onzas de jugo de manzana sin edulcorante (58)

1 cápsula de aceite de borraja con la comida (9)

ALMUERZO: Ensalada de camarones al *curry** (706), galletas, Ensalada de gelatina (121)

Ensalada de camarones al *curry*

5 onzas de camarones cocidos (140)

1 taza de arroz integral cocido (216)

1/3 taza de chícharos verdes cocidos (41)

3 cucharadas de mayonesa sin colesterol (309)

6 galletas de trigo integral (106)

Ensalada de gelatina

1/2 taza de gelatina sin azúcar preparada (9)

1/4 taza de manzana picada en cubitos (14)

2 cucharadas de nuez de Castilla picada (98)

CENA: Bistec *sirloin* con queso azul (376), batata dulce, habichuelas verdes

Bistec *sirloin* con queso azul

5 onzas de bistec *top sirloin* magro de res (276), asado al horno o a la parrilla con 1 onza de queso azul (100)

1 batata dulce mediana al horno (103)

1 taza de habichuelas verdes cocidas (38)

1 cucharadita de margarina sin transgrasas (29)

1 cápsula de aceite de borraja con la comida (9)

MERIENDA: *Pretzels* de harina integral

1 onza de *pretzels* de harina integral (103)

Desglose nutricional del DÍA Nº24

Calorías: 2.008

Fibra (g): 29,32

IG = total<70

% de grasa: 36,19

% AGS: 9,00

% AGMI: 10,10

% AGPI: 15,39

AA (mg): 160

AEP (mg): 240

Colesterol (mg): 436

---

*En el Capítulo 18 encontrará las recetas para preparar los alimentos marcados con un asterisco *.

DÍA Nº 25

DESAYUNO: *Multigrain Cheerios* **con leche y plátano, palito de queso** *mozzarella*

³/₄ taza de cereal de la marca *Multigrain Cheerios* (81)

1 taza de leche semidescremada al 1% (102)

1 plátano pequeño (90)

1 palito de queso *mozzarella* semidescremado de 1 onza (86)

1 cápsula de aceite de borraja con la comida (9)

ALMUERZO: Pizza de pan árabe de carne de res a la barbacoa (308), ensalada de maíz y frijoles negros (255)

Pizza de pan árabe de carne de res a la barbacoa

1 pan árabe de trigo integral de 4 pulgadas (como base para la pizza) (74)

2 cucharadas de salsa tipo barbacoa (23)

3 onzas de carne molida de res cocida (magra al 95%) (145)

¹/₄ taza de cebolla picada (17)

1 onza de queso bajo en grasa (49)

Ensalada de maíz y frijoles negros

¹/₄ taza de maíz amarillo (151)

¹/₄ taza de frijoles negros de lata (55)

2 cucharadas de pimiento verde picado (4)

2 cucharadas de pimiento rojo picado (5)

1 cucharadita de aceite de *canola* (40)

Vinagre, jugo de limón, cilantro y condimentos al gusto

CENA: Pollo "frito" al horno (249), zanahorias, ensalada mixta con aliño al estilo *ranch*, **manzana crujiente al horno (224)**

Pollo "frito" al horno

4 onzas de pechuga de pollo cocida, sin el pellejo (196)

2 cucharadas de pan rallado sin sazonador (53)

1 taza de zanahorias cocidas (55)

2 cucharadas de margarina sin transgrasas (173)

Ensalada mixta con aliño al estilo *ranch* bajo en grasa

1 taza de lechuga (6)

¹/₄ taza de pepino en rebanadas (4)

¹/₄ taza de zanahoria rallada (11)

2 cucharadas de aliño al estilo *ranch* bajo en grasa (68)

Manzana crujiente al horno

1 taza de manzana en rebanadas (53)

2 cucharadas de copos de avena (76)

2 cucharadas de almendras rebanadas (66)

1 cucharadita de margarina sin transgrasas (29)

1 cápsula de aceite de borraja con la comida (9)

MERIENDA: Rehiletes de jamón y queso (277)

Rehiletes de jamón y queso

1 tortilla de harina de trigo de 6 pulgadas (150)

1 onza de jamón extramagro (37)

2 cucharadas de queso crema bajo en grasa (69)

1 cucharada de pimiento verde picado en cubitos (2)

2 cucharadas de aceitunas negras picadas en cubitos (19)

Desglose nutricional del DÍA Nº25

Calorías: 1.970

Fibra (g): 31,18

IG = total<70

% de grasa: 35,62

% AGS: 7,80

% AGMI: 16,03

% AGPI: 9,41

AA (mg): 80

AEP (mg): 900

Colesterol (mg): 206

DÍA Nº 26

DESAYUNO: *Muffin* de salvado con margarina, ensalada de fruta

1 *muffin* bajo en grasa de salvado de 2 onzas (153)

1 cucharadita de margarina sin transgrasas (29)

Ensalada de fruta

¼ taza de kiwi (27)

¼ taza de piña (19)

¼ taza de arándanos (21)

¼ taza de melocotones (17)

1 cápsula de aceite de borraja con la comida (9)

ALMUERZO: Sándwich de bistec y queso al estilo Filadelfia (519), *coleslaw* con vinagreta (112), melocotón fresco

Sándwich de bistec y queso al estilo Filadelfia

1 panecillo de trigo integral para *hoagie* (173)

3 onzas de lomo de res magro, cocido (179)

¾ taza de cebolla en rodajas (36)

½ cucharadita de aceite de *canola* para sofreír la carne y la cebolla (20)

1 onza de queso tipo *provolone* (100)

1 cucharada de salsa *Worcestershire* (11)

Coleslaw con vinagreta

1½ tazas de repollo picado (32)

2 cucharaditas de aceite de *canola* (80)

Vinagre, sustituto de azúcar y condimentos al gusto

1 melocotón pequeño (31)

CENA: Salmón con salsa cremosa de tomates secados al sol y pasta* (749), espinacas sofritas con piñones (87)

Salmón con salsa cremosa de tomates secados al sol

4 onzas de salmón silvestre cocido o de lata (u otro pescado de la Categoría Nº1) (245)

½ taza de salsa blanca (184)

1 onza de queso parmesano fresco rallado (111)

¼ taza de tomates secados al sol (35)

1 taza de pasta de trigo integral (174)

Espinacas sofritas con piñones

1 taza de espinacas (40) sofritas (salteadas) con 1 cucharadita de aceite de oliva (41)

10 piñones secos (6)

1 cápsula de aceite de borraja con la comida (9)

MERIENDA: Yogur con arándanos y almendras

Yogur con arándanos y almendras

8 onzas de yogur sin grasa y sin azúcar (98)

¾ taza de arándanos (62)

2 cucharadas de almendras rebanadas (66)

Desglose nutricional del DÍA Nº26

Calorías: 2.008

Fibra (g): 30,73

IG = total<70

% de grasa: 37,50

% AGS: 10,33

% AGMI: 16,45

% AGPI: 8,32

AA (mg): 70

AEP (mg): 600

Colesterol (mg): 222

---

*En el Capítulo 18 encontrará las recetas para preparar los alimentos marcados con un asterisco *.

DÍA Nº27

DESAYUNO: Sustituto de huevo revuelto, pan tostado con margarina y mermelada, tocino canadiense, toronja

$^1/_2$ taza de sustituto líquido de huevo, cocido (105)

1 onza de tocino canadiense (45)

2 rebanadas de pan de trigo integral (138)

2 cucharaditas de margarina sin transgrasas (58)

2 cucharadas de mermelada de azúcar reducida o sin azúcar (68)

$^1/_2$ toronja mediana (41)

1 cápsula de aceite de borraja con la comida (9)

ALMUERZO: Ensalada oriental de pollo a la parrilla con vinagreta de naranja (496), tomate rebanado

Ensalada oriental de pollo a la parrilla con vinagreta de naranja

2 tazas de lechuga de hoja verde (17)

4 onzas de pechuga de pollo sin el pellejo, asada a la parrilla (196)

$^1/_4$ taza de zanahoria rallada (11)

$^1/_4$ taza de cebolla verde picada (8)

$^1/_4$ taza de mandarinas (23)

2 cucharadas de fideos chinos tipo *chow mein* (30)

2 cucharadas de almendras picadas en tiritas finas (78)

1 cucharada de aceite de *canola* (120)

1 onza de jugo de naranja sin edulcorante (13)

1 tomate grande en rebanadas (33)

CENA: Chuleta de cerdo recubierta de pacanas (348), espárragos, arroz silvestre, pera cocida

Chuleta de cerdo recubierta de pacanas

4 onzas de chuleta de cerdo (*top loin*) magra cocida (194)

2 cucharadas de pacanas picadas en trocitos (94)

$^1/_2$ cucharada de aceite de *canola* (60)

1 taza de espárragos cocidos (40)

1 taza de arroz silvestre cocido (166)

1 pera mediana (96)

1 cápsula de aceite de borraja con la comida (9)

MERIENDA: Mezcla de frutas y frutos secos (354)

Mezcla de frutas y frutos secos

$^1/_4$ taza de almendras picadas en tiritas finas (156)

6 mitades de albaricoque seco (51)

6 rodajas de manzana seca (93)

2 cucharadas de cereal de la marca *Grape-Nuts* (54)

Desglose nutricional del DÍA Nº27

Calorías: 2.006

Fibra (g): 35,38

IG = total<70

% de grasa: 35,82

% AGS: 5,11

% AGMI: 18,71

% AGPI: 10,22

AA (mg): 160

AEP (mg): 10

Colesterol (mg): 197

DÍA Nº28

DESAYUNO: *Bagel* con queso crema, tomate y salmón ahumado, jugo de manzana y arándano

1 *bagel* pequeño de salvado de avena (66)

2 onzas de salmón ahumado tipo *chinook* (66)

2 cucharadas de queso crema bajo en grasa (69)

2 rebanadas de tomate fresco (7)

6 onzas de jugo bajo en calorías de manzana y arándano (34)

1 cápsula de aceite de borraja con la comida (9)

ALMUERZO: Hamburguesa con queso, frijoles al horno, pepinillo, manzana

Hamburguesa con queso

1 pan integral para hamburguesa (114)

4 onzas de carne molida de res cocida (magra al 95%) (194)

³/₄ onza de queso bajo en grasa (38)

1 cucharada de mayonesa sin colesterol (103)

1 pepinillo grande (24)

³/₄ taza de frijoles vegetarianos al horno (177)

1 manzana pequeña (55)

CENA: Camarones asados a la parrilla* (220), arroz horneado a la naranja (267), habichuelas verdes, fresas y plátanos

Camarones asados a la parrilla

5 onzas de camarones cocidos (140)

2 cucharaditas de aceite de *canola* (80)

Arroz horneado a la naranja

1 taza de arroz integral cocido (215)

4 onzas de jugo de naranja sin edulcorante (utilizado como parte del líquido con que se cuece el arroz) (52)

1 taza de habichuelas verdes cocidas (38)

1 cucharada de margarina sin transgrasas (87)

³/₄ taza de fresas (40)

³/₄ taza de plátanos en rebanadas (100)

1 cápsula de aceite de borraja con la comida (9)

MERIENDA: Cacahuates tostados sin aceite

¹/₃ taza de cacahuates tostados sin aceite (282)

Desglose nutricional del DÍA Nº28

Calorías: 1.999

Fibra (g): 35,59

IG = total<70

% de grasa: 35,17

% AGS: 7,93

% AGMI: 14,92

% AGPI: 10,97

AA (mg): 160

AEP (mg): 350

Colesterol (mg): 400

---

*En el Capítulo 18 encontrará las recetas para preparar los alimentos marcados con un asterisco *.

La receta Chilton para remediar las inflamaciones

Para las personas que sufren una enfermedad inflamatoria.

- Coma alimentos cuyos valores en el Índice Inflamatorio no sumen más de 100 por día.

- Consuma por lo menos 400 miligramos diarios de ácido eicosapentanoico (AEP; vea la página 133 para más información acerca de esta sustancia y su papel en controlar la inflamación), en promedio. Esta cantidad equivale a aproximadamente cuatro raciones de pescado de las Categorías Nº1 o Nº2 a la semana o bien a cinco raciones de pescado de la Categoría Nº3. Si prefiere tomar un suplemento, ingiera una cápsula (normalmente entre 150 y 180 miligramos) de AEP tres veces al día, a la hora del desayuno, el almuerzo y la cena.

- Consuma al menos de 650 a 950 miligramos de AGL, en promedio, al día en forma de un suplemento como el aceite de borraja: tome una cápsula (esta debe de contener de 210 a 240 miligramos) tres veces al día, a la hora del desayuno, el almuerzo y la cena.

- NO consuma las dosis recomendadas de AGL sin tomar AEP, ya sea a través del pescado que come o por medio de suplementos como el aceite de pescado (*fish oil*).

- Elija alimentos con carbohidratos cuyos valores en el índice glucémico sean de bajos a moderados.

(*Nota*: si encuentra en este capítulo términos que no entiende o que nunca ha visto, remítase al glosario en la página 310).

DÍA Nº1

DESAYUNO: Sustituto de huevo revuelto, *muffin* inglés con margarina y mermelada, jugo de tomate

$^1/_2$ taza de sustituto líquido de huevo, cocido (105)

1 *muffin* inglés de trigo integral (134)

2 cucharaditas de margarina sin transgrasas (58)

2 cucharadas de mermelada de azúcar reducida o sin azúcar (68)

6 onzas de jugo de tomate (31)

1 cápsula de aceite de borraja con la comida (9)

ALMUERZO: Hamburguesa con queso y pan (307), ensalada mixta con vinagreta, manzana fresca

Hamburguesa con queso y pan

1 pan multigrano para hamburguesa (113)

3 onzas de carne molida de res cocida (magra al 95%) (145)

1 onza de queso bajo en grasa (49)

Ensalada mixta con vinagreta

1 taza de lechuga de hoja verde (8)

$^1/_4$ taza de pepinos en rebanadas (4)

4 tomates pequeños (12)

1 cucharada de vinagreta (72)

1 manzana mediana (72)

1 cápsula de aceite de borraja con la comida (9)

CENA: Caballa al limón con hierbas* (297), arroz integral (349), brócoli al parmesano (155), panecillo con margarina

4 onzas de caballa del Atlántico asada al horno o a la parrilla (u otro pescado de la Categoría Nº1) (297)

Arroz integral

1 taza de arroz integral cocido (216)

$^1/_4$ taza de zanahoria rallada cocida (14)

1 cucharada de aceite de oliva (119)

Brócoli al parmesano

1 taza de brócoli cocido (44)

1 onza de queso parmesano fresco rallado (111)

1 panecillo pequeño de trigo integral (75)

$^1/_2$ cucharada de margarina sin transgrasas (43)

1 cápsula de aceite de borraja con la comida (9)

MERIENDA: Licuado de melocotón (189)

Licuado de melocotón

$^1/_2$ taza de leche semidescremada al 1% (51)

$^1/_2$ taza de yogur congelado sin grasa y sin azúcar (100)

1 melocotón mediano (38)

Desglose nutricional del DÍA Nº1

Calorías: 2.006

Fibra (g): 27,33

IG = total<70

% de grasa: 37,65

% AGS: 10,30

% AGMI: 16,56

% AGPI: 8,45

AA (mg): 100

AEP (mg): 570

Colesterol (mg): 186

---

*En el capítulo 18 encontrará las recetas para preparar los alimentos marcados con un asterisco *.
Ojo: vea la explicación de las abreviaturas de los valores alimenticios en la página 230.

DÍA Nº 2

DESAYUNO: Toronja, *omelette* (185), pan tostado con margarina y mermelada
$^1/_2$ toronja mediana (41)

Omelette
$^1/_2$ taza de sustituto líquido de huevo, cocido (105)
$^1/_4$ taza de pimiento verde picado (8)
$^1/_2$ onza de tocino canadiense picado en cubitos (23)
1 onza de queso bajo en grasa rallado (49)

2 rebanadas de pan de salvado de avena (142)
2 cucharaditas de margarina sin transgrasas (58)
1 cucharada de mermelada de azúcar reducida o sin azúcar (34)

1 cápsula de aceite de borraja con la comida (9)

ALMUERZO: Ensalada de atún Nº2* (471), galletas, zanahoria y pimientos, pudín con fresas
Ensalada de atún Nº2
4 onzas de atún blanco enlatado (145)
2 cucharadas de mayonesa sin colesterol (206)
$^1/_4$ taza de manzana picada (14)
$^1/_4$ taza de apio picado (4)
2 cucharadas de nuez de Castilla picada (102)

$^1/_2$ taza de zanahoria picada en tiritas (25)
$^1/_2$ taza de pimiento rojo picado en tiritas (12)
8 galletas de trigo integral (142)
$^1/_2$ taza de pudín sin grasa y sin azúcar de vainilla (75)
1 taza de fresas (53)

1 cápsula de aceite de borraja (9)

CENA: Chuleta de cerdo a la barbacoa, maíz amarillo, espárragos, ensalada de pepino y tomate (96), panecillo con margarina
4 onzas de chuleta de cerdo *top loin* magra, (194) cocida con 1 cucharada de salsa tipo barbacoa (12)
1 taza de espárragos cocidos (40)
1 taza de maíz amarillo cocido (177)

Ensalada de pepino y tomate
$^1/_3$ taza de pepinos en rebanadas (5)
$^1/_3$ taza de tomate picado (11)
2 cucharaditas de aceite de oliva (80)
Vinagre y hierbas al gusto

1 panecillo pequeño de trigo integral (75)
1 cucharada de margarina sin transgrasas (29)

1 cápsula de aceite de borraja (9)

MERIENDA: Yogur con cereal (128)
Yogur con cereal
8 onzas de yogur sin grasa y sin azúcar (98)
$^1/_4$ taza de cereal de la marca *Fiber One* (30)

Desglose nutricional del DÍA Nº2
Calorías: 2.016
Fibra (g): 35,03
IG = total<70
% de grasa: 38,76
% AGS: 6,96
% AGMI: 14,0
% AGPI: 15,36
AA (mg): 90
AEP (mg): 260
Colesterol (mg): 152

---

*En el capítulo 18 encontrará las recetas para preparar los alimentos marcados con un asterisco *.

DÍA Nº3

DESAYUNO: Requesón con bayas, *muffin* de salvado de avena con margarina

½ taza de requesón semidescremado al 1% (81)

½ taza de arándanos (41)

½ taza de fresas (27)

1 *muffin* bajo en grasa mediano de salvado de avena (305)

1 cucharadita de margarina sin transgrasas (29)

1 cápsula de aceite de borraja (9)

ALMUERZO: Ensalada oriental de *flank steak* con vinagreta de naranja (353), panecillo, ensalada de fruta (91)

Ensalada oriental de *flank steak* con vinagreta de naranja

2 tazas de lechuga de hoja verde (17)

3 onzas de *flank steak* de res cocido (158)

¼ taza de mandarinas (23)

¼ taza de zanahoria rallada (11)

¼ taza de cebolla morada en rodajas (12)

1 cucharada de aceite de cacahuate (119)

1 onza de jugo de naranja sin edulcorante (13)

Vinagre y especias al gusto

1 panecillo pequeño de trigo integral (75)

Ensalada de fruta

⅓ taza de kiwi (36)

⅓ taza de uvas (37)

⅓ taza de fresas (18)

1 cápsula de aceite de borraja (9)

CENA: Salmón asado al horno* (367), habichuelas verdes almendradas (203), batata dulce al horno, manzana al horno

6 onzas de salmón tipo *sockeye* silvestre cocido (u otro pescado de la Categoría Nº1) (367)

Habichuelas verdes almendradas

1 taza de habichuelas verdes cocidas (38)

2 cucharadas de almendras picadas en tiritas finas (78)

1 cucharada de margarina sin transgrasas (87)

1 batata dulce mediana al horno (103)

1 manzana mediana, horneada con canela (72)

1 cápsula de aceite de borraja (9)

MERIENDA: Galletas con queso

8 galletas de trigo integral (142)

2 onzas de queso bajo en grasa (98)

Desglose nutricional del DÍA Nº3
Calorías: 2.014
Fibra (g): 31,24
IG = total<70
% de grasa: 35,89
% AGS: 7,77
% AGMI: 15,95
% AGPI: 9,36
AA (mg): 80
AEP (mg): 900
Colesterol (mg): 206

*En el capítulo 18 encontrará las recetas para preparar los alimentos marcados con un asterisco *.

DÍA Nº 4

DESAYUNO: Jugo de manzana y arándano, muffin *sustancioso* (349)

6 onzas de jugo bajo en calorías de manzana y arándano (34)

Muffin sustancioso
1 *muffin* inglés multigrano (155)
2 cucharaditas de margarina sin transgrasas (58)
1/4 taza de sustituto líquido de huevo, cocido (53)
1 onza de tocino canadiense (45)
3/4 onza de queso amarillo bajo en grasa (38)

1 cápsula de aceite de borraja (9)

ALMUERZO: Pan árabe de carne de res y queso tipo *provolone* (441), ensalada de espinacas con vinagreta (167), melocotón fresco

Pan árabe de carne de res y queso tipo *provolone*
1 pan árabe de trigo integral de 6 pulgadas (170)
2 cucharadas de aliño bajo en grasa al estilo *ranch* (66)
2 onzas de carne de res *eye of round* magra cocida (95)
1 onza de queso tipo *provolone* (100)
1 hoja de lechuga (2)
1/4 taza de tomates picados (8)

Ensalada de espinacas con vinagreta
1 taza de espinaca frescas (7)
1 rebanada de tocino cocido magro (37)
1/4 taza de hongos rebanados (4)
1 cucharada de aceite de oliva (119)
Vinagre y hierbas al gusto

1 melocotón pequeño (31)

1 cápsula de aceite de borraja (9)

CENA: Lomo de cerdo a la mostaza asado a la parrilla, cuscús de limón, arvejas chinas, yogur congelado

Lomo de cerdo a la mostaza asado a la parrilla
4 onzas de lomo de cerdo cocido (186)

1 cucharadita de mostaza *Dijon* (para untar en la carne) (3)

Cuscús de limón
1 taza de cuscús cocido con jugo y ralladura de limón (176)

1 taza de arvejas chinas cocidos (83)
1 cucharada de margarina sin transgrasas (87)
1 taza de yogur congelado sin grasa y sin azúcar (199)

1 cápsula de aceite de borraja (9)

MERIENDA: *Multigrain Cheerios* con leche y zarzamoras

1 taza del cereal de la marca *Multigrain Cheerios* (108)
3/4 taza de leche semidescremada al 1% (77)
1/2 taza de arándanos (41)

Desglose nutricional del DÍA Nº 4

Calorías: 1.970
Fibra (g): 31,18
IG = total<70
% de grasa: 35,62
% AGS: 7,80
% AGMI: 16,03
% AGPI: 9,41
AA (mg): 80
AEP (mg): 900
Colesterol (mg): 206

DÍA Nº5

DESAYUNO: Panqueques de trigo integral (403), tocino canadiense, manzana en rebanadas

Panqueques de trigo integral

1/2 taza de mezcla comercial para panqueques integrales (241)

1/2 taza de leche semidescremada al 1% (51)

1/4 taza de sustituto líquido de huevo, cocido (53)

2 cucharaditas de margarina sin transgrasas (58)

1 taza de manzana en rebanadas (97)

1 onza de tocino canadiense (45)

1 cápsula de aceite de borraja (9)

ALMUERZO: Ensalada de pollo (254), galletas, pepinos adobados (48), fresas

Ensalada de pollo

3 onzas de pechuga de pollo cocida (sin pellejo) (147)

1 cucharada de mayonesa sin colesterol (103)

1/4 taza de apio picado (4)

8 galletas de trigo integral (142)

Pepinos adobados

1/2 taza de pepinos en rebanadas (8)

1 cucharadita de aceite de *canola* (40)

Vinagre, hierbas y condimentos al gusto

1 taza de fresas (53)

1 cápsula de aceite de borraja (9)

CENA: Tortas de cangrejo* (538), brócoli, tomate asado al horno, panecillo con margarina

Tortas de cangrejo

6 onzas de carne de centolla de Alaska (165)

2 cucharadas de sustituto líquido de huevo, cocido (26)

1/4 taza de pan rallado sin sazonador (107)

2 cucharadas de aceite de *canola* para freír las tortas de cangrejo (240)

1 tomate grande en rebanadas (33)

1 taza de brócoli cocido (44)

1 panecillo pequeño de trigo integral (75)

1 cucharadita de margarina sin transgrasas (29)

1 cápsula de aceite de borraja (9)

MERIENDA: Plátano con yogur (227)

Plátano con yogur

8 onzas de yogur sin grasa y sin azúcar (98)

1 plátano pequeño (90)

1 cucharada de almendras picadas en tiritas finas (39)

Desglose nutricional del DÍA Nº5

Calorías: 2.015

Fibra (g): 25,40

IG = total<70

% de grasa: 36,72

% AGS: 5,47

% AGMI: 15,67

% AGPI: 13,0

AA (mg): 140

AEP (mg): 510

Colesterol (mg): 188

---

*En el capítulo 18 encontrará las recetas para preparar los alimentos marcados con un asterisco *.

DÍA Nº6

DESAYUNO: *Bagel* con queso crema, toronja

1 *bagel* mediano de salvado de avena (181)

2 cucharadas de queso crema bajo en grasa (69)

$^1/_2$ toronja mediana (41)

1 cápsula de aceite de borraja (9)

ALMUERZO: Ensalada de pizza hawaiana con vinagreta (360), galletas, uvas

Ensalada de pizza hawaiana con vinagreta

2 tazas de lechuga de hoja verde (17)

2 onzas de queso *mozzarella* semidescremado (144)

2 onzas de jamón magro (92)

$^1/_4$ taza de piña (19)

$^1/_2$ taza de tomate picado (16)

1 cucharada de vinagreta (72)

5 galletas de trigo integral (89)

2 tazas de uvas (221)

1 cápsula de aceite de borraja (9)

CENA: Coctel de camarones, lomo de res con queso azul (289), calabacín gratinado (168), batata dulce al horno, peras cocidas

4 onzas de camarones cocidos (112)

2 cucharadas de salsa para coctel de mariscos (35)

Lomo de res con queso azul

4 onzas de lomo magro de res asado al horno o a la parrilla (239) con $^1/_2$ onza de queso azul (50)

1 batata dulce mediana al horno (103)

1 cucharadita de margarina sin transgrasas (29)

Calabacín gratinado

1 taza de calabacín cocido (29)

1 cucharadita de aceite de oliva (40)

1 cucharada de pan rallado sin sazonador (27)

1 onza de queso *mozzarella* semidescremado (72)

$^3/_4$ taza de peras (53)

1 cápsula de aceite de borraja (9)

MERIENDA: Pistachos

$^1/_3$ taza de pistachos tostados sin aceite (231)

Desglose nutricional del DÍA Nº6
Calorías: 2.008
Fibra (g): 28,46
IG = total<70
% de grasa: 36,55
% AGS: 12,33
% AGMI: 14,73
% AGPI: 6,95
AA (mg): 150
AEP (mg): 190
Colesterol (mg): 431

DÍA Nº7

DESAYUNO: Avena con arándanos (186), pan tostado con queso, jugo de manzana

1 taza de avena cocida (145)

$^{1}/_{2}$ taza de arándanos (41)

Pan tostado con queso

1 rebanada de pan de trigo integral (69)

1 cucharadita de margarina sin transgrasas (29)

1 onza de queso bajo en grasa (51)

4 onzas de jugo de manzana sin edulcorante (58)

1 cápsula de aceite de borraja (9)

ALMUERZO: Sándwich de carne de cerdo asada (348), *Coleslaw* (133), cantaloup

Sándwich de carne de cerdo asada

1 pan integral para hamburguesa (114)

3 onzas de carne asada de cerdo *top loin* magra cocida (165)

2 cucharaditas de mayonesa sin colesterol (69)

Coleslaw

1 taza de repollo picado (21)

2 cucharadas de aliño de grasa reducida para *coleslaw* (112)

2 tazas de cantaloup (109)

1 cápsula de aceite de borraja (9)

CENA: Salmón al limón con hierbas* (306), lentejas gratinadas (313), ensalada César

5 onzas de salmón tipo *sockeye* a la parrilla o asado al horno (u otro pescado de la Categoría Nº1) (306)

Lentejas gratinadas

1 taza de lentejas cocidas (230)

1 cucharada de pan rallado sin sazonador (27)

$^{1}/_{2}$ onza de queso parmesano fresco rallado (56)

Ensalada César

1 taza de lechuga romana (10)

2 cucharadas de crutones sin sazonador (15)

2 cucharadas de aliño bajo en grasa para ensalada César (33)

$^{1}/_{2}$ onza de queso parmesano fresco rallado (56)

1 cápsula de aceite de borraja (9)

MERIENDA: Manzana con crema de cacahuate

1 manzana mediana (72)

2 cucharadas de crema de cacahuate (192)

Desglose nutricional del DÍA Nº7
Calorías: 2.007
Fibra (g): 38,6
IG = total<70
% de grasa: 34,20
% AGS: 8,50
% AGMI: 13,91
% AGPI: 8,47
AA (mg): 70
AEP (mg): 750
Colesterol (mg): 228

*En el capítulo 18 encontrará las recetas para preparar los alimentos marcados con un asterisco *.

DÍA Nº 8

DESAYUNO: *Granola* **(374) con bayas y leche**

Granola

¹/₄ taza de copos de avena (152)

1 cucharada de miel (64)

1 cucharada de semillas de girasol tostadas (50)

2 cucharadas de nuez de Castilla picada (102)

2 cucharadas de jugo mixto bajo en calorías de manzana y arándano (6)

¹/₄ taza de fresas (13)

¹/₄ taza de frambuesa (16)

¹/₄ taza de arándanos (21)

1 taza de leche semidescremada al 1% (102)

1 cápsula de aceite de borraja (9)

ALMUERZO: Sándwich de bistec (374), uvas

Sándwich de bistec

1 pan multigrano para hamburguesa (113)

3 onzas de *flank steak* de res cocido (158)

1 cucharada de mayonesa sin colesterol (103)

1 taza de uvas (110)

1 cápsula de aceite de borraja (9)

CENA: Pollo a la italiana (478), espaguetis, habichuelas verdes a la vinagreta (74), ensalada mixta con aliño al estilo italiano (41)

Pollo a la italiana

4 onzas de pechuga de pollo cocida (sin pellejo) (196)

2 cucharadas de pan molido (rallado) sazonado (55)

1 cucharada de aceite de oliva para freír el pollo (119)

¹/₄ taza de salsa marinara (36)

1 onza de queso *mozzarella* semidescremado (72)

1 taza de espaguetis de trigo integral, cocidos (174)

Habichuelas verdes a la vinagreta

1 taza de habichuelas verdes cocidas (38)

1 cucharada de pimientos rojos picados en cubitos (2)

1 cucharada de mermelada de azúcar reducida o sin azúcar (34)

Vinagre y especias al gusto

Ensalada mixta con aliño al estilo italiano

1 taza de lechuga romana (10)

3 tomates pequeños (9)

2 cucharadas de aliño al estilo italiano bajo en grasa (22)

1 cápsula de aceite de borraja (9)

MERIENDA: *Pie* **de manzana y queso** *ricotta* **(198)**

Pie de manzana y queso *ricotta*

¹/₂ taza de queso *ricotta* bajo en grasa (170)

¹/₂ manzana pequeña, picada en cubitos (28)

1 cucharadita de canela y especias

Desglose nutricional del DÍA Nº8

Calorías: 2.002

Fibra (g): 28,68

IG = total<70

% de grasa: 35,80

% AGS: 9,76

% AGMI: 12,67

% AGPI: 10,96

AA (mg): 120

AEP (mg): 10

Colesterol (mg): 208

DÍA Nº9

DESAYUNO: *Frittata* de verduras y queso *ricotta* (207), pan tostado con margarina y mermelada, jugo de tomate

Frittata de verduras y queso *ricotta*

½ taza de sustituto líquido de huevo, cocido (105)

2 cucharadas de queso *ricotta* bajo en grasa (42)

¼ taza de *squash* veraniego, rebanado (5)

¼ taza de pimientos rojos, picados (10)

1 onza de tocino canadiense picado en cubitos (45)

1 rebanada de pan multigrano (65)

1 cucharadita de margarina sin transgrasas (29)

1 cucharada de mermelada de azúcar reducida o sin azúcar (34)

8 onzas de jugo de tomate (41)

1 cápsula de aceite de borraja (9)

ALMUERZO: Ensalada de atún asado a la parrilla* con aliño al estilo *ranch* (313), ensalada de habichuelas y garbanzos (205), galletas

Ensalada de atún asado a la parrilla con aliño al estilo *ranch* bajo en grasa

2 tazas de lechuga de hoja colorada (9)

4 onzas de atún de aleta azul silvestre asado a la parrilla o al horno (209)

¼ taza de cebolla picada (17)

¼ taza de zanahoria rallada (11)

2 cucharadas de aliño bajo en grasa al estilo *ranch* (67)

Ensalada de habichuelas y garbanzos

¼ taza de habichuelas verdes de lata (7)

¼ taza de garbanzos de lata (71)

¼ taza de habichuelas amarillas enlatadas (7)

1 cucharada de aceite de *canola* (120)

Vinagre, hierbas y condimentos al gusto

5 galletas de trigo integral (87)

1 cápsula de aceite de borraja (9)

CENA: Chuletas de cerdo a la italiana (212), arroz integral al horno (253), espinacas sofritas con piñones (179), manzana

Chuletas de cerdo a la italiana

3 onzas de chuletas de lomo de cerdo magras (bajas en grasa) cocidas (145)

¼ taza de pimiento verde en rodajas (5)

½ cebolla mediana (23)

½ taza de salsa de tomate (39)

Arroz integral al horno

1 taza de arroz integral cocido (216)

2 cucharadas de consomé de res condensado (utilizado al cocer el arroz) (8)

1 cucharadita de margarina sin transgrasas (29)

Espinacas sofritas con piñones

1 taza de espinacas (41) sofritas (salteadas) con 1 cucharada de aceite de oliva (119)

30 piñones (19)

1 manzana mediana (72)

1 cápsula de aceite de borraja (9)

MERIENDA: Yogur de melocotón con cereal (272)

Yogur de melocotón con cereal

1 taza de yogur sin grasa y sin azúcar (98)

1 melocotón mediano (38)

2 cucharadas de copos de avena (76)

2 cucharadas de almendras rebanadas (60)

Desglose nutricional del DÍA Nº9
Calorías: 1.996
Fibra (g): 31,21
IG = total<70
% de grasa: 34,75
% AGS: 6,01
% AGMI: 15,90
% AGPI: 9,58
AA (mg): 110
AEP (mg): 410
Colesterol (mg): 155

*En el capítulo 18 encontrará las recetas para preparar los alimentos marcados con un asterisco *.

DÍA Nº10

DESAYUNO: Sándwich tipo *wrap* de *omelette* (389), toronja

Sándwich tipo *wrap* de *omelette*

1 tortilla de harina de trigo (de 10 pulgadas) (227)

½ taza de sustituto líquido de huevo, cocido (105)

1 onza de tocino canadiense picado en cubitos (45)

2 cucharadas de pimiento verde picado (4)

2 cucharadas de cebolla picada (8)

½ toronja mediana (41)

1 cápsula de aceite de borraja (9)

ALMUERZO: Ensalada griega de salmón* (502), pan árabe de trigo integral, fresas y yogur

Ensalada griega de salmón

2 tazas de lechuga romana (19)

4 onzas de salmón silvestre cocido o de lata (u otro pescado de la Categoría Nº1) (245)

½ taza de tomates picados (16)

2 cucharadas de cebolla verde picada (4)

¼ taza de pepinos en rebanadas (4)

1 onza de queso *feta* (75)

4 aceitunas negras maduras grandes (20)

1 cucharada de aceite de oliva (119)

Vinagre y hierbas al gusto

1 pan árabe de trigo integral de 4 pulgadas (74)

1 taza de fresas (53)

8 onzas de yogur sin grasa y sin azúcar (98)

1 cápsula de aceite de borraja (9)

CENA: Carne de res, verduras asadas (191), batata dulce al horno, panecillo con margarina

4 onzas de carne de res *eye of round* magra cocida (191)

1 batata dulce mediana al horno (103)

1 cucharadita de margarina sin transgrasas (29)

Verduras asadas

1 taza de *squash* veraniego, rebanado (18)

6 espárragos (19)

¼ cebolla mediana picada (12)

¼ taza de berenjena picada (5)

6 tomates pequeños (18)

1 cucharada de aceite de oliva (119)

1 panecillo pequeño de trigo integral (75)

1 cucharadita de margarina sin transgrasas (29)

1 cápsula de aceite de borraja (9)

MERIENDA: Pudín de chocolate y plátano

¾ taza de pudín de chocolate sin grasa y sin azúcar (111)

1 plátano pequeño (90)

Desglose nutricional del DÍA Nº10
Calorías: 2.003
Fibra (g): 28,37
IG = total<70
% de grasa: 35,20
% AGS: 7,93
% AGMI: 18,37
% AGPI: 5,72
AA (mg): 60
AEP (mg): 600
Colesterol (mg): 222

*En el capítulo 18 encontrará las recetas para preparar los alimentos marcados con un asterisco *.

DÍA Nº 11

DESAYUNO: Yogur, *bagel* con queso crema, cantaloup

6 onzas de yogur sin grasa y sin azúcar (73)

½ *bagel* mediano de salvado de avena (73)

2 cucharadas de queso crema bajo en grasa (69)

1 taza de cantaloup (54)

1 cápsula de aceite de borraja (9)

ALMUERZO: Quesadilla de pollo (622), ensalada de tomate (157), manzana fresca

Quesadilla de pollo

1 tortilla de harina de trigo (de 10 pulgadas) (227)

2 onzas de pechuga de pollo cocida (sin pellejo) (98)

¼ cebolla pequeña picada en rodajas (12)

¼ taza de pimientos verdes picados en rodajas (4)

¼ taza de pimientos rojos picados en rodajas (5)

1 cucharada de aceite de *canola* para sofreír el pollo y las verduras (120)

2 onzas de queso bajo en grasa (98)

2 cucharadas de crema agria baja en grasa (40)

¼ taza de salsa (18)

Ensalada de tomate

½ taza de tomates pequeños partidos a la mitad (13)

2 cucharadas de vinagreta (144)

1 manzana pequeña (55)

1 cápsula de aceite de borraja (9)

CENA: Camarones y verduras sofritos al estilo asiático Nº2* (505), panecillo con margarina

Camarones y verduras sofritos al estilo asiático Nº2

3 onzas de camarones cocidos (84)

½ taza de arvejas chinas (42)

½ taza de cebolla morada en rodajas (34)

1 taza de tomates pequeños partidos a la mitad (32)

½ taza pimientos rojos cortados en rodajas (19)

1 cucharada de aceite de oliva para sofreír los camarones y las verduras (120)

1 taza de espaguetis de trigo integral cocidos (174)

1 panecillo mediano de trigo integral (96)

1 cucharadita de margarina sin transgrasas (29)

1 cápsula de aceite de borraja (9)

MERIENDA: Galletas con Ensalada de atún Nº1* (180)

4 galletas de trigo integral (71)

Ensalada de atún

3 onzas de atún blanco enlatado (109)

2 cucharaditas de mayonesa sin colesterol (69)

2 cucharadas de apio picado (2)

Desglose nutricional del DÍA Nº11

Calorías: 2.011

Fibra (g): 28,49

IG = total<70

% de grasa: 38,73

% AGS: 8,81

% AGMI: 15,21

% AGPI: 12,90

AA (mg): 150

AEP (mg): 350

Colesterol (mg): 294

---

*En el capítulo 18 encontrará las recetas para preparar los alimentos marcados con un asterisco *.

DÍA Nº12

DESAYUNO: Sustituto de huevo revuelto, tocino canadiense, pan tostado con margarina y mermelada, gajos de cítricos

$^1/_2$ taza de sustituto líquido de huevo, cocido (105)

2 onzas de tocino canadiense (89)

2 rebanadas de pan de salvado de avena (142)

2 cucharaditas de margarina sin transgrasas (58)

2 cucharadas de mermelada de azúcar reducida o sin azúcar (68)

$^3/_4$ taza de naranja en gajos (61)

$^3/_4$ taza de toronja en gajos (55)

1 cápsula de aceite de borraja (9)

ALMUERZO: Sándwich de hongos *portobello* y queso *provolone* (375), ensalada mixta de repollo y manzana (79), licuado de fresa (151)

Sándwich de hongos *portobello* y queso *provolone*

1 pan multigrano para hamburguesa (147)

3 onzas de hongos *portobello* asados a la parrilla (22)

1 onza de queso tipo *provolone* (100)

1 cucharada de aliño de mayonesa sin colesterol (103)

2 hojas de lechuga de hoja verde (3)

Ensalada mixta de repollo y manzana

$^1/_4$ taza de repollo chino rallado (2)

$^1/_4$ taza de repollo verde rallado (4)

$^1/_4$ taza de repollo colorado rallado (5)

$^1/_2$ taza de manzana picada en cubitos (28)

1 cucharadita de aceite de *canola* (40)

Vinagre y especias al gusto

Licuado de fresa

8 onzas de yogur sin grasa y sin azúcar (98)

1 taza de fresas (53)

1 cápsula de aceite de borraja (9)

CENA: Ensalada de pera y queso (142), pollo asado, relleno de pan de maíz y *acorn squash*

Ensalada de pera y queso

1 pera partida a la mitad (44)

2 onzas de queso *Cheddar* bajo en grasa rallado (98)

3 onzas de pechuga de pollo sin el pellejo, asada (147)

$^1/_2$ taza de relleno de pan de maíz hecho de preparado comercial (179)

1 taza de *acorn squash* cocido (83)

1 cucharadita de margarina sin transgrasas (29)

1 cápsula de aceite de borraja (9)

MERIENDA: Apio con crema de cacahuate

2 tallos de apio (11)

2 cucharadas de crema de cacahuate (192)

Desglose nutricional del DÍA Nº12

Calorías: 1.993

Fibra (g): 32,63

IG = total<70

% de grasa: 37,32

% AGS: 9,50

% AGMI: 14,79

% AGPI: 10,92

AA (mg): 70

AEP (mg): 10

Colesterol (mg): 138

DÍA Nº13

DESAYUNO: Cereal de la marca *Shredded Wheat* con leche y arándanos, 1 rebanada de cantaloup con requesón

1 taza de cereal de la marca *Bite-Sized Shredded Wheat* (167)

$^{3}/_{4}$ taza de leche semidescremada al 1% (77)

$^{1}/_{2}$ taza de arándanos (41)

$^{1}/_{8}$ cantaloup mediano (23)

$^{1}/_{2}$ taza de requesón semidescremado al 1% (81)

1 cápsula de aceite de borraja (9)

ALMUERZO: Ensalada del chef con aliño al estilo *ranch* (415), galletas, ensalada tropical de gelatina (82)

Ensalada del chef con aliño al estilo *ranch* bajo en grasa

2 tazas de lechuga de hoja verde (17)

5 tomates pequeños (15)

$^{1}/_{4}$ taza de pepinos en rebanadas (4)

$^{1}/_{4}$ taza de hongos rebanados (4)

3 onzas de jamón extramagro (111)

3 onzas de queso bajo en grasa (148)

3 aceitunas negras grandes (15)

3 cucharadas de aliño al estilo *ranch* bajo en grasa (101)

5 galletas de trigo integral (89)

Ensalada tropical de gelatina

$^{3}/_{4}$ taza de gelatina sin azúcar preparada (14)

$^{1}/_{4}$ taza de mandarinas (23)

1 cucharada de pacanas picadas (45)

1 cápsula de aceite de borraja (9)

CENA: Guiso de caballa* (393), arroz integral, brócoli

Guiso de caballa

4 onzas de caballa del Atlántico cocida (u otro pescado de la Categoría Nº1) (297)

$^{1}/_{4}$ taza de pimiento verde picado (5)

$^{1}/_{4}$ taza de pimiento amarillo picado (6)

$^{1}/_{4}$ taza de cebolla picada (17)

1 taza de tomates picados en cubitos (68)

1 taza de arroz integral cocido (216)

1 taza de brócoli cocido (44)

4 cucharaditas de margarina sin transgrasas (116)

1 cápsula de aceite de borraja (9)

MERIENDA: Postre de melocotón (240)

Postre de melocotón

1 melocotón mediano (38)

2 cucharadas de copos de avena (76)

1 cucharada de almendras picadas en tiritas finas (39)

1 cucharada de margarina sin transgrasas (87)

Desglose nutricional del DÍA Nº13

Calorías: 2.011

Fibra (g): 32,38

IG = total<70

% de grasa: 36,98

% AGS: 8,52

% AGMI: 16,07

% AGPI: 8,50

AA (mg): 60

AEP (mg): 580

Colesterol (mg): 171

---

*En el capítulo 18 encontrará las recetas para preparar los alimentos marcados con un asterisco *.

DÍA Nº14

DESAYUNO: *Bagel* con salmón ahumado tipo *Chinook* y queso crema, jugo de manzana y arándano

1 *bagel* mediano de salvado de avena (145)

3 onzas de salmón ahumado tipo *chinook* (100)

2 cucharadas de queso crema bajo en grasa (69)

8 onzas de jugo bajo en calorías de y arándano (46)

1 cápsula de aceite de borraja (9)

ALMUERZO: Pizza de pan árabe (370), uvas

Pizza de pan árabe

1 pan árabe de trigo integral de 4 pulgadas (como base para la pizza) (74)

¼ taza de salsa marinara (36)

2 onzas de tocino canadiense picado en cubitos (89)

¼ taza de cebolla picada (17)

¼ taza de hongos rebanados (10)

2 onzas de queso *mozzarella* semidescremado (144)

1½ tazas de uvas (166)

1 cápsula de aceite de borraja (9)

CENA: *Teriyaki* de carne de res y verduras sofritas al estilo asiático (540), pasta, pudín con frambuesas

Teriyaki de carne de res y verduras sofritas al estilo asiático

4 onzas de *flank steak* de res cocido (211)

2 cucharadas de salsa *teriyaki* (como adobo para la carne) (30)

½ taza de arvejas chinas (42)

½ taza de pimiento rojo picado en rodajas (10)

½ taza de zanahorias picadas en rodajas (25)

1 cucharada de aceite de cacahuate para sofreír el bistec y las verduras al estilo asiático (119)

2 cucharadas de semillas de sésamo (ajonjolí) (103)

1 taza de pasta de trigo integral cocida (174)

½ taza de pudín de vainilla sin grasa y sin azúcar (75)

½ taza de frambuesas (32)

1 cápsula de aceite de borraja (9)

MERIENDA: Frutos secos mixtos

⅓ taza de frutos secos mixtos tostados sin aceite (269)

Desglose nutricional del DÍA Nº14

Calorías: 2.013
Fibra (g): 27,96
IG = total<70
% de grasa: 37,12
% AGS: 10,09
% AGMI: 16,31
% AGPI: 7,81
AA (mg): 40
AEP (mg): 160
Colesterol (mg): 157

DÍA Nº15

DESAYUNO: *Omelette* de queso y verduras (142), pan tostado con margarina y mermelada, cerezas

Omelette de queso y verduras

$^1/_2$ taza de sustituto líquido de huevo, cocido (105)

$^1/_2$ onza de queso bajo en grasa (25)

2 cucharadas de cebolla picada (8)

2 cucharadas de pimiento verde picado (4)

2 rebanadas de pan de trigo integral (138)

2 cucharaditas de margarina sin transgrasas (58)

2 cucharadas de mermelada de azúcar reducida o sin azúcar (68)

1 taza de cerezas (52)

1 cápsula de aceite de borraja (9)

ALMUERZO: Ensalada de pollo Veronique (459), galletitas de centeno, zanahorias cambray, jugo de tomate

Ensalada de pollo Veronique

3 onzas de pechuga de pollo cocida (sin pellejo) (147)

2 cucharadas de mayonesa sin colesterol (206)

$^1/_4$ taza de uvas partidas a la mitad (28)

2 cucharadas de almendras picadas en tiritas finas (78)

2 galletitas de barquillo de centeno (73)

8 zanahorias cambray (28)

6 onzas de jugo de tomate (31)

1 cápsula de aceite de borraja (9)

CENA: Salmón a la mostaza asado a la parrilla* (436), arroz silvestre e integral mixtos, chícharos verdes, gelatina con fruta (46)

Salmón a la mostaza asado a la parrilla

5 onzas de salmón tipo *sockeye* silvestre asado a la parrilla o al horno (u otro pescado de la Categoría Nº1) (306)

1 cucharada de aceite de *canola* (120)

1 cucharada de mostaza *Dijon* (10)

$^1/_2$ taza de arroz silvestre cocido (83)

$^1/_2$ taza de arroz integral cocido (108)

$^1/_2$ cucharada de margarina sin transgrasas (43)

1 taza de chícharos verdes cocidos (125)

Gelatina sin azúcar con fruta

1 taza de gelatina sin azúcar (19)

$^1/_4$ taza de fruta mixta (27)

1 cápsula de aceite de borraja (9)

MERIENDA: Yogur con cereal (88)

Yogur con cereal

6 onzas de yogur sin grasa y sin azúcar (73)

2 cucharadas de cereal de la marca *Fiber One* (15)

Desglose nutricional del DÍA Nº15
Calorías: 2.005
Fibra (g): 32,28
IG = total<70
% de grasa: 38,72
% AGS: 8,14
% AGMI: 14,01
% AGPI: 5,60
AA (mg): 110
AEP (mg): 760
Colesterol (mg): 203

*En el capítulo 18 encontrará las recetas para preparar los alimentos marcados con un asterisco *.

DÍA Nº16

DESAYUNO: Panqueques de trigo integral con plátano, pacana y almíbar sin azúcar, leche

3 panqueques de trigo integral (de 4 pulgadas) hechos con harina preparada y sustituto líquido de huevo (275)
1 plátano pequeño (90)
2 cucharadas de pacanas (86)
2 cucharadas de almíbar reducido en calorías (49)
1 taza de leche semidescremada al 1% (102)

1 cápsula de aceite de borraja (9)

ALMUERZO: Sopa de lentejas (161), Ensalada *antipasto* (436), galletas de centeno

Sopa de lenteja
1 taza de consomé de pollo sin grasa (12)
$1/2$ taza de lentejas cocidas (115)
$1/4$ taza de cebolla picada (17)
$1/4$ taza de zanahorias picadas en cubitos (13)
$1/4$ taza de apio picado en cubitos (4)

Ensalada *antipasto*
2 tazas de lechuga romana (19)
2 onzas de queso *mozzarella* semidescremado (171)
2 onzas de *salami* de res (146)
5 tomates pequeños (15)
5 aceitunas negras grandes (25)
$1/2$ cucharada de aceite de oliva (60)
Vinagre y especias al gusto

2 galletas de barquillo de centeno (73)

1 cápsula de aceite de borraja (9)

CENA: *Flank steak* asado a la parrilla, tomates asados al horno con queso parmesano (83), espinacas, panecillo con margarina

6 onzas de *flank steak* de res cocido (316)

Tomates asados al horno con queso parmesano
2 tomates de pera (22)
$1/2$ onza de queso parmesano rallado (61)

1 taza de espinacas cocidas (41)
$1/2$ cucharada de aceite de oliva (60)
1 panecillo pequeño de trigo integral (75)
1 cucharadita de margarina sin transgrasas (29)

1 cápsula de aceite de borraja (9)

MERIENDA: Uvas frescas
1 taza de uvas (110)

Desglose nutricional del DÍA Nº16
Calorías: 2.013
Fibra (g): 29,36
IG = total<70
% de grasa: 38,90
% AGS: 12,79
% AGMI: 18,13
% AGPI: 5,83
AA (mg): 80
AEP (mg): 0
Colesterol (mg): 259

DÍA Nº17

DESAYUNO: Cereal de la marca *All-Bran* con fresas y leche, *muffin* con queso

$^1/_2$ taza de cereal de la marca *All-Bran* (78)
$^3/_4$ taza de fresas (36)
1 taza de leche semidescremada al 1% (102)
1 *muffin* inglés multigrano (155)
2 cucharaditas de margarina sin transgrasas (58)
1 onza de queso bajo en grasa (50)

1 cápsula de aceite de borraja (9)

ALMUERZO: Hamburguesa con queso azul (424), ensalada de habichuelas y garbanzos (205)

Hamburguesa con queso azul

1 pan integral para hamburguesa (114)
4 onzas de carne molida de res cocida (magra al 95%) (194)
1 onza de queso azul (100)
1 rebanada de cebolla (16)

Ensalada de habichuelas y garbanzos

$^1/_4$ taza habichuelas verdes de lata (7)
$^1/_4$ taza de garbanzos de lata (71)
$^1/_4$ taza de habichuelas amarillas de lata (7)
1 cucharada de aceite de *canola* (120)
Vinagre y especias al gusto

1 cápsula de aceite de borraja (9)

CENA: Jamón al horno, *acorn squash* con arándanos (68), brócoli, yogur congelado con melocotón (326)

4 onzas de jamón al horno magro (185)

Acorn squash con arándanos

$^1/_2$ *acorn squash* cocido (62)
2 cucharadas de arándanos frescos picados (6)
1 taza de brócoli cocido (44)
1 cucharadita de margarina sin transgrasas (29)

Yogur congelado con melocotón

1 taza de yogur congelado sin grasa y sin azúcar (199)
2 cucharadas de pacanas picadas (94)
$^1/_2$ taza de melocotones (33)

1 cápsula de aceite de borraja (9)

MERIENDA: Queso para untar con salmón* (148) y galletas

Queso con salmón para untar

2 onzas de salmón rosado de lata (79)
2 cucharadas de queso crema de grasa reducida (69)
Hierbas y especias al gusto

4 galletas de trigo integral (71)

Desglose nutricional del DÍA Nº17

Calorías: 2.006
Fibra (g): 41,22
IG = total<70
% de grasa: 36,61
% AGS: 11,31
% AGMI: 16,00
% AGPI: 7,55
AA (mg): 150
AEP (mg): 480
Colesterol (mg): 250

DÍA Nº18

DESAYUNO: *Muffin* de salvado con margarina, melocotón, leche con chocolate

1 *muffin* pequeño de salvado de avena bajo en grasa (178)

1 cucharadita de margarina sin transgrasas (29)

1 melocotón pequeño (31)

6 onzas de leche con chocolate baja en grasa (118)

1 cápsula de aceite de borraja (9)

ALMUERZO: Sándwich de jamón y queso (376), *pretzels*

Sándwich de jamón y queso

2 rebanadas de pan de trigo integral (138)

3 onzas de jamón extramagro (111)

1 onza de queso bajo en grasa (50)

1 hoja de lechuga (1)

2 rebanadas de tomates (7)

2 cucharaditas de mayonesa sin colesterol (69)

1 onza de *pretzels* de harina integral (103)

1 cápsula de aceite de borraja (9)

CENA: Camarones, vieiras y almejas a la italiana con pasta* (705), ensalada mixta con aliño (41)

Camarones, vieiras y almejas a la italiana

3 onzas de camarones cocidos (84)

2 onzas de vieiras cocidas (64)

2 onzas de almejas cocidas (84)

$1/2$ taza de tomates picados en cubitos (34)

$1/2$ taza de pimiento verde picado (15)

2 cucharadas de aceite de oliva para sofreír los mariscos y las verduras (239)

1 taza de espaguetis de trigo integral cocidos (174)

1 onza de queso parmesano fresco rallado (111)

Ensalada mixta con aliño bajo en grasa

1 taza de lechuga romana (10)

3 tomates pequeños (9)

2 cucharadas de aliño al estilo italiano bajo en grasa (22)

1 panecillo pequeño de trigo integral (75)

1 cucharadita de margarina sin transgrasas (29)

1 cápsula de aceite de borraja (9)

MERIENDA: Postre de manzana (200)

Postre de manzana

$1/2$ taza de manzana en rebanadas (29)

2 cucharadas de copos de avena (76)

2 cucharadas de almendras rebanadas (66)

1 cucharadita de margarina sin transgrasas (29)

Desglose nutricional del DÍA Nº18

Calorías: 2.012

Fibra (g): 29,76

IG = total<70

% de grasa: 37,08

% AGS: 8,11

% AGMI: 18,26

% AGPI: 8,43

AA (mg): 130

AEP (mg): 320

Colesterol (mg): 310

---

*En el capítulo 18 encontrará las recetas para preparar los alimentos marcados con un asterisco *.

DÍA Nº19

DESAYUNO: *Bagel* sustancioso (420), jugo de toronja

Bagel sustancioso

1 *bagel* mediano de salvado de avena (145)

2 cucharaditas de margarina sin transgrasas (58)

$^1/_2$ taza de sustituto líquido de huevo, cocido (105)

2 rebanadas de tocino cocido magro (74)

$^3/_4$ onzas de queso bajo en grasa (38)

8 onzas de jugo de toronja rosada (96)

1 cápsula de aceite de borraja (9)

ALMUERZO: Ensalada de salmón y pasta* (431), galletas, pepinos adobados (56)

Ensalada de salmón y pasta

3 onzas de salmón rosado enlatado (118)

1 taza de macarrones de trigo integral cocidos (174)

$^1/_4$ taza de pimiento verde picado (10)

2 cucharadas de apio picado (2)

2 cucharadas de cebolla picada (8)

1 cucharada de aceite de oliva (119)

Jugo de limón, hierbas y condimentos al gusto

6 galletas de trigo integral (106)

Pepinos adobados

1 taza de pepinos en rebanadas (16)

1 cucharadita de aceite de *canola* (40)

Vinagre, eneldo y condimentos al gusto

1 cápsula de aceite de borraja (9)

CENA: Carne asada de cerdo, batata dulce al horno, coles de Bruselas, pudín de vainilla con frambuesas

3 onzas de carne asada de cerdo *top loin* magra cocida (165)

1 batata dulce mediana al horno (103)

1 taza de coles de Bruselas cocidas (56)

$1^1/_2$ cucharadas de margarina sin transgrasas (130)

$^1/_2$ taza de pudín sin grasa y sin azúcar de vainilla (75)

$^1/_4$ taza de frambuesa (16)

1 cápsula de aceite de borraja (9)

MERIENDA: ½ sándwich de crema de cacahuate y mermelada (329)

$^1/_2$ sándwich de crema de cacahuate y mermelada

1 rebanada de pan de trigo integral (69)

2 cucharadas de crema de cacahuate (192)

2 cucharadas de mermelada de azúcar reducida o sin azúcar (68)

Desglose nutricional del DÍA Nº19

Calorías: 2.010

Fibra (g): 24,69

IG = total<70

% de grasa: 39,67

% AGS: 8,20

% AGMI: 19,30

% AGPI: 9,40

AA (mg): 120

AEP (mg): 720

Colesterol (mg): 139

---

*En el capítulo 18 encontrará las recetas para preparar los alimentos marcados con un asterisco *.

DÍA Nº20

DESAYUNO: Avena con arándanos y nuez, 1 palito de queso *mozzarella*, jugo de naranja

1 taza de avena cocida (145)
¼ taza de arándanos (21)
2 cucharadas de nuez de Castilla picada (98)
1 palito de queso *mozzarella*
   semidescremado de 1 onza (72)
6 onzas de jugo de naranja sin edulcorante
   (78)

1 cápsula de aceite de borraja (9)

ALMUERZO: Sándwich griego de cordero, ensalada de tomate y trigo *bulgur* (173)

Sándwich griego de cordero
1 pan árabe de trigo integral de 6 pulgadas
   (170)
3 onzas de pierna de cordero magra cocida
   (190)
½ taza de pepino picado en cubitos (7)
2 onzas de queso *feta* (150)
2 cucharadas de vinagreta (144)

Ensalada de tomate y trigo *bulgur*
¼ taza de trigo *bulgur* cocido (38)
½ taza de tomates picados (16)
1 cucharada de aceite de oliva (119)
Jugo de limón, vinagre y hierbas al gusto

1 cápsula de aceite de borraja (9)

CENA: Pollo al horno, arroz integral, zanahorias, cerezas

3 onzas de pechuga de pollo sin pellejo,
   horneada (147)
1 taza de arroz integral cocido (216)
1 taza de zanahorias cocidas (55)
1 cucharada de margarina sin transgrasas
   (87)
1 taza de cerezas (88)

1 cápsula de aceite de borraja (9)

MERIENDA: Melocotón y yogur

8 onzas de yogur sin grasa y sin azúcar (98)
¾ taza de melocotones rebanados (50)

Desglose nutricional del DÍA Nº20

Calorías: 2.016
Fibra (g): 35,77
IG = total<70
% de grasa: 37,60
% AGS: 13,05
% AGMI: 17,15
% AGPI: 5,31
AA (mg): 90
AEP (mg): 0
Colesterol (mg): 237

DÍA Nº21

DESAYUNO: *Muffin* inglés con margarina y mermelada, requesón y fresas, jugo de manzana

1 *muffin* inglés multigrano (155)

2 cucharaditas de margarina sin transgrasas (58)

2 cucharadas de mermelada de azúcar reducida o sin azúcar (68)

$^3/_4$ taza de requesón semidescremado al 1% (122)

1 taza de fresas (49)

4 onzas de jugo de manzana sin edulcorante (58)

1 cápsula de aceite de borraja (9)

ALMUERZO: Ensalada de ostras fritas* con aliño al estilo *ranch* (424), galletas, melón

Ensalada de ostras fritas con aliño al estilo *ranch* bajo en grasa

2 tazas de lechuga de hoja verde (17)

9 ostras medianas empanadas y fritas (260)

$^1/_4$ taza de cebolla morada en rodajas (12)

$^1/_4$ taza de aliño al estilo *ranch* bajo en grasa (135)

6 galletas de trigo integral (106)

$^3/_4$ taza de cantaloup (45)

$^3/_4$ taza de melón tipo *honeydew* (48)

1 cápsula de aceite de borraja (9)

CENA: Chuleta de cerdo con hierbas a la parrilla, coliflor con salsa de queso (223), habichuelas verdes, ensalada de pera y queso *Cheddar* (109), panecillo con margarina

3 onzas de chuleta de lomo de cerdo magra cocida (145)

Coliflor con salsa de queso

1$^1/_2$ tazas de coliflor cocida (43)

$^1/_4$ taza de salsa blanca (92)

1 onza de queso bajo en grasa (50)

1 taza de habichuelas verdes cocidas (38)

Ensalada de pera y queso *Cheddar*

1 taza de peras (71)

$^3/_4$ onza de queso *Cheddar* bajo en grasa rallado (38)

1 panecillo pequeño de salvado de avena (67)

1 cucharadita de margarina sin transgrasas (29)

1 cápsula de aceite de borraja (9)

MERIENDA: Galletas con Ensalada de cangrejo de imitación* (163)

6 galletas de trigo integral (106)

Ensalada de cangrejo de imitación

2 onzas de cangrejo de imitación (58)

1 cucharada de mayonesa sin colesterol (103)

2 cucharadas de apio picado en trocitos (2)

Desglose nutricional del DÍA Nº21
Calorías: 2.002
Fibra (g): 29,27
IG = total<70
% de grasa: 35,86
% AGS: 8,04
% AGMI: 12,73
% AGPI: 11,05
AA (mg): 150
AEP (mg): 400
Colesterol (mg): 219

*En el capítulo 18 encontrará las recetas para preparar los alimentos marcados con un asterisco *.

DÍA Nº22

DESAYUNO: Sustituto de huevo revuelto, *muffin* inglés con margarina y mermelada, jugo de manzana y arándano

$\frac{1}{2}$ taza de sustituto líquido de huevo, cocido (105)

1 *muffin* inglés multigrano (155)

2 cucharaditas de margarina sin transgrasas (58)

2 cucharadas de mermelada de azúcar reducida o sin azúcar (68)

8 onzas de jugo bajo en calorías de manzana y arándano (46)

1 cápsula de aceite de borraja (9)

ALMUERZO: *Chili* (269), galletas, manzana fresca

Chili

2 onzas de carne molida de res cocida (magra al 95%) (97)

$\frac{1}{2}$ taza de frijoles colorados cocidos (104)

1 taza de tomates de lata picados en cubitos (68)

2 onzas de queso *Cheddar* bajo en grasa (98)

6 galletas de trigo integral (106)

1 manzana mediana (72)

1 cápsula de aceite de borraja (9)

CENA: Sofrito de vieiras y espárragos con pasta* (588), pudín de chocolate con frambuesas

Sofrito de vieiras y espárragos

8 onzas de vieiras cocidas (254)

1 taza de espárragos cocidos (40)

1 cucharada de aceite de *canola* para sofreír las vieiras y los espárragos (120)

1 taza de pasta de trigo integral cocida (174)

$\frac{1}{2}$ taza de pudín de chocolate sin grasa y sin azúcar (74)

$\frac{1}{4}$ taza de frambuesa (16)

1 cápsula de aceite de borraja (9)

MERIENDA: Cacahuates

2 onzas de cacahuates tostados sin aceite (332)

Desglose nutricional del DÍA Nº22

Calorías: 2.014

Fibra (g): 30,47

IG = total<70

% de grasa: 32,77

% AGS: 5.89

% AGMI: 14,24

% AGPI: 9,73

AA (mg): 120

AEP (mg): 380

Colesterol (mg): 176

---

*En el capítulo 18 encontrará las recetas para preparar los alimentos marcados con un asterisco *.

DÍA Nº23

DESAYUNO: Pan tostado con mantequilla de almendra y manzana en rebanadas, leche

2 rebanadas de pan de trigo integral (138)

1 cucharada de mantequilla de almendra (101)

1 manzana mediana en rebanadas (72)

1 taza de leche semidescremada al 1% (102)

1 cápsula de aceite de borraja (9)

ALMUERZO: Ensalada de pollo al *curry* (465), ensalada de fruta (93)

Ensalada de pollo al *curry*

3 onzas de pechuga de pollo sin pellejo, cocida (147)

1/2 taza de arroz integral cocido (108)

2 cucharadas de mayonesa sin colesterol (206)

1/4 taza de apio picado en cubitos (4)

Curry en polvo, jugo de limón y condimentos al gusto

Ensalada de fruta

1/4 taza de melocotones rebanados (17)

1/4 taza de uvas (28)

1/4 taza de arándanos (21)

1/4 taza de kiwi (27)

1 cápsula de aceite de borraja (9)

CENA: Salmón al horno* (306), relleno de pan de harina de maíz, arvejas chinas, postre de albaricoque (139)

5 onzas de salmón tipo *sockeye* horneado (u otro pescado de la Categoría Nº1) (306)

1 taza de relleno de pan de maíz hecho de harina preparada (358)

1 taza de arvejas chinas cocidas (83)

Cebolla verde picada en rodajas

Postre de albaricoque

2 albaricoques (34)

2 cucharadas de copos de avena (76)

1 cucharadita de margarina sin transgrasas (29)

1 cápsula de aceite de borraja (9)

MERIENDA: Pan árabe tostado con queso y pimientos (129)

Pan árabe tostado con queso y pimientos

1 pan árabe de trigo integral de 4 pulgadas (74)

1 onza de queso *Cheddar* bajo en grasa (49)

1/4 taza de pimientos rojos picados (6)

Desglose nutricional del DÍA Nº23

Calorías: 2.013

Fibra (g): 30,13

IG = total<70

% de grasa: 38,48

% AGS: 7,44

% AGMI: 15,29

% AGPI: 13,15

AA (mg): 110

AEP (mg): 760

Colesterol (mg): 214

---

*En el capítulo 18 encontrará las recetas para preparar los alimentos marcados con un asterisco *.

DÍA Nº24

DESAYUNO: Yogur con arándanos, *muffin* de avena con margarina, leche

8 onzas de yogur sin grasa y sin azúcar (98)

$^1/_2$ taza de arándanos (41)

1 *muffin* bajo en grasa mediano de salvado (169)

1 cucharadita de margarina sin transgrasas (29)

1 taza de leche semidescremada al 1% (102)

1 cápsula de aceite de borraja (9)

ALMUERZO: Ensalada de bistec y queso azul (426), panecillo con margarina, kiwi fresco

Ensalada de bistec y queso azul

2 tazas de lechuga de hoja verde (17)

3 onzas de *flank steak* de res cocido (158)

1 onza de queso azul (100)

$^1/_4$ taza de zanahorias picadas en rodajas (11)

$^1/_4$ taza de cebolla en rodajas (12)

3 cucharadas de aliño al estilo italiano (128)

1 panecillo pequeño de trigo integral (74)

1 cucharadita de margarina sin transgrasas (29)

1 kiwi (56)

1 cápsula de aceite de borraja (9)

CENA: Pollo asado a las hierbas, arroz silvestre, *squash* veraniego, yogur congelado con plátano

4 onzas de pechuga de pollo sin pellejo, cocida (196)

1 taza de arroz silvestre, cocido (166)

1 taza de *squash* veraniego cocido (36)

1 cucharada de margarina sin transgrasas (87)

1 taza de yogur sin grasa y sin azúcar (199)

$^1/_2$ taza de plátano en rebanadas (67)

1 cápsula de aceite de borraja (9)

MERIENDA: Apio relleno de crema de cacahuate

2 tallos de apio (11)

2 cucharadas de crema de cacahuate (192)

Desglose nutricional del DÍA Nº24

Calorías: 2.005

Fibra (g): 25,47

IG = total<70

% de grasa: 36,15

% AGS: 10,15

% AGMI: 13,36

% AGPI: 9,59

AA (mg): 130

AEP (mg): 10

Colesterol (mg): 206

DÍA Nº25

DESAYUNO: Avena con leche y fresas, jugo de naranja

1 taza de avena cocida (145)

³/₄ taza de fresas (40)

1 taza de leche semidescremada al 1% (102)

8 onzas de jugo de naranja sin edulcorante (105)

1 cápsula de aceite de borraja (9)

ALMUERZO: Sándwich de carne asada de res, queso suizo y pepino (443), ensalada de maíz y frijoles negros (260), ciruela fresca

Sándwich de carne asada de res, queso suizo y pepino

2 rebanadas de pan de salvado de avena (142)

3 onzas de carne de res *eye of round* magra, cocida (143)

1 onza de queso suizo bajo en grasa (50)

6 rebanadas de pepino (5)

1 cucharada de mayonesa sin colesterol (103)

Ensalada de maíz y frijoles negros

¹/₃ taza de maíz amarillo cocido (58)

¹/₃ taza de frijoles negros de lata (72)

¹/₄ taza de pimiento rojo picado (10)

1 cucharada de aceite de *canola* (120)

Jugo de limón, vinagre, cilantro y condimentos al gusto

1 ciruela (30)

1 cápsula de aceite de borraja (9)

CENA: Caballa al limón con hierbas* (339), zanahorias, habichuelas verdes, arándanos con yogur de vainilla

5 onzas de caballa asada a la parrilla o al horno (u otro pescado de la Categoría Nº1) (339)

1 taza de zanahorias cocidas (55)

1 taza de habichuelas verdes cocidas (38)

1 cucharada de margarina sin transgrasas (87)

8 onzas de yogur sin azúcar y sin grasa de vainilla (98)

³/₄ taza de arándanos (62)

1 cápsula de aceite de borraja con la comida (9)

MERIENDA: Galletas con queso bajo en grasa

2 galletas de barquillo de centeno (73)

2 onzas de queso bajo en grasa (98)

Desglose nutricional del DÍA Nº25

Calorías: 2.002

Fibra (g): 34,99

IG = total<70

% de grasa: 36,64

% AGS: 7,78

% AGMI: 17,02

% AGPI: 9,04

AA (mg): 130

AEP (mg): 960

Colesterol (mg): 181

---

*En el capítulo 18 encontrará las recetas para preparar los alimentos marcados con un asterisco *.

DÍA Nº26

DESAYUNO: *Waffles* **con margarina, jarabe sin azúcar y manzanas**

2 *waffles* integrales de 7 pulgadas (436)

2 cucharaditas de margarina sin transgrasas (58)

2 cucharadas de almíbar para panqueques reducido en calorías (49)

1 taza de manzanas sin edulcorante (97)

1 cápsula de aceite de borraja con la comida (9)

ALMUERZO: *Omelette* **de cangrejo (245), pan tostado con margarina, naranja fresca**

Omelette de cangrejo

½ taza de sustituto líquido de huevo, cocido (105)

3 onzas de carne de centolla de Alaska, cocida (82)

¼ taza de pimientos verdes picados en cubitos (8)

¼ taza de pimientos rojos picados en cubitos (10)

1 cucharadita de aceite de *canola* (40)

1 rebanada de pan de avena (73)

1 cucharadita de margarina sin transgrasas (29)

1 naranja (62)

1 cápsula de aceite de borraja con la comida (9)

CENA: Espaguetis con salsa de carne molida (532), ensalada mixta con aliño al estilo italiano (47), panecillo con margarina, *parfait* **de fresa, almendra y queso** *ricotta* **(227)**

Espaguetis con salsa de carne molida

1 taza de espaguetis de trigo integral cocidos (174)

4 onzas de carne molida de res cocida (magra al 95%) (194)

1 taza de salsa marinara (142)

1 cucharada de queso parmesano rallado (22)

Ensalada mixta con aliño al estilo italiano

1 taza de lechuga romana (10)

5 tomates pequeños (15)

2 cucharadas de aliño al estilo italiano bajo en grasa (22)

1 panecillo pequeño de trigo integral (75)

1 cucharadita de margarina sin transgrasas (29)

Parfait de fresa, almendra y queso *ricotta*

½ taza de queso *ricotta* bajo en grasa (170)

½ taza de fresas (24)

2 cucharadas de almendras rebanadas (33)

1 cápsula de aceite de borraja con la comida (9)

MERIENDA: Zanahorias cambray

5 zanahorias cambray (18)

Desglose nutricional del DÍA Nº26

Calorías: 2.004

Fibra (g): 27,10

IG = total<70

% de grasa: 35,60

% AGS: 9,42

% AGMI: 13,06

% AGPI: 10,64

AA (mg): 50

AEP (mg): 0

Colesterol (mg): 280

DÍA Nº27

DESAYUNO: Cereal *muesli* con leche y melocotones, palito de queso *mozzarella*, jugo de naranja

$^3/_4$ taza de cereal *muesli* (217)

1 taza de leche semidescremada al 1% (102)

1 melocotón pequeño (31)

1 palito de queso *mozzarella* semidescremado de 1 onza (86)

4 onzas de jugo de naranja sin edulcorante (52)

1 cápsula de aceite de borraja con la comida (9)

ALMUERZO: Sándwich tipo *Reuben* de carne de res (440), ensalada de macarrones (307)

Sándwich tipo *Reuben* de carne de res

2 rebanadas de pan *pumpernickel* (130)

4 onzas de carne de res *eye of round* magra, cocida (191)

$^1/_4$ taza de chucrut (8)

1 onza de queso suizo bajo en grasa (50)

2 cucharadas de aliño mil islas de grasa reducida (61)

Ensalada de macarrones

$^1/_2$ taza de macarrones cocidos (99)

2 cucharadas de mayonesa sin colesterol (206)

2 cucharadas de apio picado en cubitos (2)

1 cápsula de aceite de borraja con la comida (9)

CENA: Camarones criollos* (322), arroz integral, quimbombó cocido y tomates

Camarones criollos

5 onzas de camarones cocidos (140)

$^1/_4$ taza de apio picado (4)

$^1/_4$ taza de pimiento verde picado (8)

$^1/_4$ taza de cebolla picada (17)

$^1/_2$ taza de tomates pelados y picados (34)

1 cucharada de aceite de oliva para sofreír las verduras (119)

1 taza de arroz integral cocido (216)

$^1/_3$ taza de quimbombó cocido (9)

$^1/_3$ taza de tomates cocidos (14)

1 cápsula de aceite de borraja con la comida (9)

MERIENDA: Sándwich de chocolate, avellana y plátano (186)

Sándwich de chocolate, avellana y plátano

1 rebanada de pan de trigo integral (69)

1 cucharada de crema de avellana con sabor a chocolate (100)

2 cucharadas de plátano en rebanadas (17)

Desglose nutricional del DÍA Nº27

Calorías: 2.009

Fibra (g): 23,73

IG = total<70

% de grasa: 32,87

% AGS: 7,53

% AGMI: 13,34

% AGPI: 9,73

AA (mg): 120

AEP (mg): 240

Colesterol (mg): 392

---

*En el capítulo 18 encontrará las recetas para preparar los alimentos marcados con un asterisco *.

DÍA Nº28

DESAYUNO: *Muffin* inglés con queso, gajos de cítricos

1 *muffin* inglés multigrano (155)

2 cucharaditas de margarina sin transgrasas (58)

1½ onzas de queso bajo en grasa (76)

½ taza de toronja en gajos (37)

½ taza de naranja en gajos (42)

1 cápsula de aceite de borraja con la comida (9)

ALMUERZO: Ensalada de salmón a la parrilla* (476), pan, uvas

Ensalada de salmón a la parrilla

2 tazas de lechuga de hoja verde (17)

5 onzas de salmón tipo *sockeye* asado a la parrilla o al horno (u otro pescado de la Categoría Nº1) (306)

¼ taza de pepinos en rebanadas (4)

¼ taza de zanahorias picadas en rodajas (13)

¼ taza de cebolla en rodajas (17)

1 cucharada de aceite de oliva (119)

Vinagre, hierbas y condimentos al gusto

1 rebanada de pan de trigo integral (69)

2 tazas de uvas (221)

1 cápsula de aceite de borraja con la comida (9)

CENA: Lomo de cerdo a la parrilla, batata dulce, brócoli con salsa de queso (234), panecillo con margarina

5 onzas de lomo de cerdo a la parrilla (232)

1 batata dulce mediana al horno (103)

1 cucharadita de margarina sin transgrasas (29)

Brócoli con salsa de queso

1 taza de brócoli cocido (44)

¼ taza de salsa blanca (92)

2 onzas de queso *Cheddar* bajo en grasa (98)

1 panecillo pequeño de trigo integral (75)

1 cucharadita de margarina sin transgrasas (29)

1 cápsula de aceite de borraja con la comida (9)

MERIENDA: Licuado de bayas (147)

Licuado de bayas

8 onzas de yogur sin grasa y sin azúcar (98)

¼ taza de fresas (12)

¼ taza de frambuesa (16)

¼ taza de arándanos (21)

Desglose nutricional del DÍA Nº28

Calorías: 2.010

Fibra (g): 28,06

IG = total<70

% de grasa: 31,26

% AGS: 7,62

% AGMI: 15,33

% AGPI: 5,76

AA (mg): 90

AEP (mg): 750

Colesterol (mg): 271

---

*En el capítulo 18 encontrará las recetas para preparar los alimentos marcados con un asterisco *.

Las recetas que siguen corresponden a los alimentos marcados con asterisco en los menús. Cada receta da para dos porciones.

Lo que a mí me importa es el tipo de pescado *de las Categorías Nº1, Nº2 o Nº3* que consuma, no los condimentos ni los métodos de cocción, así que puede sentirse en plena libertad de utilizar estas recetas como punto de partida y de inspiración para sus propias creaciones culinarias.

¡Disfrútelas!

Tortas de cangrejo

Dieta Evitainflamaciones, Día Nº21
Dieta Remediadora, Día Nº5

12 onzas (336 g) de carne de cangrejo cocida o de lata

$^1/_4$ taza de sustituto líquido de huevo

$^1/_2$ taza de pan molido (rallado), dividido en dos partes

1 cucharada de mostaza preparada

1 cucharadita de salsa *Worcestershire*

Sal y pimienta al gusto

Ajo en polvo al gusto

$^1/_4$ taza de aceite de *canola*

Mezcle la carne de cangrejo, el sustituto de huevo, $^1/_4$ taza del pan molido y los condimentos. Forme 4 tortas. Pase cada torta por el pan molido restante. Ponga el aceite a calentar en un sartén. Fría las tortas unos 5 minutos por cada lado o hasta que se doren.

Ensalada de cangrejo de imitación

Dieta Evitainflamaciones, Día Nº8
Dieta Remediadora, Día Nº21

De 4 a 6 onzas (112–168 g) de carne de cangrejo de imitación (*surimi*)
2 cucharadas de mayonesa sin colesterol
1 cucharada de jugo de limón
De 2 a 4 cucharadas de apio picado en trocitos

Mezcle todos los ingredientes. Tape la ensalada y métala 2 horas al refrigerador. Sírvala con galletas.

Rollos de lasaña con cangrejo

Dieta Evitainflamaciones, Día Nº13

4 láminas de lasaña de trigo integral sin cocer
8 onzas de carne de cangrejo (*blue crab*) de lata
$1/2$ taza de requesón semidescremado al 1%
1 cucharada de hojas de perejil deshidratadas
$1/4$ cucharadita de cebolla en polvo
$1/4$ cucharadita de pimienta negra
1 taza de salsa marinara
$1/4$ taza de queso parmesano rallado

Cueza la lasaña según lo indique el envase. Enjuáguela con agua fría y escúrrala bien.

Mezcle la carne de cangrejo, el requesón y los condimentos. Extienda la lasaña sobre una mesa de trabajo y unte cada lámina con la cuarta parte del relleno. Enrolle las láminas lo más apretadas que pueda. Colóquelas con el borde hacia abajo en una fuente para hornear (refractario) rociada con aceite antiadherente en aerosol. Vierta la salsa marinara sobre los rollos. Tape la fuente y hornéela a 375°F durante 30 minutos. Espolvoree la pasta con el queso parmesano y regrésela al horno, sin tapar, durante 5 minutos o hasta que se derrita el queso.

Caballa o salmón al limón con hierbas

Dieta Evitainflamaciones, Día Nº10
Dieta Remediadora, Día Nº1, Nº7, Nº25

12 onzas (336 g) de filete de caballa (escombro, macarela) o salmón
   silvestres, frescos o congelados

2 cucharadas de jugo de limón

2 cucharadas de perejil fresco picado

¼ cucharadita de eneldo picado

¼ cucharadita de sal

⅛ cucharadita de pimienta negra de molido grueso

Forre la charola (bandeja) del asador del horno con papel aluminio y rocíe la parrilla del asador con aceite antiadherente en aerosol. Coloque los filetes de pescado sobre la parrilla. Revuelva los ingredientes restantes y unte el pescado con la mezcla. Ase el pescado a 4 pulgadas (10 cm) de la fuente de calor durante 10 minutos por cada pulgada (2,5 cm) de grosor en la parte más gruesa del filete o bien hasta que se pueda desmenuzar fácilmente con un tenedor. No le dé la vuelta. Úntelo varias veces con la mezcla del jugo de limón durante el tiempo de horneado. Sírvalo de inmediato.

Guiso de caballa y cangrejo

Dieta Evitainflamaciones, Día Nº15
Dieta Remediadora, Día Nº13

½ taza de cebolla verde y/o amarilla picada

½ taza de pimiento verde picado

½ taza de pimiento amarillo picado

2 tallos de apio picado con sus hojas

½ cucharadita de ajo picado en trocitos

8 onzas de caballa (escombro, macarela) del Atlántico fresca, congelada
   o de lata

4 onzas de carne de cangrejo fresca, congelada o de lata

2 tazas de tomates (jitomates) de lata picados en cubitos

2 tazas de consomé de pollo desgrasado

$^1/_2$ cucharadita de sal

$^1/_4$ cucharadita de pimienta de Cayena

$^1/_3$ taza de arroz integral sin cocer

Rocíe un sartén grande con aceite antiadherente en aerosol y sofría (saltee) la cebolla, el pimiento, el apio y el ajo hasta que estén cocidos pero no dorados. Pique la caballa y la carne de cangrejo, agréguelas al sartén y sofríalas durante 5 minutos. Agregue el tomate, el consomé, la sal, la pimienta de Cayena y el arroz. Revuelva todo, tape el sartén y déjelo a fuego bajo de 30 a 40 minutos o hasta que el arroz se cueza. Si la mezcla se seca demasiado puede agregar jugo de tomate.

Ensalada de ostras fritas

Dieta Remediadora, Día Nº21

$^1/_4$ taza de harina de maíz amarilla o de pan finamente molido (rallado)

Pimienta negra, pimienta de Cayena y sal al gusto

10 onzas (280 g) de ostras sin concha (aproximadamente 18) y
   escurridas

$^1/_4$ taza de aceite de *canola*

4 tazas de lechuga de hoja verde u otra verdura de hoja verde para
   ensalada cortada con la mano

$^1/_2$ taza de cebolla morada en rodajas

$^1/_2$ taza de aliño (aderezo) estilo *ranch* para ensalada (dividido a la mitad)

Ponga la harina de maíz, las pimientas y la sal en una bolsa de plástico. Agregue las ostras (6 a la vez) a la bolsa y sacúdala hasta recubrirlas completamente. Sacuda las ostras un poco individualmente para que se desprenda la mezcla sobrante de la harina. Ponga aceite a calentar a 375°F en un sartén pesado. Fría las ostras (6 a la vez), volteándolas de vez en cuando hasta que se doren. Colóquelas sobre toallas de papel para escurrirlas. Divida la lechuga entre dos platos para ensalada. Agregue la cebolla (y otras verduras para ensalada al gusto) y remate cada ensalada con 9 ostras fritas. Sírvalas con $^1/_4$ taza de aliño de grasa reducida al estilo *ranch* por cada porción.

Ostras gratinadas

Dieta Evitainflamaciones, Día Nº23

$^1/_2$ taza de pan molido (rallado), dividida en dos partes

$^1/_4$ taza de margarina derretida sin transgrasas

10 onzas (280 g) de ostras orientales (unas 30 medianas), escurridas
   (reserve $^1/_4$ taza del líquido)

Sal y pimienta al gusto

Precaliente el horno a 450°F. Revuelva $^1/_4$ taza del pan molido con la margarina derretida hasta que la mezcla quede grumosa. Póngala en una fuente para hornear (refractario) poco honda rociada con aceite antiadherente en aerosol. Coloque la mitad de las ostras sobre los grumos de pan. Sazónelas con sal y pimienta. Esparza encima la mitad del líquido reservado de las ostras. Repita con otra capa de ostras. Remate con el pan molido restante. Meta la fuente al horno durante 30 minutos.

Tortas de salmón

Dieta Evitainflamaciones, Día Nº6

6 onzas de salmón rosado (*pink salmon*) de lata

$^1/_4$ taza de sustituto líquido de huevo

$^1/_2$ cucharada de mostaza *Dijon*

$^1/_4$ taza de pan molido (rallado)

3 cucharadas de cebolla finamente picada

$^1/_4$ cucharadita de sal con ajo

$^1/_4$ taza de aceite de *canola*

Escurra el salmón. Sáquele las espinas que tenga y desmenúcelo en un tazón (recipiente). Agregue el sustituto de huevo, la mostaza y el pan molido y revuélvalo todo bien. Incorpore la cebolla y el sal con ajo. Ponga el aceite a calentar en un sartén. Ponga cucharadas de $^1/_4$ taza de la mezcla de salmón en el sartén y aplánelas. Fría las tortas por un lado, voltéelas y fríalas del otro lado hasta que se doren.

Salmón con salsa cremosa de tomates secados al sol
Dieta Evitainflamaciones, Día N°26

$^1/_2$ taza de tomates (jitomates) secados al sol

2 dientes de ajo fresco picado en trocitos

2 cucharadas de margarina sin transgrasas

2 cucharadas de harina

$^1/_4$ cucharadita de sal

$^1/_4$ cucharadita de pimienta negra

1 taza de *half-and-half* descremada

8 onzas de salmón tipo *sockeye* silvestre cocido o de salmón rosado de lata

$^1/_2$ taza de albahaca fresca picada

2 tazas de pasta de trigo integral cocida

2 onzas (56 g) de queso parmesano fresco rallado ($^3/_4$ taza)

Ponga los tomates secados al sol en un tazón (recipiente). Viértales agua hirviendo encima para remojarlos mientras prepara la salsa blanca. Rocíe un sartén con aceite antiadherente en aerosol y sofría (saltee) el ajo hasta dorarlo. Agregue la margarina y derrítala, cuidando de no quemarla. Incorpore la harina, la sal y la pimienta. Caliente la salsa a fuego bajo, revolviéndola constantemente, hasta que ya no queden grumos y eche burbujas; retírela del fuego. Incorpore la *half-and-half*. Deje que rompa a hervir, revolviéndola constantemente. Baje el fuego. Escurra los tomates y píquelos; incorpórelos a la salsa. Desmenuce el salmón y agregue el pescado y la albahaca a la salsa. Ponga la salsa a calentar a fuego muy bajo durante 2 minutos. Sírvala con 2 tazas de pasta de trigo integral cocida según las instrucciones del envase. Remátela con queso parmesano.

Salmón teriyaki a la parrilla
Dieta Evitainflamaciones, Día N°1

2 filetes de salmón (de 8 onzas/224 g cada uno)

2 cucharadas de salsa *teriyaki* de sodio reducido

$^1/_2$ cucharadita de pimienta negra de molido grueso

Ponga el salmón en un tazón (recipiente) o en una fuente (refractario) poco honda. Vierta la salsa *teriyaki* sobre los filetes; tápelos y déjelos reposar a temperatura ambiente durante 10 minutos. Rocíe una parrilla con aceite antiadherente en aerosol y póngala a calentar a 450°F. Saque el salmón del adobo (escabeche, marinado) de la salsa *teriyaki*. Frote el lado sin piel de cada filete con la pimienta. Coloque el salmón sobre la parrilla con la piel hacia arriba y áselo a fuego mediano-alto (400°F) de 3 a 4 minutos. Voltee y áselo por 2 minutos más. Sírvalo de inmediato.

Salmón asado al horno

Dieta Remediadora, Día Nº3

1 libra (450 g) de salmón tipo *sockeye*, silvestre

Pimienta negra recién molida

1 cucharadita de jengibre fresco picado en trocitos

1 cucharadita de ajo picado en trocitos

Sal al gusto

$^1/_4$ cucharadita de pimienta blanca

$^1/_4$ taza de jugo de limón

$^1/_4$ taza de vinagre blanco

Sazone el salmón con la pimienta negra al gusto y métalo al refrigerador hasta que esté listo para usarlo. Ponga el jengibre, el ajo, la sal, la pimienta blanca, el jugo de limón y el vinagre a hervir de 2 a 3 minutos en una cacerola para hacer un adobo (escabeche, marinado). Retírela del fuego y deje que se enfríe. Precaliente el horno a 450°F. Unte el salmón con el adobo del jengibre. Áselo enseguida hasta que al oprimirlo sienta que el pescado vuelve a su forma original, unos 5 minutos por cada lado.

Ensalada de salmón y pasta
Dieta Remediadora, Día Nº 19

6 onzas de salmón rosado (*pink salmon*) de lata

2 tazas de macarrones de trigo integral cocidos según las indicaciones del
envase (aproximadamente 1 taza de macarrones sin cocer)

$1/2$ taza de pimiento verde picado

$1/4$ taza de apio picado

$1/4$ taza de cebolla morada picada

$1/4$ taza de jugo de limón

2 cucharadas de aceite de oliva

2 cucharadas de albahaca fresca picada (o 2 cucharaditas de albahaca seca)

$1/8$ cucharadita de sal

$1/4$ cucharadita de pimienta negra

Ajo en polvo al gusto

Mezcle todos los ingredientes en un tazón (recipiente). Tápelo y métalo
al refrigerador durante por lo menos 8 horas.

Salmón a la mostaza asado a la parrilla
Dieta Remediadora, Día Nº 15

2 cucharadas de mostaza *Dijon*

1 cucharada de jugo de limón

2 cucharadas de aceite de *canola*

2 filetes de salmón tipo *sockeye*, silvestre (de 6 onzas/168 g cada uno)

Mezcle la mostaza, el jugo de limón y el aceite. Rocíe una charola (bandeja) de aluminio pesada con aceite antiadherente en aerosol. Coloque el
salmón sobre un trozo de papel aluminio con el lado de la piel hacia abajo.
Unte el pescado con la salsa, cúbralo holgadamente con otro trozo de
papel aluminio y selle el papel por las orillas. Ase el salmón a la parrilla a
fuego mediano de 8 a 15 minutos, según el grosor de los filetes, o hasta
que se pueda desmenuzar fácilmente con un tenedor. El tiempo total de
cocción debe ser de 10 minutos por cada pulgada (2,5 cm) de grosor en el
punto más grueso del filete.

Ensalada griega de salmón

Dieta Remediadora, Día Nº10

Aliño (aderezo)

2 cucharadas de aceite de oliva

2 cucharadas de jugo de limón

$1/4$ cucharadita de sal con ajo

1 pizca de pimienta negra de molido grueso

1 pizca de hojas desmoronadas de orégano

Ensalada

4 tazas de lechuga romana (orejona) o de otra verdura de hoja verde para
   ensalada, cortada con las manos

$1/2$ taza de pepinos en rebanadas

8 aceitunas negras grandes en rebanadas ($1/4$ taza)

$1/4$ taza de cebolla verde picada

1 taza de tomates (jitomates) Roma frescos picados

8 onzas de salmón tipo *sockeye*, silvestre, asado a la parrilla u horneado,
   o bien 8 onzas de salmón rosado de lata

2 onzas (56 g) de queso *feta*

Bata los ingredientes del aliño a mano en un tazón (recipiente) pequeño hasta que se mezclen de manera uniforme. Métalo al refrigerador hasta el momento de servir la ensalada. Ponga la lechuga en una ensaladera o sobre un platón extendido. Remátela con los pepinos, las aceitunas, la cebolla verde y el tomate. Desmenuce el salmón sobre las verduras (sáquele las espinas si lo está usando de lata). Desmorone el queso *feta* encima. Esparza el aliño sobre la ensalada y sírvala de inmediato.

Queso para untar con salmón

Dieta Remediadora, Día Nº17

4 onzas de salmón rosado (*pink salmon*) de lata, escurrido

4 cucharadas de queso crema de grasa reducida

1 cucharadita de mostaza *Dijon*

1 cucharada de perejil fresco picado

$1/8$ cucharadita de pimienta negra

$1/8$ cucharadita de pimienta de Cayena

Mezcle todos los ingredientes. Tape el queso y métalo al refrigerador por lo menos 2 horas. Sírvalo con galletas.

Salmón al horno
Dieta Remediadora, Día Nº23

> 2 rodajas de salmón tipo *sockeye* (de 6 onzas/168 g cada una)
>
> ¹/₄ taza de cebolla verde con tallo picada en rodajas
>
> ¹/₄ taza de vino blanco seco
>
> 1 cucharadita de eneldo fresco picado
>
> ¹/₄ cucharadita de pimienta negra

Ponga el salmón en una fuente para hornear (refractario). Agregue los ingredientes restantes y tápela. Métala 30 minutos al refrigerador, volteando el pescado una sola vez durante este tiempo. Sáquelo del refrigerador y déjelo reposar a temperatura ambiente durante 20 minutos. Precaliente el horno a 350°F. Hornee el pescado de 30 a 35 minutos, bañándolo con el adobo (escabeche, marinado) de vez en cuando durante el tiempo de horneado. El pescado está listo cuando se pueda desmenuzar fácilmente con un tenedor.

Ensalada de pasta y mariscos
Dieta Evitainflamaciones, Día Nº17

> 4 onzas de carne de cangrejo (*blue crab*) de lata
>
> 4 onzas de camarones sin cola, desvenados, pelados y cocidos
>
> 2 tazas de pasta cocida con forma de conchita
>
> 1 taza de espárragos blanqueados picados en trozos cortos
>
> 6 cucharadas de mayonesa sin colesterol
>
> 2 cucharadas de eneldo fresco picado
>
> 1 cucharadita de ralladura de limón
>
> Salt y pimienta negra al gusto
>
> Jugo de 1 limón

Desmenuce la carne de cangrejo y pique los camarones. Mezcle todos los ingredientes excepto el jugo de limón en un tazón (recipiente). Revuélvalos bien. Tape el tazón y métalo 2 horas al refrigerador. Antes de servir la ensalada, agregue el jugo de limón y ajuste los condimentos. Sírvala de inmediato.

Caldo de camarones

Dieta Evitainflamaciones, Día Nº8

$^1/_4$ taza de margarina sin transgrasas

$^1/_4$ taza de cebolla picada

$^1/_4$ taza de harina

2 tazas de leche semidescremada al 1%

$^1/_2$ a $^3/_4$ taza de consomé de pollo desgrasado

1 taza de maíz (elote, choclo) fresco o congelado

8 onzas de camarones sin cola, desvenados, pelados y cocidos

1 cucharadita de albahaca seca

Sal y pimienta al gusto

Derrita la margarina en una cacerola. Sofría (saltee) la cebolla hasta dorarla. Agregue la harina y fríala sin dejar de revolver hasta que empiece a burbujear y desaparezcan los grumos. Agregue la leche y caliéntela a fuego mediano, sin dejar de revolver, hasta que se espese. Agregue el consomé, el maíz, los camarones y los condimentos. Caliente el caldo a fuego bajo sin que suelte el hervor.

Ensalada de camarones al curry

Dieta Evitainflamaciones, Día Nº24

$1^1/_3$ tazas de agua

$^1/_2$ cucharadita de sal

$^2/_3$ taza de arroz integral de grano largo sin cocer

6 cucharadas de aliño (aderezo) de mayonesa sin colesterol

1 cucharada de jugo de limón

2 cucharaditas de *curry* en polvo

2 cucharadas de cebolla rallada

10 onzas (280 g) de camarones sin cola, desvenados, pelados, cocidos y picados (aproximadamente $2^1/_4$ tazas ya picado)

$^2/_3$ taza de chícharos (guisantes, arvejas) congelados, descongelados

Ponga el agua a hervir. Incorpore la sal y el arroz y baje el fuego. Deje que el arroz hierva tapado a fuego bajo hasta que se cueza (de 30 a 40 minutos). Espónjelo levemente con un tenedor y deje que se enfríe a temperatura ambiente. Mezcle los demás ingredientes; incorpórelos al arroz y póngalo a enfriar en el refrigerador.

Camarones asados a la parrilla
Dieta Evitainflamaciones, Día Nº28

4 cucharaditas de aceite de *canola*

2 dientes de ajo picados en trocitos

2 cucharadas de perejil fresco picado

12 onzas (336 g) de camarones frescos o congelados

Bata el aceite, el ajo y el perejil vigorosamente a mano para mezclarlos muy bien. Pele y desvene los camarones. Divídalos entre dos trozos de papel aluminio grueso. Reparta la salsa de manera uniforme sobre los camarones. Doble el papel aluminio y séllelo muy bien en las orillas. Ponga las bolsas de papel aluminio a asar a la parrilla sobre fuego mediano de 10 a 12 minutos.

Guiso de camarones y vieiras
Dieta Evitainflamaciones, Día Nº18

2 cucharadas de aceite de oliva

2 dientes de ajo picados en trocitos

$^1/_2$ cucharadita de orégano seco

$^1/_2$ cucharadita de albahaca seca

¹/₄ cucharadita de pimienta roja molida

¹/₂ taza de consomé de pollo desgrasado

6 onzas de camarones pelados y desvenados

6 onzas de vieiras (escalopes, *scallops*) frescas o congeladas

¹/₂ limón fresco

Ponga el aceite a calentar a fuego mediano-alto en un sartén grande. Agregue el ajo y fríalo hasta que se dore, unos 3 minutos. Incorpore el orégano, la albahaca, la pimienta roja molida y el consomé y revuélvalos. Deje hervir suavemente la salsa durante 3 minutos. Agregue los camarones y las vieiras y cocínelos hasta que los camarones se pongan firmes y de color rosado (de 3 a 5 minutos). Exprima el limón encima y sírvalo de inmediato.

Camarones y verduras sofritos al estilo asiático Nº1
Dieta Evitainflamaciones, Día Nº4

¹/₄ taza de aceite de oliva, dividida en dos partes

1 cucharada de ajo fresco picado en trocitos

12 onzas (336 g) de camarones frescos o congelados, pelados
   y desvenados

1 taza de apio picado en cubitos

1 taza de pimiento verde picado en cubitos

1 taza de tomates (jitomates) picados en cubitos

2 tazas de espaguetis de trigo integral cocidos

Ponga 2 cucharadas de aceite a calentar a fuego mediano-alto en un sartén grande. Agregue el ajo y los camarones. Fríalos durante 5 minutos o hasta que los camarones se pongan de color rosado, revolviéndolos constantemente. Pase los camarones a un plato. Ponga a calentar el aceite restante en el mismo sartén. Agregue el apio y el pimiento y fríalos durante 2 minutos, revolviendo todo el tiempo, hasta que estén cocidos pero aún crujientes. Incorpore el tomate y los camarones y caliéntelos bien. Sírvalos encima de los espaguetis cocidos.

Camarones y verduras sofritos al estilo asiático Nº2

Dieta Remediadora, Día Nº11

El jugo y la ralladura de 1 limón

1 cucharada de mostaza *Dijon*

1 diente de ajo machacado

1 taza de cebolla morada picada en rodajas finas

2 cucharadas de aceite de oliva (dividido en dos partes)

Sal y pimienta al gusto

8 onzas de camarones frescos o congelados, pelados y desvenados

1 taza de pimiento rojo picado en rodajas

1 taza de vainas de arveja china (comelotodo)

2 tazas de tomates (jitomates) pequeños, partidos a la mitad

2 tazas de espaguetis de trigo integral cocidos

Mezcle el jugo y la ralladura de limón, la mostaza, el ajo y la cebolla en un tazón (recipiente). Agregue 1 cucharada del aceite de oliva y bátalo todo a mano hasta mezclar bien los ingredientes. Agregue sal y pimienta al gusto. Incorpore los camarones al aliño (aderezo). Tape el tazón y métalo de 6 a 8 horas al refrigerador. Antes de servirlo, ponga a calentar el aceite restante en un sartén rociado con aceite antiadherente en aerosol. Sofría (saltee) el pimiento rojo y las vainas de arveja china hasta que estén cocidos pero aún crujientes. Saque los camarones del adobo (escabeche, marinado), reservando el adobo, y agréguelos al sartén. Fríalos, revolviendo con frecuencia, de 3 a 5 minutos o hasta que queden de color rosado. Agregue los tomates y el adobo que reservó y caliéntelo todo muy bien. Sírvalo sobre los espaguetis cocidos.

Camarón, vieiras y almejas a la italiana

Dieta Remediadora, Día Nº18

6 onzas de camarones, pelados y desvenados

4 onzas de vieiras (escalopes, *scallops*) frescas o congeladas

4 onzas de almejas frescas, congeladas o de lata

1/4 taza de aceite de oliva

4 dientes de ajo picados en trocitos

1 taza de pimiento verde picado

1 taza de tomates (jitomates) frescos o de lata, picados en cubitos

Sal y pimienta al gusto

2 cucharadas de perejil fresco picado

2 tazas de espaguetis de trigo integral cocidos según las instrucciones del envase

2 onzas (56 g) de queso parmesano fresco rallado (3/4 taza)

Ponga los camarones y las vieiras (y las almejas, si son frescas o congeladas sin cocinar) a hervir de 3 a 5 minutos en una cacerola mediana con agua, reservando 1/2 taza del líquido una vez que terminen de cocerse. Escurra los mariscos y manténgalos calientes. Ponga el aceite a calentar en un sartén grande a fuego mediano. Agregue el ajo y el pimiento y sofríalos (saltéelos) hasta que estén cocidos pero aún crujientes. Incorpore el tomate, el líquido que reservó de los mariscos, la sal, la pimienta y el perejil y deje que todo hierva suavemente durante 5 minutos. Agregue los mariscos a la salsa de tomate, reduzca el fuego a bajo y cueza durante 5 minutos. Ponga la pasta cocida en una fuente caliente. Agregue la salsa y mézclelo todo bien. Remátelo con el queso parmesano.

Sofrito de vieiras y espárragos

Dieta Remediadora, Día N°22

1 taza de pasta de trigo integral sin cocer

2 tazas de tallos de espárrago (unos 16 medianos), cortados en trozos de 3 a 4 pulgadas (7,5–10 cm) de largo

2 cucharadas de aceite de *canola*

1 libra (450 g) de vieiras (escalopes, *scallops*)

1 taza de consomé de pescado

1 cucharada de maicena

El jugo de 2 limones

Sal y pimienta al gusto

Cocine la pasta de acuerdo con las instrucciones del envase. Escúrrala y manténgala caliente. Mientras tanto, ponga los espárragos a cocinar al vapor hasta que queden cocidos pero aún crujientes; escúrralos y déjelos aparte. Ponga el aceite a calentar en un sartén. Sofría (saltee) las vieiras de 2 a 3 minutos (ojo: las vieiras son muy delicadas y requieren muy poco tiempo de cocción. Tenga cuidado de no recocerlas). Mezcle $^1/_4$ taza del consomé de pescado con la maicena en una cacerola pequeña hasta que desaparezcan todos los grumos. Agregue el consomé restante y póngalo a hervir a fuego mediano-alto, revolviendo constantemente hasta que la mezcla se espese un poco. Reduzca el calor. Incorpore el jugo de limón, la sal y la pimienta y deje que todo hierva suavemente mientras prepara los platos para la mesa. Ponga la pasta cocida en dos platos. Reparta los espárragos y las vieiras de manera uniforme sobre la pasta y vierta la salsa encima. Sírvalo de inmediato.

Camarones criollos
Dieta Remediadora, Día Nº27

2 cucharadas de aceite de oliva

$^1/_2$ taza de apio picado

$^1/_2$ taza de pimiento verde picado

$^1/_2$ taza de cebolla picada

2 dientes de ajo picados

1 taza de tomates (jitomates) pelados y picados

$^3/_4$ taza de agua

2 cucharaditas de salsa *Worcestershire*

$^1/_4$ cucharadita de sal

$^1/_4$ cucharadita de pimienta negra

$^1/_8$ cucharadita de pimienta de Cayena

$^1/_4$ cucharadita de salsa picante

1 hoja de laurel

$^1/_2$ cucharadita de tomillo machacado

2 cucharadas de perejil picado

1 bolsa de sustituto de azúcar

12 onzas (336 g) de camarones pelados y desvenados

Ponga el aceite a calentar en un sartén. Sofría (saltee) el apio, el pimiento, la cebolla y el ajo en el aceite hasta que estén cocidos pero aún crujientes. Incorpore el tomate, el agua y los condimentos. Cocínelo todo a fuego lento, revolviéndolo de vez en cuando, durante 20 a 30 minutos (la salsa puede prepararse con un día de anticipación). Rocíe un sartén para sofreír con aceite antiadherente en aerosol. Agregue los camarones y sofríalos hasta que queden de color rosado. Antes de servir los platos, incorpore los camarones a la salsa y caliéntelos muy bien. Sírvalos sobre arroz integral.

Ensalada de atún Nº1
Dieta Remediadora, Día Nº11

6 onzas de atún blanco en agua
4 cucharaditas de mayonesa sin colesterol
1/4 taza de apio finamente picado
Sal y pimienta al gusto

Mezcle todos los ingredientes. Tape la ensalada y métala al refrigerador durante 2 horas.

Ensalada de atún o de salmón asado a la parrilla
Dieta Remediadora, Día Nº9 y Día Nº28

6 onzas de rodajas frescas o congeladas de atún aleta azul silvestre
(*wild bluefin tuna*) o de salmón tipo *sockeye*
2 cucharadas de jugo de limón
2 dientes de ajo picados en trocitos

Descongele el pescado si está congelado y póngalo en un tazón (recipiente) poco hondo. Mezcle el jugo de limón con el ajo y vacíelos sobre el pescado. Métalo al refrigerador durante 1 hora, volteándolo una sola vez. Saque el pescado del adobo (escabeche, marinado) y áselo a la parrilla sobre calor mediano-alto de 5 a 6 minutos por lado, según el grosor. Las rodajas de pescado están listas cuando tienen un color rosado al centro. Prepare una ensalada con verduras —de hoja verde y otras— al gusto.

Coloque las rodajas calientes de pescado encima y sírvalas acompañadas de aliño (aderezo).

Sándwich de atún con queso
Dieta Evitainflamaciones, Día Nº20

6 onzas de atún blanco (*white tuna*) enlatado en agua

2 cucharadas de mayonesa sin colesterol

$^1/_4$ taza de cebolla verde picada

$^1/_4$ cucharadita de comino molido

$^1/_8$ cucharadita de pimienta negra

2 *muffins* ingleses multigrano, partidos a la mitad

4 onzas de queso suizo de grasa reducida en rebanadas

Mezcle el atún escurrido y desmenuzado con la mayonesa, la cebolla, el comino y la pimienta. Ponga un cuarto de la mezcla de atún sobre cada mitad de *muffin*. Colóquelos sobre una bandeja de hornear (tartera, *cookie sheet*). Áselos al horno durante 1 minuto. Cubra cada mitad de *muffin* con 1 onza (28 g) de queso suizo en rebanadas. Áselos de 1 a 2 minutos más o hasta que el queso empiece a derretirse y a dorarse.

Ensalada de atún con pasta
Dieta Evitainflamaciones, Día Nº3

6 onzas de atún blanco enlatado en agua

2 tazas de pasta de trigo integral cocida

$^1/_4$ taza de mayonesa sin colesterol

$^1/_2$ taza de apio picado en cubitos

$^1/_2$ taza de pimiento rojo picado en cubitos

Sal y pimienta al gusto

Mezcle todos los ingredientes en un tazón (recipiente). Tápelo y métalo por lo menos 6 horas al refrigerador.

Ensalada de atún Nº2

Dieta Remediadora, Día Nº2

>   8 onzas de atún blanco enlatado en agua
>
> $^1/_4$ taza de mayonesa sin colesterol
>
> $^1/_2$ manzana roja pequeña, sin corazón y picada
>
> $^1/_2$ taza de apio picado
>
> $^1/_4$ taza de nuez de Castilla en trozos

Mezcle todos los ingredientes. Tape la ensalada y métala 2 horas al refrigerador.

(*Nota*: si encuentra en este capítulo términos que no entiende o que nunca ha visto, remítase al glosario en la página 310).

Conclusión

Al principio de este libro afirmé que las experiencias fundamentales en la vida frecuentemente comienzan con el deseo intenso de ayudar a alguien a quien amamos. Así sucedió con este texto.

Mi cruzada para comprender estas enfermedades y para ayudar a las personas que las padecen empezó en respuesta a la petición de mi hermana, cuyos medicamentos tóxicos y muy costosos no eran capaces de detener el avance de su mal debilitante. Mis esfuerzos en el laboratorio fueron impulsados por el asma de mi hijo, que lo llevó al hospital regularmente durante su segundo y tercer años de vida, mientras yo lo observaba sin poder hacer nada.

No obstante, el ímpetu para escribir este libro —para compartir lo que sé acerca de las enfermedades inflamatorias y para entregar las herramientas adecuadas a las personas que las necesitan— procedió de otra parte. Hace seis años mi padre murió de cáncer. Una semana antes de fallecer, aquel hombre sencillo, un granjero de los montes de Carolina del Norte, me entregó una hoja de papel que, según él, era un manifiesto para mi vida. En este documento muy intenso me encargó una responsabilidad tremenda: aprovechar todos mis dones y los recursos que tengo a mi disposición para luchar contra las enfermedades graves.

Escribí este libro en respuesta a ese llamado paterno a las armas.

Las enfermedades inflamatorias corrompen uno de los sistemas más elegantes del cuerpo. La devastación que este estado causa en los cuerpos de quienes la sufren sólo puede describirse como trágica. Si ha leído este libro, es muy posible que usted mismo o alguien a quien ama padezca alguno de estos males. Definitivamente no se encuentra solo: casi el

50 por ciento de las personas radicadas en los Estados Unidos están en una situación semejante. Y la categoría misma de las enfermedades inflamatorias —un término general que abarca a afecciones tan dispares como el asma, las alergias, el lupus, la diabetes, las enfermedades cardíacas y la artritis— va creciendo conforme aumentan nuestros conocimientos científicos. Nos hallamos frente a una auténtica crisis de salud pública. La raíz de esta epidemia y de muchas enfermedades más es el estado de inflamación.

Se han dedicado muchos esfuerzos para comprender los elementos genéticos de estas enfermedades, lo cual es comprensible, porque sin dudas hay un factor genético detrás de la pandemia. Sin embargo, ya no podemos pasar por alto las fuerzas ambientales —nuestro propio comportamiento— ni el significativo papel que desempeñan. Se trata de componentes que podemos modificar de inmediato y que tendrán un impacto directo en nuestras vidas y en esta epidemia.

De una manera muy concreta somos víctimas de nuestra propia riqueza. El proceso de industrialización ha cambiado de manera fundamental la fuente de nuestros alimentos y el equilibrio de nutrientes en nuestra alimentación. Desde el punto de vista genético nuestros cuerpos son iguales a como eran hace 50.000 años, pero los alimentos que consumimos han cambiado muchísimo. Por ejemplo, ciertas grasas —el tema en que se concentra este libro— controlan la producción de mensajeros inflamatorios, mientras que otras la suprimen. Debido a los cambios en nuestra alimentación, consumimos en exceso las grasas que incrementan la cantidad de mensajeros inflamatorios —y sufrimos las enfermedades que resultan de ello— y dejamos de ingerir en cantidades suficientes las grasas que preservan el funcionamiento natural del sistema inmunitario.

Desafortunadamente, tales cambios tienen un impacto profundo en nuestros cuerpos: se da un motín a bordo, una lucha entre las filas del propio ejército, una guerra civil. Nuestros cuerpos se atacan a sí mismos. Resulta esencial atender el llamado a despertar y restablecer el equilibrio en nuestra alimentación, y no sólo a causa de la amenaza que plantean las enfermedades inflamatorias. De hecho, algunos de los cambios que ha producido la epidemia de males inflamatorios también impulsan otra crisis de salud pública de proporciones epidémicas: la obesidad.

El cuadro que acabo de pintar es grave, pero usted tiene una parte de la solución en sus manos. Es posible revertir los daños que causa este desequilibrio alimenticio. Estoy convencido de que puede ayudar la solución alimenticia —fácil de seguir, completamente natural y segura para la salud— que propongo en este libro.

El Programa Chilton toma en cuenta, de manera mucho más específica que cualquier otra dieta disponible actualmente en el mercado, el impacto sobre nuestra salud de los macronutrientes, es decir, que elegimos el tipo de proteínas, grasas y carbohidratos. Las investigaciones que condujeron a estos conocimientos detallados han tirado por la borda algunas "verdades" convencionales. Se descubrió que un ácido graso omega-6 supuestamente malo para la salud puede tener efectos antiinflamatorios muy poderosos. Además, algunos de los alimentos que antes creíamos excelentes para nuestra salud resultaron contener un ácido graso omega-6 muy peligroso.

A diferencia de otras "soluciones" alimenticias, esta cuenta con bases científicas. Interrumpe el mismo "camino multibillonario" que varios medicamentos antiinflamatorios de amplia venta, como *Celebrex* y *Singulair*. Incluso existen pruebas de que esta dieta funciona de manera *más* eficaz que dichos fármacos, al anular la capacidad del cuerpo para producir en exceso los mensajeros inflamatorios que causan los síntomas y las señales de estas enfermedades perniciosas.

Tengo la gran esperanza de haber respondido satisfactoriamente al llamado a las armas de mi padre por medio del programa que presento en este libro, el cual se llama Programa Chilton en honor a él, no por mí. Creo que el Programa Chilton brinda una solución nueva y revolucionaria que puede ayudar a controlar afecciones devastadoras a quienes sufren enfermedades inflamatorias en los países occidentales. También pienso que los principios de este programa y las herramientas que contiene pueden restaurar nuestro equilibrio natural, para que la prosperidad de este país vuelva a ser una bendición para nosotros, no una maldición.

abadejo de Alaska: pez que pertenece a la familia del bacalao. Se pesca en el norte del Mar Atlántico y en las aguas alrededor del estado de Alaska. Su carne es firme, blanca y tiene un contenido de grasa entre bajo y moderado. Se consigue fresco, congelado y ahumado. Con frecuencia se usa para preparar *surimi*, un plato japonés que consiste en carne de pescado molido que luego se sazona, se pica y se moldea para darle la forma de diferentes tipos de mariscos, entre ellos cangrejo y langosta. En inglés: *walleyed pollock*.

aceite de alazor: su sinónimo es aceite de cártamo. En inglés: *safflower oil*.

aceite de borraja: cápsulas de este aceite —el cual contiene AGL o GLA— se consiguen en las tiendas de productos naturales. En inglés: *borrage oil*.

aceite de *canola*: este aceite proviene de la semilla de la colza, la cual es baja en grasa saturada. Sinónimo: aceite de colza.

ácido alfa-linolénico (AAL): un ácido graso omega-3 que se halla principalmente en las plantas marinas.

ácido araquidónico (AA): un ácido graso omega-6 inflamatorio.

ácido dihomo-gamma-linolénico (ADGL): un ácido graso omega-6 antiinflamatorio.

ácido docosahexaenoico (ADH): un ácido graso omega-3 beneficioso.

ácido eicosapentanoico (AEP): un ácido graso omega-3 beneficioso que bloquea la conversión de AGL (vea abajo) a AA. Se vende en las tiendas de productos naturales, por lo general en forma de un suplemento de aceite de pescado (*fish oil supplement*) que ha de especificar su contenido de AEP (EPA en inglés) en la etiqueta. Vea la dosis recomendada en las páginas 177–180.

ácido estearidónico (AED): un ácido graso omega-3 derivado de una planta, el cual tiene muchos efectos antiinflamatorios idénticos a los del ADGL.

ácido gamma-linolénico (AGL): el precursor del ácido dihomo-gama-linolénico antiinflamatorio. El Dr. Chilton recomienda comprar suplementos que proporcionen de 450 a 550 mg al día, entre ellos el aceite de borraja (*borage oil*). Vea las páginas 180–182 para más información al respecto.

ácido graso: compuesto que resulta de la descomposición de la grasa.

ácidos grasos esenciales: los ácidos grasos que el cuerpo no puede producir; deben obtenerse de los alimentos.

ácido linoleico (AL): un ácido graso omega-6 muy común en la alimentación típica de los países occidentales.

ácido salicílico: el ingrediente activo de la aspirina.

acorn squash: *véase* **squash**.

agudo: término que describe un padecimiento que dura poco, tiene un inicio brusco y que produce síntomas severos.

AINE: antiinflamatorios no esteroideos, como la aspirina, el ibuprofeno y el *Celebrex*. En inglés se llaman "*Non-Steroidal Anti-Inflammatory Drugs*" o NSAID.

ají: *véase* **pimiento**.

albaricoque: sus sinónimos son chabacano y damasco. En inglés: *apricot*.

alergia: respuesta inmunitaria inapropiada, anormal y adquirida a una sustancia.

alga *wakame*: un tipo de alga que se agrega a las ensaladas y a las sopas.

aliño: un tipo de salsa, muchas veces hecha a base de vinagre y de algún tipo de aceite, que se les agrega a las ensaladas para darles más sabor. Sinónimo: aderezo. En inglés: *salad dressing*.

almíbar de arce: su sinónimo es miel de maple. En inglés: *maple syrup*.

anón: sus sinónimos son abadejo y eglefino. En inglés: *haddock*.

anticuerpo: proteína especializada diseñada para atacar bacterias, virus y proteínas tóxicas.

arándano: baya azul de sabor dulce que es pariente del arándano agrio. En inglés: *blueberry*.

arándano agrio: baya roja de sabor agrio usada para elaborar postres y bebidas. Sinónimo: arándano rojo. En inglés: *cranberry*.

arroz silvestre: hierba de grano largo que crece en pantanos. Tiene un sabor a frutos secos y una textura correosa. Se consigue en las tiendas de productos naturales. En inglés: *wild rice*.

arveja china: tipo de legumbre con una vaina delgada de color verde brillante que contiene semillas pequeñas que son tiernas y dulces. Es un alimento de rigor de la cocina china. Es parecido al tirabeque (véase la página 325) pero la diferencia está en que la vaina de la arveja china es más plana y sus semillas no son tan dulces como la del tirabeque. Sinónimo: comelotodo. En inglés: *snow peas*.

bagel: panecillo en forma de rosca que primero se hierve y luego se hornea. Se puede preparar con una gran variedad de sabores y normalmente se sirve con queso crema.

bagre: su sinónimo es siluro. En inglés: *catfish*.

batatas dulces: tubérculos cuyas cáscaras y pulpas tienen el mismo color amarillo-naranja. No se deben confundir con las batatas de Puerto Rico (llamadas "boniatos" en Cuba), que son tubérculos redondeados con una cáscara rosada y una pulpa blanca. Sinónimos de batata dulce: boniato, camote, moniato. En inglés: *sweet potatoes*.

berza: un tipo de repollo que no tiene forma de cabeza, con hojas largas y rectas. Sinonimos: bretón, posarno. En inglés: *collard greens*.

biscuit: panecillo elaborado comúnmente con polvo de hornear en vez de levadura. Tiene una textura tierna y ligera y es muy popular en los EE. UU., especialmente en el sur. Muchas veces se combina con jamón, huevo o tocino en sándwiches (emparedados).

bistec *T-bone*: bistec tomado del centro del lomo del animal que lleva un hueso con forma de "T"; de ahí su nombre en inglés. En inglés: *T-bone steak*.

bomba: pastelito relleno de crema y recubierto de un glaseado dulce. Sinónimo: palo de nata. En inglés: *eclair*.

brownie: pastel (vea la definición de este en la página 321) cremoso de chocolate cortado en trozos cuadrados; a veces se rellena con frutos secos.

butternut squash: *véase squash*.

caballa: sus sinónimos son escombro y macarela. En inglés: *mackerel*.

cacahuate: sus sinónimos son cacahuete, maní. En inglés: *peanut*.

cacerola: comida horneada en un recipiente hondo tipo cacerola. Sinónimo: guiso. En inglés: *casserole*. También puede ser un recipiente metálico de forma cilíndrica que se usa para cocinar. Por lo general, no es muy hondo y tiene mango o asas. Sinónimos: cazuela, cazo. En inglés: *saucepan*.

calabacín: un tipo de calabaza con forma de cilindro un tanto curvo y que es un poco más chico en la parte de abajo que en la parte de arriba. Su color varía entre un verde claro y un verde oscuro, y a veces tiene marcas amarillas. Su pulpa es color hueso y su sabor es ligero y delicado. Sinónimos: calabacita, hoco, zambo, zapallo italiano. En inglés: *zucchini*.

cangrejo azul: tipo de cangrejo (jaiba) que debe su nombre a sus pinzas azules y su cáscara azul verdoso. En inglés: *blue crab*.

cangrejo de imitación: también llamado *surimi*, se trata de carne de pescado molido y moldeado para tener la forma de un marisco como el cangrejo. Por lo general, se forman palitos de la carne de pescado y se arreglan de modo que se parezcan a patas de cangejo o a la cola de langosta. Sin embargo, típicamente no contiene ni langosta ni cangrejo, sino algún tipo de pescado, como por ejemplo el abadejo de Alaska (*pollock*). Si lo ve en el supermercado, ha de llevar las palabras "*imitation crab*" o "*surimi*" en la etiqueta.

cantaloup: melón de cáscara grisosa-beige con un patrón de rayas parecido a una red. Su pulpa es de color naranja pálida y es muy jugosa y dulce. Sinónimos: melón, melón de Castilla.

carne de cerdo para asar: corte de carne de cerdo tomado del hombro del animal. En inglés: *pork shoulder roast*.

carnes tipo fiambre: carnes cocinadas y a veces curadas que se comen frías, por lo general en sándwiches a la hora de almuerzo. Entre los ejemplos de las carnes tipo fiambre están el jamón, la salchicha de Bolonia, el *salami* y el rosbif. En inglés: *lunchmeats*.

cebollín: variante de la familia de las cebollas. Tiene una base blanca que todavía no se ha convertido en bulbo y hojas verdes que son largas y rectas. Ambas partes son comestibles. Son parecidos a los chalotes, y la diferencia está en que los chalotes tienen el bulbo ya formado y son más maduros. Sinónimos: escalonia, cebolla de cambray. En inglés: *scallion*.

cebollino: hierba que es pariente de la cebolla cuyas hojas altas y finas dan un ligero sabor a cebolla a los alimentos. Uno de sus usos comunes es como ingrediente de salsas cremosas. También se agrega a las papas horneadas. Debido a las variaciones regionales entre los hispanohablantes, a veces se confunde al cebollino con el cebollín. Véase las definiciones de estos en este glosario para evitar equivocaciones. Sinónimo: cebolleta. En inglés: *chives*.

centolla: tipo de cangrejo (jaiba) pescado en el norte del Mar Pacífico cerca de las costas de Alaska y de Japón. Se caracteriza por su tamaño, ya que puede llegar a pesar unas 10 a 15 libras (4,5 kg a 7 kg) y medir unos 10 pies (3 m), y también por su carne blanca de sabor delicado. En inglés: *Alaskan king crab*.

cereal *muesli*: *véase* **muesli**.

cereales integrales: *véase* **integral**.

chícharos: semillas verdes de una planta leguminosa euroasiática. Sinónimos: alverjas, arvejas, guisantes, *petit pois*. En inglés: *peas*.

chile: *véase* **pimiento**.

***chili*:** guiso (estofado) oriundo del suroeste de los Estados Unidos que consiste en carne de res molida, chiles picantes, frijoles (habichuelas) y otros condimentos.

cocina metabólica: cocina controlada que prepara los alimentos de acuerdo con criterios muy estrictos para los participantes en estudios de investigación.

***coleslaw*:** una ensalada de repollo (col) mezclado con mayonesa y verduras.

colesterol: sustancia cerosa que se encuentra en el torrente sanguíneo. Se utiliza para producir membranas (paredes) de células, así como algunas hormonas, y también ayuda en otras funciones corporales. El cuerpo fabrica cierta cantidad de colesterol y el resto lo obtiene de los alimentos. Tener demasiado colesterol en el torrente sanguíneo puede ser dañino, ya que impide la circulación y puede conducir a enfermedades cardíacas o a un derrame cerebral. El colesterol como tal es transportado por el torrente sanguíneo por dos sustancias: las lipoproteínas de baja densidad y las lipoproteínas de alta densidad. Comúnmente se conocen las lipoproteínas de baja densidad por el nombre de "**colesterol LBD**"; también se le dice "colesterol malo", porque puede obstruir las arterias e incrementar el riesgo de sufrir un ataque al corazón. Por su parte, las lipoproteínas de alta densidad o **colesterol LAD** se conocen como "colesterol bueno", porque niveles elevados de estos se relacionan con menores posibilidades de sufrir un ataque al corazón o un derrame cerebral. En inglés, el colesterol LBD se llama "*LDL cholesterol*" y el colesterol LAD se llama "*HDL cholesterol*".

comelotodo: *véase* **arveja china**.

copos de avena tradicionales: este término se refiere a los granos de avena aplanados por rodillos y tostados. Toma aproximadamente 15 minutos para cocinar este tipo de copos de avena. En inglés los copos de avena tradicionales se llaman *old-fashioned oats*. Durante algunos días de las dietas expuestas en este libro se indica que se coma los copos de avena de cocción rápida (*quick-cooking oats*) o los instantáneos (*instant oats*).

crema de cacahuate: pasta para untar hecha de cacahuates (maníes). También conocida como mantequilla de maní. Por lo general se vende dos tipos comerciales: uno que es suave como la mantequilla y otro que lleva trocitos de cacahuate. En inglés: *peanut butter*. El tipo que lleva trocitos de cacahuate se llama *chunky peanut butter*.

crónico: de larga duración y recurrente.

cuernito: sus sinónimos son medialuna y cachito. En inglés: *croissant*.

***curry*:** condimento muy picante utilizado para sazonar varios platos típicos de la India. *Curry* también puede referirse a un plato preparado con este condimento.

cúscus: granitos de sémola de trigo con un sabor ligero parecido al de los frutos secos. Durante siglos ha sido popular en el Medio Oriente y en las últimas décadas se ha empezado a comer en los EE.UU. Hoy día se consigue ya precocido en paquetes en el supermercado y se prepara en minutos en una olla con agua hiviendo. En inglés: *couscous*.

***Danish*:** pastelito hecho de masa hojaldrada, relleno de frutas o queso crema y recubierto de azúcar glaseado.

***dip*:** salsa o mezcla blanda (como el guacamole, por ejemplo), en que se mojan los alimentos para picar, como por ejemplo frituras de maíz, papitas fritas, totopos (tostaditas, nachos), zanahorias o apio.

***donut*:** pastelito con forma de rosca que se prepara con levadura o polvo de hornear. Se puede hornear pero normalmente se fríe. Hay muchas variedades de *donuts*; algunas se cubren con una capa de chocolate y otras se rellenan con jalea o con crema.

***Echium*:** planta, también conocida como viborera o buglosa, de la que deriva el ácido estearidónico (AED).

ejotes: *véase* **habichuelas verdes**.

enzima: proteína que causa o acelera una reacción química.

eperlano: pez que se caracteriza por su carne grasosa de sabor delicado. A diferencia de muchos pescados, el eperlano se prepara y se come entero: se consume la cabeza, las vísceras y los huesos. En inglés: *smelt*.

esteroide (también corticosteroide): un tipo de fármaco que reduce la hinchazón y las inflamaciones.

eye of round: *véase* **round**.

fajitas: plato de origen mexicano que consiste en carne o pollo y verduras sofritas en un sartén. Se colocan los ingredientes en una tortilla de maíz, se enrolla la tortilla y se come como si fuera un taco. Este libro ofrece una versión de fajitas que fue diseñada para cumplir con los parámetros de las dietas recomendadas por el autor.

fiambre: *véase* **carnes tipo fiambre**.

flank steak: corte estadounidense de carne de res tomado de la parte inferior de los cuartos traseros. Sinónimo: matambre.

foie gras: hígado de ganso típicamente servido en forma de paté (una pasta sazonada).

frijoles: una de las variedades de plantas con frutos en vaina del género *Phaselous*. Vienen en muchos colores: rojos, negros, blancos, etcétera. Sinónimos: alubia, arvejas, caraotas, fasoles, fríjoles, habas, habichuelas, judías, porotos, trijoles. En inglés: *beans*.

frijoles *cannellini*: frijoles de origen italiano de color blanco que típicamente se agregan a ensaladas y sopas. Se consiguen en la mayoría de los supermercados y en las tiendas de productos *gourmet*.

frijoles de caritas: frijoles pequeños de color beige con una "carita" negra. Sinónimos: frijoles ojo de cabra, judías de caritas, frijoles ojo negro, frijoles Castilla. En inglés: *blackeyed peas*.

frittata: *véase* **omelette**.

frituras de maíz: un tipo de comida chatarra hecha de masa de maíz picada en pedacitos que después se fríen en abundante aceite. Las frituras de maíz tienen muy poco valor nutritivo y por lo general son altas en grasa y calorías. En inglés: *corn chips*.

frutos secos: alimentos comunes que consisten en una semilla comestible encerrada en una cáscara. Entre los ejemplos más comunes de este alimento están las almendras, las avellanas, los cacahuates (maníes), los pistachos y las nueces. Aunque muchas personas utilizan el término "nueces" para referirse a los frutos secos en general, en realidad "nuez" significa un tipo común de fruto seco en particular.

fudge: caramelo semiblando y cremoso que se prepara con azúcar, crema, mantequilla, sirope de maíz y varios saborizantes. El saborizante más popular para hacer *fudge* es chocolate aunque se usan otros, entre ellos vainilla y arce. Se puede preparar con los ingredientes típicos más el saborizante o bien con otros ingredientes agregados, como nueces o frutas confitadas.

galletas y galletitas: tanto "galletas" como "galletitas" se usan en Latinoamérica para referirse a dos tipos de comidas. El primer tipo es un barquillo delgado no dulce (en muchos casos es salado) hecho de trigo que se come como merienda (refrigerio, tentempié) o que acompaña una sopa. El segundo es un tipo de pastel (véase la página 321) plano y dulce que normalmente se come como postre o merienda. En este libro, usamos "galleta" para describir los barquillos salados y "galletita" para los pastelitos pequeños y dulces. En inglés, una galleta se llama "*cracker*" y una galletita se llama "*cookie*".

galletitas de barquillo de centeno: en inglés se llaman *rye wafers*.

galletitas de barquillo de vainilla: en inglés se llaman *vanilla wafers*.

gallina de Cornualles: gallina miniatura que pesa hasta $2\frac{1}{2}$ libras (1,13 kg) y tiene una proporción de carne a hueso tan baja que cada una constituye un porción. En inglés: *Cornish hen*.

granola: mezcla de copos de avena y otros ingredientes como azúcar morena, pasas, cocos y frutos secos. Se prepara al horno y se sirve en pedazos o en barras.

guiso: su sinónimo es estofado.

habas blancas: frijoles planos de color verde pálido, originalmente cultivados en la ciudad de Lima, en Perú. Sinónimos: alubias, ejotes verdes chinos, frijoles de Lima, judías blancas, porotos blancos. En inglés: *lima beans*.

habichuelas verdes: frijoles verdes, largos y delgados. Sinónimos: habichuelas tiernas, ejotes. En inglés: *green beans* o *string beans*.

half and half: mezcla comercial de partes iguales de crema y de leche que en los EE. UU. se echa al café matutino. Se consigue en la sección de lácteos en el supermercado (colmado).

hipogloso: su sinónimo es halibut. En inglés: *halibut*.

integral: este término se refiere a la preparación de los cereales (granos) como arroz, maíz, avena, pan, etcétera. En su estado natural, los cereales tienen una capa exterior muy nutritiva que aporta fibra dietética, carbohidratos complejos, vitaminas del complejo B, vitamina E, hierro, zinc y otros minerales. No obstante, para que tengan una presentación más atractiva, muchos fabricantes les quitan las capas exteriores a los cereales.

La mayoría de los nutriólogos y médicos recomiendan que comamos los cereales integrales (excepto en el caso del alforjón o trigo sarraceno) para aprovechar los nutrientes que nos aportan. Estos productos se consiguen en algunos supermercados y en las tiendas de productos naturales. Entre los productos integrales más comunes están el arroz integral (*brown rice*), pan integral (*whole-wheat bread* o *whole-grain bread*), cebada integral (*whole-grain barley*) y avena integral (*whole oats*).

jugo de manzana y arándano: jugo mixto de ambas frutas que se consigue fácilmente en la mayoría de los supermercados bajo el nombre "*cranapple juice*".

junta de revisión institucional (IRB): comité que supervisa las investigaciones que se realizan con seres humanos.

lechuga romana: variedad de lechuga con un largo y grueso tallo central y hojas verdes y estrechas. Sinónimo: orejona. En inglés: *romaine lettuce*.

leukotrieno: mensajero inflamatorio que tiene muchas funciones, entre ellas controlar algunas partes de la respuesta inflamatoria.

licuado: su sinónimo es batido.

linfocito: grupo de glóbulos blancos.

linfocito B: un tipo de glóbulo blanco.

linfocito T: un tipo de glóbulo blanco al que también se le dice célula T.

lomo: corte estadounidense de carne de res o de cerdo tomado del centro del lomo del animal. En inglés: *tenderloin*.

lubina: sus sinónimos son róbalo y corvina. En inglés: *bass*.

macrófago: un tipo de glóbulo blanco.

magdalena: especie de pastel (véase la página 321) pequeño que normalmente se prepara al hornear la masa en un molde con espacios individuales, parecido a los moldes para hacer panecillos. Por lo general las magdalenas son de chocolate y a veces se rellenan con crema. Sinónimo: mantecada, panquecito. En inglés: *cupcake*.

magro: bajo en grasa. Por lo general este término se refiere a los cortes de carne con menos grasa. Estos cortes dirán "*lean*" en la etiqueta.

mahi mahi: pez de origen hawaiano de carne firme y sabrosa que muchas veces se vende en forma de bistec o filete.

margarina sin transgrasas: que no contiene transgrasas, un tipo de grasa que ha sido vinculada a las enfermedades cardíacas. Por lo general este tipo de margarina lleva las palabras "*trans-free*" ("libre de transgrasas") o "*no transfats*"(sin transgrasas) en el envase.

melocotón: fruta originaria de la China que tiene un color amarillo rojizo y cuya piel es velluda. Sinónimo: durazno. En inglés: *peach*.

menudencias: sus sinónimos son menudillos y menudos.

merienda: en este libro, es una comida entre las comidas principales del día, sin importar ni lo que se come ni a la hora en que se come. Sinónimos: bocadillo, bocadito, botana, refrigerio, tentempié. En inglés: *snack*.

metabolitos: los productos del metabolismo.

miel de maple: su sinónimo es almíbar de arce. En inglés: *maple syrup*.

mostaza *Dijon*: mostaza francesa con una base de vino blanco. En inglés: *Dijon mustard*.

***muesli*:** un cereal para el desayuno que consiste en una combinación de diferentes cereales tostados (como por ejemplo avena, trigo o cebada), frutos secos, salvado de avena, germen de trigo, frutas secas y azúcar. Al igual que el cereal comercial, se toma con leche. Se consigue en la mayoría de los supermercados (colmados) en la sección de los cereales de caja.

***muffin*:** panecillo que se puede preparar con una variedad de harinas y que muchas veces contiene frutas y frutos secos. La mayoría de los *muffins* norteamericanos se hacen con polvo de hornear en vez de levadura. Sin embargo, el *muffin* inglés sí se hace con levadura y tiene una textura más fina que el norteamericano. Es muy común como comida de desayuno en los EE. UU. En inglés, el *muffin* de salvado de arena se llama *oat bran muffin* y se consigue en los supermercados.

naranja: su sinónimo es china. En inglés: *orange*.

neutrófilo: un tipo de glóbulo blanco.

nuez de Castilla: en inglés se llama *English walnut*.

omega-3: un tipo de ácido graso poliinsaturado que cuenta con un enlace doble a tres átomos de carbono del final de la molécula de ácido graso.

omega-6: un tipo de ácido graso poliinsaturado que cuenta con un enlace doble a seis átomos de carbono del final de la molécula de ácido graso.

***omelette*:** un plato a base de huevos que lleva un relleno de carne (como jamón) o verduras. Para preparar un *omelette*, se baten huevos hasta que tengan una consistencia cremosa y después se cocinan en una sartén, sin revolverlos, hasta que se cuajen. Se sirven el *omelette* doblado a la mitad con el relleno colocado en el medio. En este libro se recomienda preparar un *omelette* con un sustituto líquido de huevo, lo que en inglés se llama *liquid egg substitute* y que se encuentra en la misma sección que los huevos en el supermercado. *Nota*: algunos hispanohablantes usan el término *tortilla* para referirse al *omelette*. Una *frittata* es un tipo de *omelette* en que el relleno se agrega al huevo antes de que se cocine. Típicamente esta se hornea y no se sirve doblada.

ostra: su sinónimo es ostión. En inglés: *oyster*.

palomitas de maíz: granos de maíz cocinados en aceite o a presión hasta que forman palomitas blancas. Sinónimos: rositas de maíz, rosetas de maíz, copos de maíz, cotufa, canguil.

pan árabe: pan plano originario del Medio Oriente que se prepara sin levadura. Sinónimo: pan de *pita*. En inglés: *pita bread*.

pan rallado: su sinónimo es pan molido. En inglés: *bread crumbs*.

panecillo para *hoagie*: un *hoagie* es un tipo de sándwich, también conocido como *sub*, *grinder* y *hero*, que lleva carne tipo de fiambre, queso, pimientos, mayonesa, tomate y lechuga. Los panecillos para *hoagie* son largos —de 6 pulgadas (15 cm) a 12 pulgadas (30 cm)— y blandos, con forma de submarino.

panqueque: pastel (véase la definición de este en la página siguiente) plano generalmente hecho de alforjón (trigo sarraceno) que se dora por ambos lados en una plancha o en un sartén engrasado. En este libro se recomiendan los panqueques de harina integral. Se venden mezclas comerciales en cajas para hacer este tipo de panqueques; debe de decir "*whole wheat pancake mix*" en la etiqueta.

papas a la francesa: en este libro usamos este término para referirnos a las tiras largas de papas que se fríen en cantidades abundantes de aceite. En muchos países se conocen como papitas fritas y por lo general se sirven como acompañantes para las hamburguesas o los *hot dogs*. En inglés: *French fries*.

papitas fritas: en este libro usamos este término para referirnos a las rodajas redondas u ovaladas de papas que se fríen en cantidades abundantes de aceite y que se venden en bolsas en las tiendas de comestibles. En inglés: *potato chips*.

***parfait*:** un postre que generalmente consiste en helado cubierto de almíbar o bien crema batida con frutas. En este libro se modifica el *parfait* tradicional al usar pudín de chocolate sin azúcar o queso *ricotta* en vez de helado.

pargo: sus sinónimos son huachinango y chillo. En inglés: *red snapper*.

parrilla: rejilla de hierro fundido utilizada para asar diversos alimentos sobre brasas o sobre una fuente de calor de gas o eléctrica. En inglés: *grill*. También puede ser un utensilio de cocina utilizado para poner dulces hasta que se enfríen. Sinónimo: rejilla. En inglés: *rack*.

pastel: el significado de esta palabra varía según el país. En Puerto Rico, un pastel es un tipo de empanada que se sirve durante las fiestas navideñas. En otros países, un pastel es una masa de hojaldre horneada rellena de frutas en conserva. No obstante, en este libro, un pastel es un postre horneado generalmente preparado con harina, mantequilla, edulcorante y huevos. Sinónimos: bizcocho, torta *cake*. En inglés: *cake*.

paté: una pasta francesa; en este libro se menciona el paté de *foie gras*, una pasta hecha de hígado del ganso.

pegajosidad de las plaquetas: tendencia de las plaquetas, un componente de la sangre, a formar coágulos.

perca: su sinónimo es percha. En inglés: *perch*.

pez blanquecillo: pez oriundo del Mar Atlántico que se caracteriza por su carne firme, sabrosa y baja en grasa. En inglés: *tilefish*.

*pie***:** masa de hojaldre horneada rellena de frutas en conserva. Sinónimos: pay, pastel, tarta. En inglés: *pie*.

pimiento: fruto de las plantas *Capsicum*. Hay muchísimas variedades de esta hortaliza. Los que son picantes se conocen en México como chiles picantes, y en otros países como pimientos o ajíes picantes. Por lo general, en este libro nos referimos a los chiles picantes o a los pimientos rojos o verdes que tienen forma de campana, los cuales no son nada picantes. En muchas partes de México, estos se llaman pimientos morrones. En el Caribe, se conocen como ajíes rojos o verdes. En inglés, estos se llaman *bell peppers*.

plátano: fruta cuya cáscara es amarilla y que tiene un sabor dulce. Sinónimos: banana, banano, cambur y guineo. No lo confunda con el plátano verde, que si bien es su pariente, es una fruta distinta.

*pot pie***:** guiso (estofado) de carne y verduras cubierto de masa hojaldrada. Se consigue ya preparado en los supermercados en la sección de los alimentos congelados; típicamente se hace de pollo.

pretzel: golosina hecha de una pasta de harina y agua. A la pasta se la da la forma de una soga, se le hace un nudo, se le echa sal y se hornea. Es una merienda (refrigerio, tentempié) muy popular en los EE. UU.

prostaglandina: un mensajero inflamatorio que tiene muchas funciones, entre ellas controlar algunas partes de la respuesta inflamatoria.

pumpernickel: un tipo de pan integral de centeno de color negro.

queso azul: queso suave con vetas de moho comestible de color azul verdoso. En inglés: *blue cheese*.

queso *feta*: queso griego hecho de leche de cabra. Es blanco, salado y desmenuzado.

queso *ricotta*: un tipo de queso italiano blanco con una consistencia parecida a la del yogur. Es húmedo y tiene un sabor ligeramente dulce, por lo que se presta para hacer postres. En inglés: *ricotta cheese*.

quimbombó: sus sinónimos son quingambó y calalú. En inglés: *okra*.

rábano picante: su sinónimo es raíz fuerte. En inglés: *horseradish*.

rejilla: *véase* **parrilla.**

remolacha: su sinónimo es betabel. En inglés: *beet*.

repollo: planta verde cuyas hojas se agrupan en forma compacta y que varía en cuanto a su color. Puede ser casi blanco, verde o rojo. Sinónimo: col. En inglés: *cabbage*.

requesón: un tipo de queso hecho de leche descremada. No es seco y tiene relativamente poca grasa y calorías. En inglés: *cottage cheese*.

respuesta autoinmunitaria: una respuesta inmunitaria que ataca los tejidos del propio cuerpo.

risotto: un plato italiano que se prepara al incorporar caldo a una mezcla de arroz y cebollas que ya haya sido sofrito en mantequilla. Se va agregando el caldo poco a poco para que se vaya aborbiendo completamente antes de agregar más. Este proceso da como resultado un arroz de consistencia cremosa cuyos granos se mantienen separados y firmes. Para darle diversos sabores, se le puede agregar toda una gama de ingredientes, entre ellos pollo, mariscos, chorizo, verduras, queso, vino blanco y hierbas. El arroz *arborio* es el tipo de arroz que más comunmente se utiliza para preparar *risotto*.

round: corte de carne de res estadounidense que abarca desde el trasero del animal hasta el tobillo. Es menos tierno que otros cortes, ya que la pierna del animal ha sido fortalecida por el ejercicio. El *top round* es un corte del *round* que se encuentra en el interior de la pierna y es el más tierno de todos los cortes de esta sección del animal. A los cortes gruesos del *top round* frecuentemente se les dice *London Broil* y a los cortes finos de esta zona se les dice *top round steak*. El *eye of round* es el corte menos tierno de esta sección pero tiene un sabor excelente. Todos estos cortes requieren cocción lenta con calor húmedo.

salchicha de Bolonia: un tipo de salchicha sazonado y precocinado; típicamente se vende ya picado en lascas (lonjas). En los EE. UU. es típico incluir lascas de salchicha de Bolonia en los sándwiches (emparedados) durante el almuerzo. Sinónimo: mortadela. En inglés: *bologna*.

salchicha de ternera: salchicha de origen alemán hecha de cerdo y ternera. Se sazona con una variedad de especias, entre ellas jengibre, nuez moscada y coriandro. Se consigue fácilmente en la mayoría de los supermercados. En inglés: *bratwurst*.

salmón: en este libro el autor recomienda diversas variedades de salmón que se caracterizan por su alto contenido de grasas saludables. Entre ellas están el salmón tipo *chinook*, el salmón tipo *coho*, el salmón tipo *sockeye* y el salmón tipo *chum*. Sobre todo, para seguir el Programa Chilton, es importante asegurar que se compre salmón silvestre, "*wild salmon*", y evitar el salmón criado en granjas de peces, lo cual se llama "*farm-raised salmon*". Muchas veces se indica en la etiqueta si el salmón es silvestre; busque la palabra "*wild*" en la etiqueta junto con el nombre del tipo de salmón que desea comprar.

salsa *teriyaki*: una salsa de origen japonés que consiste en una mezcla de salsa de soya, vino de arroz, azúcar, jengibre y especias. Se utiliza para adobar carnes durante 10 a 15 minutos y se distingue por su sabor fuerte. Se consigue en el supermercado en la sección de productos asiáticos.

salsa *Worcestershire*: nombre comercial de una salsa inglesa muy condimentada cuyos ingredientes incluyen salsa de soya, vinagre, melado, anchoas, cebolla, chiles y jugo de tamarindo. La salsa se cura antes de embotellarla.

sándwich: sinónimo: emparedado. En inglés: *sandwich*.

sándwich de bistec y queso al estilo Filadelfia: un tipo de sándwich que tradicionalmente consiste en bistec de falda picada finamente, queso y cebolla, entre otros ingredientes, servido en un panecillo italiano largo con forma de submarino. Supuestamente originó en la ciudad de Filadelfia y hoy en día se sirve en casi todo los EE. UU. El autor ofrece una versión de este sándwich que cumple con los parámetros de las dietas que recomienda.

sándwich tipo *wrap*: un tipo de sándwich que consiste en carnes tipo fiambre (véase la página 313) o bien pollo o pavo, además de tomate, lechuga y mayonesa, que se envuelve en un plan plano, como una tortilla, por ejemplo. "*Wrap*" significa "envolver" en inglés; de ahí su nombre.

sirloin: corte de carne de res proveniente de una zona en el ganado ubicada entre el lomo corto y el *round* (véase la definición en la página 322). Normalmente este corte se pica en bisteces, aunque también se venden pedazos de *sirloin* que son para asar.

sirope de maíz: edulcorante común que se agrega a muchos de los alimentos preempaquetados vendidos en los EE. UU. En este libro se recomienda que se evite el tipo que es alto en fructosa, el cual se encuentra en la mayoría de las gaseosas (sodas). Hay que revisar las listas de ingredientes de los alimentos para verificar que no los contengan. En inglés: *high-fructose corn syrup*.

sistema inmunitario: defensa del cuerpo contra las enfermedades, las infecciones y las sustancias ajenas.

squash: nombre genérico de varios tipos de calabaza oriundos de América. Los *squash* se dividen en dos categorías: el veraniego (llamado *summer squash* en inglés y el invernal (*winter squash*). Los veraniegos tienen cáscaras finas y comestibles, una pulpa blanda, un sabor suave y requieren poca cocción. Entre los ejemplos de estos está el calabacín (calabacita, zambo). Los invernales tienen cáscaras dulces y gruesas, su pulpa es de color entre amarillo y naranja y más dura que la de los veraniegos. Por lo tanto, requieren más tiempo de cocción. Entre las variedades comunes de los *squash* invernales están los *acorn squash*, el *spaghetti squash* y el *butternut squash*. Aunque la mayoría de los *squash* se consiguen todo el año en los EE. UU., los invernales comprados en el otoño y en el invierno tienen mejor sabor. Los *squash* se preparan al picarlos, pelarlos, quitarles las semillas y hervirlos. También se pueden picar a la mitad y hornearse o bien cocinarse al vapor.

squash **veraniego:** *véase* ***squash***.

tazón: recipiente cilíndrico sin asas usado para mezclar ingredientes, especialmente al hacer postres y panes. Sinónimos: recipiente, bol. En inglés: *bowl*.

tipo fiambre: *véase* **carnes tipo fiambre**.

tirabeque: una variedad de chícharos (véase la definición de estos en la página 314) en vaina que se come completo, es decir, tanto la vaina como las semillas (los chícharos). Es parecido a las arvejas chinas (véase la página 312), pero su vaina es más gorda y su sabor es más dulce. En inglés: *sugar snap peas*.

tocino canadiense: carne de cerdo ahumada y baja en grasa que se toma del lomo del animal. Viene en trozos cilíndricos que se pueden picar como se desee. Cuesta más que el tocino pero es más saludable porque contiene menos grasa. En inglés: *Canadian bacon*.

***tofu*:** un alimento un poco parecido al queso que se hace de la leche de soya cuajada. Es insípido, pero cuando se cocina junto con otros alimentos adquiere el sabor de estos. En inglés, el *tofu* firme blando mencionado en algunas de las recetas se llama *firm silken tofu*.

tomate de pera: un tipo de tomate (jitomate) con una forma parecida a la de un huevo cuyo color puede ser rojo o amarillo. En inglés: *plum tomato*.

toronja: esta fruta tropical es de color amarillo y muy popular en los EE.UU. como una comida en el desayuno. Sinónimos: pamplemusa, pomelo. En inglés: *grapefruit*.

torreja: sus sinónimos son torrija y tostada francesa. En inglés: *French toast*.

totopos: sinónimos: tostaditas, nachos. En inglés: *nachos*.

trigo *bulgur*: un tipo de trigo del Medio Oriente cuyos granos han sido cocidos a vapor, secados y molidos. Tiene una textura correosa. Se consigue en las tiendas de productos naturales. En inglés: *bulgur wheat*.

vieiras: mariscos pequeños caracterizados por una doble cáscara con forma de abanico. Las que se cosechan en las bahías son pequeñas pero muy valoradas por su carne dulce y de hecho son más caras que las que se cosechan en el mar. Sinónimo: escalopes. En inglés: *scallops*.

***waffles*:** una especie de pastel hecho de una masa líquida horneada en una plancha especial cuyo interior tiene la forma de un panal. Se hornea en la plancha y se sirve con almíbar de arce (miel de maple). Sinónimos: wafle, gofre. En inglés, los *waffles* integrales se llaman *whole wheat waffles*.

***wrap*:** *véase* **sándwich tipo wrap**.

zanahorias cambray: zanahorias pequeñas, delgadas y tiernas de aproximadamente $1^1/_2$ pulgadas (4 cm) de largo. En inglés: *baby carrots*.

CARTA AL MÉDICO

Estimado doctor:

Entre la tercera parte y la mitad de los ciudadanos de los países desarrollados como los Estados Unidos padecen actualmente enfermedades inflamatorias como el asma, la artritis, las alergias, la diabetes, el lupus, la enfermedad de Crohn, el eczema o las enfermedades cardíacas; la incidencia de la mayoría de estos males se ha duplicado a lo largo de la última década. Esta tendencia perturbadora ha dado lugar a una generación de personas que sufren y que buscan desesperadamente las causas de esta madre de todas las epidemias y opciones nuevas para controlar sus enfermedades inflamatorias debilitantes.

Desde hace más de cincuenta años se sabe que ciertos ácidos grasos constituyen moléculas que funcionan como lípidos mensajeros críticos para la buena salud de los órganos y los tejidos. Tal es el caso de uno en particular, el ácido araquidónico (AA). Cuando se produce en exceso, los mensajeros derivados de la transformación metabólica del AA pueden causar enfermedades inflamatorias crónicas graves. Es importante señalar que la inhibición de tales mensajeros constituye un método probado de tratamiento para las enfermedades inflamatorias. Así lo confirma el hecho de que en 1982 se otorgó un premio Nobel de Medicina al trabajo que explicaba los efectos patológicos, caminos y metabolitos del AA, así como también la aparición de los fármacos de venta masiva que han derivado del trabajo en esta área, tales como la aspirina, el ibuprofeno, el *Celebrex*, el *Singulair* y el *Accolate*, entre otros.

Yo me especializo en aclarar cómo este metabolismo disfuncional del AA causa enfermedades en el cuerpo humano. A lo largo de los veinte años de estudios que he realizado en las escuelas de medicina de las universidades Johns Hopkins y Wake Forest, desarrollé una plataforma de descubrimientos conocida como Liponomía Funcional, la cual explora las relaciones causales entre genes y ácidos grasos específicos y los efectos que tienen en las enfermedades humanas, a fin de identificar los puntos críticos del metabolismo de los ácidos grasos que producen enfermedades en el ser humano. Esta tecnología se ha utilizado para desarrollar o bien generar estrategias alimenticias antiinflamatorias que corresponden a cuarenta patentes estadounidenses y extranjeras y para las que se están tramitando 29 patentes más. Lo más importante es que dicha plataforma me ha permitido diseñar un programa alimenticio (resumido en este libro) para manejar y controlar los mensajeros inflamatorios que tienen impacto sobre una amplia gama de enfermedades humanas.

Estas estrategias cuentan con el respaldo de seis ensayos clínicos realizados por mi laboratorio junto con los Centros Generales para la Investigación Clínica de varios centros médicos importantes, las cuales dieron como resultado seis publicaciones revisadas por expertos (vea la prueba clínica al final de este libro). En conjunto, estos estudios revelan que los ácidos grasos que forman parte de nuestra alimentación revisten una importancia crítica al determinar las cantidades de mensajeros inflamatorios que los seres humanos producimos.

En esencia, este programa contiene alimentos desprovistos, en gran parte, de AA y enriquecidos con los ácidos grasos que bloquean la formación de mensajeros inflamatorios cuando se ingieren juntos. En términos más específicos, puede decirse que contamos con pruebas clínicas de que esta mezcla de ácidos grasos bloquea de manera segura y eficaz la producción de leukotrienos y de prostaglandinas, los cuales se sabe que causan enfermedades inflamatorias en el ser humano.

Los efectos positivos del Programa Chilton se fundamentan en tres pasos. El primero es eliminar lo más posible el AA dietético de la alimentación. Son inequívocas las pruebas científicas de que reducir el AA dietético inhibe la producción de mensajeros inflamatorios; un estudio reciente publicado por la revista *New England Journal of Medicine* demuestra que el estado de salud de ciertos subgrupos de pacientes con ateroesclerosis y enfermedades cardíacas afines empeora mucho si ingieren alimentos que contienen un nivel alto de AA dietético. El segundo paso es incluir en la alimentación ácidos grasos que inhiban el metabolismo del AA. Los fundamentos de este método están bien probados, gracias al éxito de los antiinflamatorios no esteroideos (AINE o *NSAID* por sus siglas en inglés). El tercer paso es mantener los beneficios antiinflamatorios que se obtienen a través de mi programa consumiendo los carbohidratos que mantienen estables los niveles de insulina en la sangre. Alterar los niveles de insulina empeora las inflamaciones, al menos en parte, al afectar el metabolismo del AA.

Mi programa se diseñó para controlar las enfermedades inflamatorias a largo plazo a través de la alimentación y espero que usted considere recomendarlo a sus pacientes con este fin. Debido a su forma de funcionar se trata de un sistema de mantenimiento, no de una solución de rescate. Sé que los médicos de pacientes con enfermedades inflamatorias desesperadamente desean prevenir las manifestaciones agudas de estos males antes de que aparezcan, por lo que la industria farmacéutica dedica tantos esfuerzos a desarrollar los fármacos de mantenimiento. Por ejemplo, en el caso de una enfermedad como el asma, se calcula que casi el 70 por ciento de los medicamentos recetados son de mantenimiento, no de rescate. De manera semejante, pienso que cualquier programa alimenticio, para que logre mejorar el estado de salud a largo plazo, debe concebirse como programa de mantenimiento o de control, no como una solución de rescate. Es muy importante señalar que *mi programa no pretende reemplazar los medicamentos*. Se diseñó para funcionar de manera sinérgica con otros tratamientos.

Desde hace décadas los médicos han buscado soluciones alimenticias seguras y eficaces para sus pacientes que padecen enfermedades inflamatorias crónicas. A partir de los mejores métodos y datos científicos disponibles en la actualidad, creo haber diseñado un programa alimenticio poderoso que un médico puede combinar con fármacos antiinflamatorios para combatir las inflamaciones.

Me llena de entusiasmo tener la oportunidad de ayudar a los millones de personas que padecen la epidemia devastadora de enfermedades inflamatorias. También me da mucho gusto la posibilidad de entrar en colaboración estrecha con médicos como usted para mejorar la calidad de vida de sus pacientes. Su participación y comentarios siempre serán bienvenidos y los utilizaré para mejorar el programa actual.

Mis más atentos saludos,
Dr. Floyd H. "Ski" Chilton III

La ecuación para calcular el Índice Inflamatorio de los alimentos

Índice Inflamatorio =([AA]/[AA]+[AEP]) ([AA]) (factor de concentración AEP o FCA)

Valores del factor de concentración AEP (FCA)

1.000 mg de AEP por ración de 100 g = 0,1

500 mg a 1.000 mg de AEP por ración de 100 g = 0,2

250 mg a 500 mg de AEP por ración de 100 g = 0,4

100 mg a 250 mg de AEP por ración de 100 g = 0,6

1 a 100 mg de AEP por ración de 100 g = 0,8

0 mg a AEP por ración de 100 g = 1,0

Apéndice B

Human Nutrition and Metabolism

Addition of Eicosapentaenoic Acid to γ-Linolenic Acid–Supplemented Diets Prevents Serum Arachidonic Acid Accumulation in Humans[1]

J. Brooke Barham,* Michelle B. Edens,* Alfred N. Fonteh,* Margaret M. Johnson,[†] Linda Easter** and Floyd H. Chilton*[‡††2]

*Departments of *Internal Medicine (Section on Pulmonary and Critical Care Medicine), [‡]Biochemistry and [††]Physiology/Pharmacology, and **General Clinical Research Center Wake Forest University School of Medicine, Winston-Salem, NC 27157 and [†]Department of Medicine, Mayo Clinic Jacksonville, Jacksonville, FL 32224*

ABSTRACT   Previous studies reveal that supplementation of human diets with γ-linolenic acid (GLA) reduces the generation of lipid mediators of inflammation and attenuates clinical symptoms of chronic inflammatory disorders such as rheumatoid arthritis. However, we have shown that supplementation with this same fatty acid also causes a marked increase in serum arachidonate (AA) levels, a potentially harmful side effect. The objective of this study was to design a supplementation strategy that maintained the capacity of GLA to reduce lipid mediators without causing elevations in serum AA levels. Initial in vitro studies utilizing HEP-G2 liver cells revealed that addition of eicosapentaenoic acid (EPA) blocked Δ-5-desaturase activity, the terminal enzymatic step in AA synthesis. To test the in vivo effects of a GLA and EPA combination in humans, adult volunteers consuming controlled diets supplemented these diets with 3.0 g/d of GLA and EPA. This supplementation strategy significantly increased serum levels of EPA, but did not increase AA levels. EPA and the elongation product of GLA, dihomo-γ-linolenic acid (DGLA) levels in neutrophil glycerolipids increased significantly during the 3-wk supplementation period. Neutrophils isolated from volunteers fed diets supplemented with GLA and EPA released similar quantities of AA, but synthesized significantly lower quantities of leukotrienes compared with their neutrophils before supplementation. This study revealed that a GLA and EPA supplement combination may be utilized to reduce the synthesis of proinflammatory AA metabolites, and importantly, not induce potentially harmful increases in serum AA levels.   J. Nutr. 130: 1925–1931, 2000.

KEY WORDS: • arachidonic acid • γ-linolenic acid • inflammation • leukotrienes • neutrophils • humans

γ-Linolenic acid (GLA)[3] is an 18-carbon polyunsaturated fatty acid of the (n-6) series. When given as a dietary supplement, this fatty acid has been shown to relieve the signs and symptoms of chronic inflammatory diseases, including rheumatoid arthritis and atopic dermatitis (Andreassi et al. 1997, Kunkel et al. 1981, Leventhal et al. 1993 and 1994, Lovell et al. 1981, Morse et al. 1989, Tate et al. 1989, Zurier et al. 1996). Many of the clinical effects of GLA supplementation have been attributed to its capacity to block the metabolism of arachidonic acid (AA) to bioactive eicosanoids. However, this is a somewhat paradoxical finding because GLA, via its metabolism by elongase and Δ-5-desaturase activities, is a potential precursor of AA; thus, adding dietary GLA might be expected to increase AA levels with subsequent proinflammatory effects. Recent in vitro and in vivo studies have begun to resolve this paradox by demonstrating that inflammatory cells such as human neutrophils contain the elongase but not the Δ-5-desaturase activity, and thus dietary GLA supplementation leads to the accumulation of dihomo-γ-linolenic acid (DGLA) and not AA in cellular glycerolipids. Importantly, neutrophils from subjects supplemented with GLA produce less leukotriene B[4] (LTB[4]) than they did before supplementation (Johnson et al. 1997, Ziboh and Fletcher 1992). Together, these studies reveal that the endogenous elongase activity in certain inflammatory cells can be utilized to synthesize close structural analogs of AA (i.e., DGLA) from appropriate dietary precursors, and these analogs may then affect AA metabolism (Chilton-Lopez et al. 1996, Johnson et al. 1997).

In contrast to neutrophils, GLA supplementation can markedly increase serum AA, suggesting that dietary GLA in circulation has the potential to be both elongated to DGLA and subsequently desaturated to AA. Thus, in vivo GLA supplementation in humans attenuates AA metabolism in certain inflammatory cells such as neutrophils, but can also

---

[1] Supported by National Institutes of Health Grants RO1 AI 24985, RO1 AI 42022, and Wake Forest University School of Medicine General Clinic Research Center with Grant M01-RR07122.

[2] To whom correspondence should be addressed.

[3] Abbreviations used: AA, arachidonic acid; DGLA, dihomo-γ-linolenic acid; DMEM, Dulbecco's modified Eagle's medium; EPA, eicosapentaenoic acid; GCRC, General Clinical Research Center; GLA, γ-linolenic acid; HBSS, Hanks' balanced salt solution; oleic acid; LA, linoleic acid; LTB[4], leukotriene B[4]; NICI-GC/MS, negative ion chemical ionization-gas chromatography/mass spectrometry; QA, xxxxx; 20-OH, 20-hydroxy; PGB[2], prostaglandin B[2].

0022-3166/00 $3.00 © 2000 American Society for Nutritional Sciences.
Manuscript received 27 August 1999. Initial review completed 29 September 1999. Revision accepted 21 March 2000.

TABLE 1

Nutritional composition of the controlled diet [1]

Nutrient	d 1	d 2	d 3	d 4	d 5	Mean
Protein, % total energy	21.08	20.44	19.22	18.71	19.56	19.71
Carbohydrate, % total energy	55.73	55.73	56.35	57.79	56.74	56.46
Fat, % total energy	25.95	26.11	26.06	25.56	26.55	26.05
Cholesterol, mg/d	201.45	503.98	198.99	285.40	251.58	288.28
Total SFA, g/d	22.91	15.27	18.71	13.75	16.72	17.47
Total PUFA, g/d	12.89	16.82	10.40	15.42	15.15	14.14
Total MUFA, g/d	17.49	21.67	20.91	22.09	23.33	21.10
Linoleic acid, g/d	11.17	14.91	9.33	14.38	13.34	12.63
Linolenic acid, g/d	1.63	1.34	0.95	0.78	1.44	1.23

[1] Abbreviations: SFA, saturated fatty acid; PUFA, polyunsaturated fatty acid; MUFA, monounsaturated fatty acid.

lead to the potentially adverse effect ofi ncreasing serum AA levels. Previous studies have suggested that the accumulation of AA in serum can have important consequences in humans. For example, AA has been shown to enhance the formation of platelet-aggregating endoperoxides and thromboxanes (Hamberg et al. 1974 and 1975, Smith et al. 1974, Willis 1974). Moreover, high levels of AA in humans result in an increased tendency for the secondary irreversible phase of platelet aggregation (Seyberth et al. 1975). In most cases, an increase in sensitivity of platelets to aggregating stimuli is not desirable.

The observation that serum AA accumulates after GLA supplementation raises important concerns about the longterm effect of this dietary supplementation strategy (Johnson et al.1997). It also highlights the need to find dietary strategies that will produce natural inhibitors (such as DGLA) of AA within inflammatory cells, thereby reducing the synthesis of proinflammatory eicosanoids without increasing serum levels of AA. We tested the hypothesis that the addition of the (n-3) fatty acid product of theΔ-5-desaturase reaction, eicosapentaenoic acid (EPA), attenuates the in vitro and in vivo conversion of DGLA to AA by nonneutrophil sources, thereby reducing serum AA accumulation observed during GLA supplementation.

SUBJECTS AND METHODS

Materials. Prostaglandin B$_2$ (PGB$_2$), octadeuterated arachidonic acid and trideuterated stearic acid were obtained from Biomol Research Laboratories (Plymouth Meeting, MA). Leukotriene B$_4$ (LTB$_4$), 20-hydroxy-LTB$_4$ (20-OH-LTB$_4$) and all fatty acids (GLA, linoleic acid [LA], oleic acid [OA], DGLA, AA and EPA) were obtained from Cayman Chemical (Rockford, IL). Ficoll-Paque was obtained from Pharmacia (Uppsala, Sweden). Dextran 70 (6g/L) in 0.9g/L sodium chloride was purchased from Abbott Laboratories (North Chicago, IL). Bakerbond solid phase extraction octadecyl (C$_{18}$) disposable columns were obtained from J. T. Baker Chemical (Phillipsburg, NJ). Ionophore A23187 was purchased from Calbiochem (San Diego, CA). All solvents (HPLC grade) were obtained from Fisher Scientific (Norcross, GA). Hanks' balanced salt solution (HBSS) with and without calcium was purchased from Mediatech Cellgro (Herndon, VA). Pentafluorobenzyl bromide (20 mL/L in acetonitrile) and diisopropyl ethylamine (20 mL/L in acetonitrile) were obtained from Pierce (Rockford, IL). Dulbecco's modified Eagle's medium (DMEM), insulin-transferrin-selenium-X and fetal bovine serum were purchased from Life Technologies (Grand Island, NY). The penicillin + streptomycin mixture was obtained from Bio Whittaker (Walkersville, MD). BIO-EFA borage oil capsules were a generous gift from Health From the Sun (Sunapee, NH). Twin EPA extra-strength fish oil concentrate capsules were obtained from Twin Laboratories (Ronkonkoma, NY).

Dietary protocols. The protocols used were approved by the Institutional Review Board and written consent was obtained from each volunteer before starting the study. Healthy volunteers had baseline interviews with a nutritionist for diet history and a review of study procedures. Height, weight, activity levels and usual eating habits were assessed to determine energy needs and to eliminate potentially noncompliant subjects. Energy intake needs were established using the Harris Benedict equation with the addition of a factor of 1.3–1.7 for activity level. All food consumed by subjects for the 21-d outpatient period was prepared by the Metabolic Kitchen of the Wake Forest University School of Medicine General Clinical Research Center (GCRC) using a 5-d menu cycle prepared under controlled, constant conditions. The nutritional composition of the diet is given inTable 1 . Subjects reported to the GCRC five times per week to be weighed and receive their meals. Subjects received daily checklists off oods to be consumed and returned them with notations of any deviations from the diet provided. Regular contact and communication with the GCRC nutritionists were maintained, and minor modifications to the menus were made as needed to ensure compliance. Weights were monitored and energy intakes adjusted (in increments of 418 kJ) if a weight change of+1 kg from baseline was observed for three consecutive visits or total weight change exceeded 1.5 kg. All subjects maintained body weight within 1.5 kg of baseline weight during the study as seen iñable 2; only one subject required adjustment of energy intake during the study (Table 2)Table 3 shows the composition of several minor fatty acids consumed during the 5-d menu cycle as determined by negative ion chemical ionization gas chromatography/mass spectrometry (NICI-GC/MS; see below). There were no adverse effects reported by any of the volunteers.

TABLE 2

Subject data

Subject	Baseline weight	Baseline BMI [1]	Energy intake	Final weight
	kg	kg/m^2	kJ/d	kg
1	84.17	24.0	12,970	84.17
2	69.21	25.0	10,042	68.36
3	68.48	22.6	8786	67.36
4	62.86	24.2	10,460	62.91
5	65.94	25.8	9205	65.91
6	80.45	23.8	12,134	79.27
7	82.00	25.9	12,552	82.54
8	52.52	20.5	8368	53.54
9	56.42	24.7	7113	55.45
10	57.96	19.6	10,042	57.64
11	81.18	23.3	11,297	81.09
12	53.24	21.0	7950	54.72

[1] BMI, body mass index.

TABLE 3

The fatty acid composition of the 5-d rotating menu[1,2]

	AA	EPA	DGLA	GLA
		mg		
d 1	49.7	3.1	18.4	45.8
d 2	53.6	16.6	15.7	35.2
d 3	92.2	3.5	23.5	37.4
d 4	51.8	1.0	10.6	35.1
d 5	59.2	6.8	16.8	31.6

[1] The total amount of food for a 42-y-old male was combined and homogenized. Lipids were extracted, hydrolyzed and quantities of fatty acids were determined by negative ion chemical ionization-gas chromatography/mass spectrometry as described in Subjects and Methods. These data are the total fatty acids (mg) for a 5-d rotating menu.
[2] Abbreviations: AA, arachidonic acid; EPA, eicosapentaenoic acid; DGLA, dihomo-γ-linolenic acid; GLA, γ-linolenic acid.

Protocol A. Healthy volunteers (n = 4; 2 men and 2 women; ages ranging from 25 to 37 y) consumed the controlled diet (described above). They took 10 capsules (5 capsules in the morning and 5 capsules in the evening) of borage oil (BIO-EFA) containing ∼3.0 g GLA/d. Blood was obtained, and serum and neutrophils were isolated after an overnight fast, the morning before starting the supplementation and each week of the supplementation.

Protocol B. Healthy volunteers (n = 12; 5 women and 7 men; ages ranging from 23 to 42 y) consumed the controlled diet (described above) and were supplemented with oils enriched in GLA (∼3 g/d) and EPA (∼3 g/d). Specifically, they consumed 10 capsules/d (5 capsules in the morning and 5 capsules at night) of BIO-EFA and 5 capsules/d (3 capsules in the morning and 2 capsules at night) of concentrated fish oil (Twin EPA), for 21 d. NICI-GC/MS (see below) revealed that the Twin EPA capsule contained ∼600 mg of EPA and ∼280 mg of docosahexaenoic acid (DHA). Blood was obtained, and serum and neutrophils isolated after an overnight fast, the morning before supplementation, each week during the supplementation and 2 wk after ending the supplementation (washout).

Analysis of serum lipids. Venous blood (∼2 mL) was taken from each volunteer at each time point described above, and serum was isolated as previously described (Chilton et al. 1993). The lipids from a 100-μL aliquot of the serum were extracted by the method of Bligh and Dyer (1959). Trideuterated stearic acid (100 ng) and octadeuterated arachidonic acid (100 ng) were added as internal standards to the samples. Fatty acids were cleaved from glycerolipids by base hydrolysis [0.5 mol/L potassium hydroxide in methanol/water (3:1) for 30 min at 60°C]. Reactions were stopped by neutralizing the mixture using 0.5 mL of 6 mol/L HCl. Samples were then loaded onto Bakerbond octadecyl columns and fatty acid–enriched fractions were extracted as previously described (Chilton et al. 1993). Fatty acids were then converted to pentafluorobenzyl esters using 20% pentafluorobenzyl bromide and 20% diisopropylethylamine for 30 min at 40°C. Quantities of fatty acids were then determined by NICI-GC/MS as described below.

Analysis of fatty acid composition of neutrophil glycerolipids. Neutrophils were isolated from whole blood of each volunteer at each time point and were suspended at 10×10^9 cells/L in HBSS containing calcium. Mole quantities of fatty acids were determined as previously described (Chilton et al.1993). Briefly, total lipids were extracted by the method of Bligh and Dyer (1959). Octadeuterated arachidonic acid and trideuterated stearic acid (100 ng each) were added to samples as internal standards. Fatty acids were hydrolyzed from glycerolipids utilizing base hydrolysis, and fatty acids extracted and derivatized as described above. Quantities of fatty acids were then determined by NICI-GC/MS as described below.

Analysis of products after neutrophil stimulation. Isolated neutrophils were suspended in HBSS containing calcium at a concentration of 10×10^9 cells/L. Neutrophils were then stimulated by the addition of ionophore A23187 (1 μmol/L) and reactions allowed to proceed for 5 min. When analyzing the capacity of neutrophils to release fatty acids, reactions were terminated with methanol/chloroform (2:1, v/v). Trideuterated stearic acid (100 ng) and octadeuterated arachidonic (100 ng) acid were added as internal standards. Mole quantities of fatty acids released were determined utilizing NICI-GC/MS as described below. When analyzing the capacity of neutrophils to synthesize leukotrienes, reactions were terminated by removing cells from supernatant fluids utilizing centrifugation (400 × g, 5 min, 4°C). Supernatant fluids were removed and acidified with 9% formic acid. PGB_2 (250 ng) was added to each sample as an internal standard before the fatty acids and eicosanoids were extracted with four volumes of ethyl acetate (2X). This extract was then loaded onto an LC-18 reverse-phase narrowbore HPLC column (25 cm × 2.1 mm) purchased from Supelco (Bellefonte, PA); the leukotrienes were eluted with a mobile phase of methanol/water/phosphoric acid (55:45:0.02, v/v/v, pH 5.6) at a flow rate of 0.3 mL/min. After 5 min, the methanol composition of the mobile phase was increased to 100% over 30 min. The areas under the UV peaks (at 270 nm) corresponding to LTB_4, LTB_5, 6-*trans* isomers and 20-OH-LTB_4 were identified and compared with the peak area of PGB_2 that was added as an internal standard. Mole quantities of leukotrienes were determined utilizing standard curves.

Analysis of the fatty acid composition of the food samples from the 5-d rotating menu. A total day's food from each day of the menu cycle was homogenized using a blender. Lipids were extracted from the 5-d liquefied preparation by the method of Bligh and Dyer (1959). Octadeuterated arachidonic acid (100 ng) and trideuterated stearic acid (100 ng) were added as internal standards. Fatty acids were hydrolyzed from glycerolipids by base hydrolysis, extracted and derivatized as described above. Quantities of fatty acids were determined by NICI-GC/MS as described below.

Analysis of the fatty acid composition of borage oil and fish oil capsules. The contents of the capsules were suspended in methanol/chloroform (1:1, v/v). Octadeuterated arachidonic acid and trideuterated stearic acid (100 ng each) were added as internal standards. Fatty acids were hydrolyzed from glycerolipids by base hydrolysis, and fatty acids extracted and derivatized as described above. Mole quantities of fatty acids were determined by NICI-GC/MS.

In vitro fatty acid metabolism in HEP-G2 cells. HEP-G2 cells (10^6) were cultured in 6 mL of DMEM culture medium supplemented with 1 mL/L penicillin + streptomycin, 1 mL/L fetal bovine serum and 1 mL/L insulin + transferrin at 37°C in 5% CO_2. Solvents were removed from EPA and DGLA under a stream of nitrogen, and these fatty acids were resuspended in DMEM containing 1% fetal bovine serum. This buffer solution was incubated with HEP-G2 cells for 24 h at fatty acids concentrations ranging from 0 to 50 μmol/L. After 24 h, the media were removed and adherent cells washed (2X) with HBSS containing human serum albumin (0.25g/L). HEP-G2 cells were then removed (rubber policeman) from flasks and suspended in HBSS/methanol/chloroform (1:2:1, v/v/v). Lipids were extracted by the method of Bligh and Dyer (1959) as described above. Octadeuterated arachidonic acid (100 ng) and trideuterated stearic acid (100 ng) were added as internal standards. Fatty acids were removed from glycerolipids by base hydrolysis, and fatty acids extracted and derivatized as described above. Quantities of fatty acids were determined by NICI-GC/MS.

Negative ion chemical ionization-gas chromatography/mass spectrometry (NICI-GC/MS). NICI-GC/MS analysis was conducted on a single-stage quadrapole mass spectrometer (Hewlett-Packard 5989; Greensboro, NC) as previously described (Chilton et al. 1993). The gas chromatography was performed on a Hewlett-Packard 5890 GC using a 30-m DB-17 fused silica column (SPB-5; 0.25-mm film thickness; Supelco). The initial column temperature was 60°C. The column was heated to 220°C at a rate of 40°C/min with a subsequent increase in temperature to 280°C at a rate of 5°C/min. The injector temperature was maintained at 250°C. Each injection was performed in the splitless mode. A volume of 1 μL from 200 μL of recovered material dissolved in hexane was injected. Helium was used as a carrier gas. The pentafluorobenzyl esters were analyzed using selected ion-recording techniques to monitor GLA (m/z 277), LA (m/z 279), OA (m/z 281), EPA (m/z 301), DGLA (m/z 305), AA (m/z 303), trideuterated stearic acid (m/z 286) and octadeuterioarachidonate

1928   BARHAM ET AL.

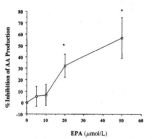

FIGURE 1   Percentage inhibition of arachidonic acid (AA) production induced by eicosapentaenoic acid (EPA) addition in HEP-G2 cells. HEP-G2 cells were maintained in culture supplemented with 20 μmol/L dihomo-γ-linolenic acid (DGLA) and varying concentrations of EPA. After 24 h, cellular AA was determined by negative ion chemical ionization-gas chromatography/mass spectrometry (NICI-GC/MS) as described in Subjects and Methods. These data are expressed as the percentage inhibition of AA biosynthesis by EPA and are means ± SEM, $n = 4$. *$P \leq 0.05$ vs. 0 μmol/L. Regression equation: $y = 1.9170 + 36.808x$, $r^2 = 0.993$.

(m/z 311). A standard mixture of the aforementioned fatty acids was injected and analyzed by NICI-GC/MS before each biological sample to obtain precise retention times.

Data analysis.   The data are presented as means ± SEM or as percentages of baseline values (LTB$_4$ production and influence of EPA on HEP-G2 cells). Differences were tested for significance ($P < 0.05$) using a Student's t test for paired samples.

RESULTS

Influence of EPA on Δ-5-desaturase activity in HEP-G2 cells.   Initial experiments in this study examined whether EPA, a Δ-5-desaturase product, could inhibit the conversion of DGLA to AA in a human hepatocarcinoma cell line, HEP-G2. These HEP-G2 cells exhibit morphological features of mature hepatocytes (Aden et al. 1979). Moreover, this cell line is a relevant experimental model for investigating fatty acid metabolism of the human liver (Angeletti and Tacconi de Alaniz 1995). The addition of DGLA to HEP-G2 cells resulted in the conversion of DGLA to AA. For example, addition of 20 μmol/L DGLA to the HEP-G2 cells markedly increased cellular AA levels. Concomitant addition of EPA with a constant amount of DGLA caused a dose-dependent attenuation in the conversion of DGLA to AA (**Fig. 1**). EPA at 50 μmol/L inhibited AA formation from DGLA (20 μmol/L) by 50%. These data demonstrate the capacity of EPA to block Δ-5-desaturase activity in isolated hepatocytes.

Influence of the combination of GLA and EPA on the fatty acid compositions of serum lipids.   A concern with long-term GLA supplementation is that a marked increase in serum levels of AA may occur. Therefore, dietary strategies that allow the accumulation of potential inhibitors of AA metabolism without increasing serum AA would be valuable. Because EPA inhibited Δ-5-desaturase in HEP-G2 cells, we determined whether EPA could similarly suppress hepatic conversion of DGLA to AA in humans. Two groups of volunteers consumed control diets (see Subjects and Methods) and were supplemented with either GLA (3.0 g/d) alone or a combination of GLA (3.0 g/d) and EPA (3.0 g/d). **Figure 2** (*upper panel*) illustrates that GLA alone markedly increased

serum AA and DGLA levels within 3 wk of the initiation of GLA ingestion. In contrast, the combination of EPA with GLA did not increase serum AA levels (Fig. 2, *low panel*), suggesting that it is possible to block Δ-5-desaturase in humans with EPA. However, the GLA and EPA combination markedly increased serum EPA levels. After a 2-wk washout period, EPA levels returned to baseline levels. A previous study in our laboratory demonstrated that AA and DGLA levels increase in response to GLA supplementation and return to baseline values after 2 wk (Johnson et al. 1997). Together, these data suggest that the addition of EPA to human diets containing high levels of GLA provides a means to block increases in serum AA.

Influence of the combination of GLA and EPA on the fatty acid composition of human neutrophils.   When subjects were supplemented with a GLA and EPA combination, both DGLA and EPA were significantly increased at wk 3 compared with the baseline values (**Fig. 3**). AA levels in neutrophil lipids did not change. GLA supplementation alone did not increase AA or EPA levels in neutrophil glycerolipids (not shown), but did result in an increase in DGLA levels from 0.15 ± 0.02 to 0.27 ± 0.03 nmol/5 × 10^6 cells after supplementation.(Johnson et al. 1997). In addition, these data are consistent with previous in vitro observations that show human

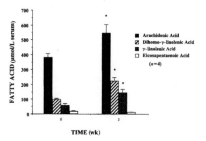

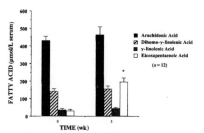

FIGURE 2   Effects of γ-linolenic acid (GLA; *upper panel*) and a combination of GLA and eicospentaenoic acid (EPA) supplementation (*lower panel*) on serum concentrations of fatty acids. Serum fatty acid compositions were determined before (wk 0) or after 3 wk of supplementation by negative ion chemical ionization-gas chromatography/mass spectrometry (NICI-GC/MS). Values are means ± SEM. *Significantly different from wk 0, $P < 0.05$.

GLA AND EPA SUPPLEMENTATION   1929

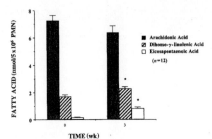

TIME (wk)

FIGURE 3   Effects of γ-linolenic acid (GLA) and eicospentaenoic acid (EPA) supplementation on the fatty acid composition of glycerolipids in neutrophil membranes. Values are means ± SEM. *Significantly different from wk 0, P < 0.05. Abbreviation: PMN, polymorphonuclear leukocytes.

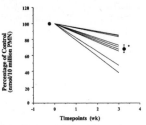

Timepoints (wk)

FIGURE 5   Effects of γ-linolenic acid (GLA) and eicospentaenoic acid (EPA) supplementation on the biosynthesis of leukotriene B_4 (LTB_4), 20-hydroxy (20-OH)-LTB_4 and 6-trans-isomers-LTB_4 by A23187-stimulated neutrophils. Neutrophils, isolated before (wk 0) and 3 wk after supplementation were stimulated with 1 μmol/L A23187. The lines represent the percentage of control values for each subject that participated in study and (●) represents the mean ± SEM, n = 10. *Significantly different from wk 0, P < 0.05. Abbreviation, PMN, polymorphonuclear leukocytes.

neutrophils contain elongase, but lack Δ-5-desaturase activity (Chilton-Lopez et al. 1996).

Influence of the combination of GLA and EPA on the release of fatty acids and the production of LTB_4 and its metabolites by stimulated neutrophils.   A final set of experiments was designed to investigate the influence of the GLA + EPA combination on the release of AA and the production of leukotrienes by neutrophils after stimulation with ionophore A23187. **Figure 4** shows the amounts of AA, DGLA and EPA released from stimulated neutrophil glycerolipids at baseline and 3 wk after the GLA + EPA combination. Release of DGLA and EPA from neutrophil glycerolipids was significantly increased after GLA/EPA supplementation. However, the quantity of AA released from neutrophils did not change.

Quantities of LTB_4, 20-OH-LTB_4 and the 6-trans isomers of LTB_4 were determined by HPLC and are expressed as percentage of control in **Figure 5**. There was a significant drop in total leukotriene production from neutrophils 3 wk after

dietary GLA + EPA supplementation. Concomitant with a decrease in leukotrienes of the 4 series, there was an increase in leukotriene B_5 derived from released EPA (**Fig. 6**).

DISCUSSION

Studies by several investigators have demonstrated that dietary supplementation with GLA has the potential to reduce inflammation. This reduction in inflammation has been attributed to the capacity of the elongation product of GLA, DGLA, to block the synthesis of AA products and the capacity of DGLA to be converted to oxidized products that have anti-inflammatory activities (Billah et al. 1985, Chilton-Lopez et al. 1996, DeLuca et al. 1999, Iversen et al. 1991 and 1992, Vanderhoek et al. 1980). Our previous studies (Chilton et al.

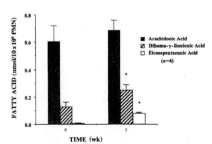

TIME (wk)

FIGURE 4   Effects of γ-linolenic acid (GLA) and eicospentaenoic acid (EPA) supplementation on the release of fatty acids from glycerolipids of neutrophils stimulated with ionophore A23187. Neutrophils, isolated before (wk 0) and 3 wk after supplementation were stimulated with 1 μmol/L A23187. Values are means ± SEM. *Significantly different from wk 0, P < 0.05. Abbreviation: PMN, polymorphonuclear leukocytes.

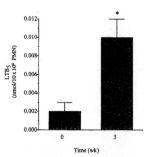

Time (wk)

FIGURE 6   Effects of γ-linolenic acid (GLA) and eicospentaenoic acid (EPA) supplementation on the biosynthesis of leukotriene B_5 (LTB_5) by A23187-stimulated neutrophils. Neutrophils were isolated before supplementation (wk 0) and after 3 wk. After supplementation neutrophils were stimulated with 1 μmol/L A23187. Values are means ± SEM, n = 12. *Significantly different from wk 0, P < 0.05. Abbreviation: PMN, polymorphonuclear leukocytes.

1930   BARHAM ET AL.

GLA metabolism
within inflammatory
cells

GLA metabolism
within circulation

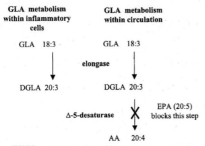

FIGURE 7 Mechanism of inhibition of Δ-5-desaturase by dietary eicospentaenoic acid (EPA). Abbreviations: GLA, γ-linolenic acid; DGLA, dihomo-γ-linolenic acid; AA, arachidonic acid.

1993, Chilton-Lopez et al. 1996, Johnson et al.1996) and those of Ziboh and Fletcher (1992) have demonstrated that supplementation of low-to-moderate fat diets with GLA markedly decreases the capacity of inflammatory cells such as human neutrophils to produce leukotrienes (Johnson et al.1997). We further demonstrated that the likely mechanism of inhibition by GLA stems from its capacity to be elongated by an endogenous elongase activity within the neutrophil to a close structural analog of AA, DGLA (**Fig. 7**). However, neutrophils cannot further desaturate DGLA to AA because they lack Δ-5-desaturase activity (Chilton-Lopez et al.1996). Thus, the endogenous elongase activity within inflammatory cells can be utilized to synthesize close structural analogs of AA (i.e., DGLA) from appropriate dietary precursors. It is postulated that these analogs affect AA metabolism, thereby mitigating clinical manifestations induced by AA metabolites.

A potentially important side effect of GLA supplementation is elongation of GLA to DGLA and further desaturation via Δ-5-desaturase to AA by enzymes in the liver. This causes a marked increase in serum AA levels. In a previous study of AA supplementation in humans, similar increases in serum AA levels were associated with an increase in the in vivo aggregation of platelets (Seyberth et al.1975). This increase in platelet sensitivity raised concerns about potentially harmful cardiovascular side effects and the long-term safety of any dietary strategy that increases serum AA levels, including those current formulations being sold in nutraceutical markets.

The current study was designed to determine whether dietary strategies could be designed that have the anti-inflammatory potential of GLA without leading to increases in serum AA. This was accomplished by the addition of the Δ-5-desaturase product of the (n-3) pathway, EPA. Initial in vitro experiments demonstrated that EPA had the capacity to block Δ-5-desaturase activity in an isolated hepatocarcinoma cell line. These experiments were followed by in vivo studies that showed EPA supplementation of human diets prevented the accumulation of serum AA in response to GLA without inhibiting accumulation of DGLA in neutrophils. Thus, both in vivo and in vitro studies revealed that EPA may act as an end product inhibitor of the Δ-5-desaturase.

We further examined the influence of the GLA + EPA combination on leukotriene generation. The capacity of human neutrophils to release AA was not influenced by the GLA + EPA supplementation. In contrast, their capacity to generate leukotrienes (LTB$_4$, 20-OH-LTB$_4$ and related isomers) was

inhibited significantly (~40%) compared with neutrophils from these same volunteers before supplementation. The inhibition observed in this study was greater than what has been observed before for EPA alone (Chilton et al.1993). In contrast, the inhibition with EPA/GLA was somewhat less than that seen in a previous study in our laboratory with GLA alone (Johnson et al. 1997). However, the differences in leukotriene generation in these studies were not powered sufficiently to detect statistically significant differences and may be a function of biologic variability among the volunteers.

Clinicians, patients, pharmaceutical and nutraceutical companies are all increasingly utilizing natural products for the treatment of clinical disorders. As this trend continues, it is important that these products be both safe and effective. Overall, little attention has been paid to the potentially adverse effects of dietary supplements and specifically, dietary fatty acid supplementation strategies. This study shows how a potentially important complication, arising from supplementation with a simple fatty acid, can be avoided by using appropriate fatty acid combinations. As the nutraceutical industry continues to experience explosive growth, it will be increasingly important to understand the safety profiles of dietary supplements and avoid complications that arise from such supplements.

ACKNOWLEDGMENTS

The authors would like to express their gratitude to the technicians in the metabolic kitchen of the GCRC for help in the planning and preparation of the participants' controlled diets. We would also like to thank Donald Misch for his support in the preparation of this paper.

LITERATURE CITED

Aden, D. P., Fogel, A., Plotkin, S., Damjanov, I. & Knowles, B. B. (1979) Controlled synthesis of HBsAg in differentiated human liver carcinoma derived cell line. Nature (Lond.) 282: 615–616.

Andreassi, M., Forleo, P., Di Lorio, A., Masci, S., Abate, G. & Amerio, P. (1997) Efficacy of γ-linolenic acid in the treatment of patients with atopic dermatitis. J. Int. Med. Res. 25: 266–274.

Angeletti, C. & Tacconi de Alaniz, M. J. (1995) Fatty acid uptake and metabolism in HEP-G2 human-heptoma cells. Mol. Cell. Biol. 143: 99–105.

Billah, M. M., Bryant, R. R. & Siegel, M. I. (1985) Lipoxygenase products of arachidonic acid modulate the biosynthesis of platelet-activating factor (1–0–alkyl-2-acetyl-sn-glycero-3-phosphocholine) by human neutrophils via phospholipase A$_2$. J. Biol. Chem. 260: 6899–6906.

Bligh, E. G. & Dyer, W. T. (1959) A rapid method of total lipid extraction and purification. Can. J. Biochem. Physiol. 37: 911–920.

Chilton, F. H., Patel, M., Fonteh, A. N., Hubbard, W. C. & Triggiani, M. (1993) Dietary n-3 fatty acid effects on neutrophil lipid composition and mediator production. Influence on duration and dosage. J. Clin. Investig. 91: 115–122.

Chilton-Lopez, T., Surette, M. E., Swan, D. D., Fonteh, A. N., Johnson, M. M. & Chilton, F. H. (1996) Metabolism of gamma-linolenic acid in human neutrophils. J. Immunol. 156: 291–2947.

DeLuca, P., Rossetti, R. G., Alavian, C., Karim, P. & Zurier, R. B. (1999) Effects of gammalinolenic acid on interleukin-1β and tumor necrosis factor-α secretion by stimulated human peripheral blood monocytes: studies in vitro and in vivo. J. Investig. Med. 47: 246–250.

Hamberg, M., Svenson, J. & Samuelsson, B. (1975) Thromboxanes: a new group of biologically active compounds derived from prostaglandin endoperoxides. Proc. Natl. Acad. Sci. U.S.A. 72: 2994–2998.

Hamberg, M., Svenson, J., Wakabayashi, T. & Samuelsson, B. (1974) Isolation and structure of two prostaglandin endoperoxides that cause platelet aggregation. Proc. Natl. Acad. Sci. U.S.A. 71: 345–349.

Iversen, L., Fogh, K., Bojesen, G. & Kragballe, K. (1991) Linoleic acid and dihomogammalinolenic acid inhibit leukotriene B$_4$ formation and stimulate the formation of their 15-lipoxygenase products by human neutrophils in vitro. Evidence of formation of antiinflammatory compounds. Agents Actions 33: 286–291.

Iversen, L., Fogh, K. & Kragballe, K. (1992) Effect of dihomogammalinolenic acid and its 15-lipoxygenase metabolite on eicosanoid metabolism by human mononuclear leukocytes in vitro: selective inhibition of the 5-lipoxygenase pathway. Arch. Dermatol. Res. 284: 222–226.

Johnson, M. M., Swan, D. D., Surette, M. E., Stegner, J., Chilton, T., Fonteh, A. N. & Chilton, F. H. (1997) Dietary supplementation with γ-linolenic acid alters fatty acid content and eicosanoid production in healthy humans. J. Nutr. 127: 1435–1444.

Kunkel, S. L., Ogawa, H., Ward, P. A. & Zuner, R. B. (1981) Suppression of chronic inflammation by evening primrose. Prog. Lipid Res. 20: 885–888.

Leventhal, L. J., Boyce, E. G. & Zurier, R. B. (1993) Treatment of rheumatoid arthritis with gammalinolenic acid. Ann. Intern. Med. 119: 867–873.

Leventhal, L. J., Boyce, E. G. & Zurier, R. B. (1994) Treatment of rheumatoid arthritis with blackcurrant seed oil. Br. J. Rheum. 33: 847–852.

Lovell, C. R., Burton, J. L. & Horrobin, D. F. (1981) Treatment of atopic eczema with evening primrose oil. Lancet 1: 278.

Morse, P. F., Horrobin, D. F. & Manku, M. S. (1989) Meta-analysis of the placebo-controlled studies of the efficacy of Epogam in the treatment of atopic eczema: relationship between plasma essential fatty acid changes and clinical response. Br. J. Dermatol. 121: 75–90.

Seyberth, H. W., Oelz, O., Kennedy, T., Sweetman, B. J., Danon, A., Frolich, J. C., Heirnberg, M. & Oates, J. A. (1975) Increased arachidonate in lipids after administration to man: effects on prostaglandin biosynthesis. Clin. Pharmacol. Ther. 18: 521–529.

Smith, J. B., Ingerman, C., Kocsis, J. J. & Silver, M. J. (1974) Formation of an intermediate in prostaglandin biosynthesis and its association with the platelet release reaction. J. Clin. Investig. 53: 1468–1472.

Tate, G., Mandell, B. F., Laposata, M., Ohliger, D., Baker, D. G., Schumacher, H. R. & Zurier, R. B. (1989) Suppression of acute and chronic inflammation by dietary gamma linolenic acid. J. Rheumatol. 16: 729–733.

Vanderhoek, J. Y., Bryant, R. W. & Bailey, J. M. (1980) Inhibition of leukotriene biosynthesis by the leukocyte product 15-hydroxy-5,8,11,13-eicosatetraenoic acid. J. Biol. Chem. 255: 10064–10066.

Willis, A. L. (1974) An enzymatic mechanism for the antithrombotic and antihemostatic actions of aspirin. Science 183: 325–327.

Ziboh, V. A. & Fletcher, M. P. (1992) Dose-response effects of dietary gammalinolenic acid-enriched oils on human polymorphonuclear-neutrophil biosynthesis of leukotriene B4. Am. J. Clin. Nutr. 55: 39–45.

Zurier, R. B., Rossetti, R. G., Jacobson, E. W., DeMarco, D. M., Liu, N. Y., Temming, J. E., White, B. M. & Laposata, M. (1996) Gamma-linolenic acid treatment of rheumatoid arthritis. A randomized, placebo-controlled trial. Arthritis Rheum. 39: 1808–1817.

Referencias bibliográficas

Introducción

Abeywardena, M.Y., and Head, R.J. 2001. Long chain n-3 polyunsaturated fatty acids and blood vessel function. *Cardiovasc. Res.* **52**:361–371.

American Academy of Allergy, Asthma and Immunology. www.aaaai.org.

American Diabetes Association. www.diabetes.org.

American Heart Association. www.americanheart.org.

Arthritis Foundation. www.arthritis.org.

Asthma and Allergy Foundation of America. www.aafa.org.

Crohn's & Colitis Foundation of America. www.ccfa.org.

Ernst, P., and Suissa, S. 1997. The asthma death problem revisited. *Br. J. Clin. Pharmacol.* **43**:339.

Moore, S., and Simon, J. 1999. The greatest century that ever was. *Policy Analysis* **364**:1–32.

National Center for Chronic Disease Prevention and Health Promotion. www.cdc.gov.

National Institute of Allergy and Infectious Disease. www.niaid.nih.gov.

Rosenstreich, D.L., Eggleston, P., Kattan, M., Baker, D., Slavin, R.G., Gergen, P., Mitchell, H., McNiff-Mortimer, K., Lynn, H., Ownby, D. et al. 1997. The role of cockroach allergy and exposure to cockroach allergen in causing morbidity among inner-city children with asthma. *N. Engl. J. Med.* **336**: 1356–1363.

Ross, R. 1999. Atherosclerosis is an inflammatory disease. *Am. Heart J.* **138**:S419–S420.

Triggiani, M., Granata, F., Giannattasio, G., Borrelli, I., de Paulis, A., and Marone, G. 2003. Lung involvement in rheumatoid arthritis. *Sarcoidosis. Vasc. Diffuse. Lung Dis.* **20(3)**:171–179.

Capítulo 1: Nuestra prosperidad problemática

Albert, C.M., Campos, H., Stampfer, M.J., Ridker, P.M., Manson, J.E., Willett, W.C., and Ma, J. 2002. Blood levels of long-chain n-3 fatty acids and the risk of sudden death. *N. Engl. J. Med.* **346**:1113–1118.

Asher, M.I., Keil, U., Anderson, H.R., Beasley, R., Crane, J., Martinez, F., Mitchell, E.A., Pearce, N., Sibbald, B., Stewart, A.W. et al. 1995. International Study of Asthma and Allergies in Childhood (ISAAC): rationale and methods. *Eur. Respir. J.* **8**:483–491.

Bach, J.F. 2002. The effect of infections on susceptibility to autoimmune and allergic diseases. *N. Engl. J. Med.* **347**:911–920.

Beasley, R., Pearce, N., and Crane, J. 1997. International trends in asthma mortality. *Ciba Found. Symp.* **206**:140–150.

Beasley, R., Crane, J., Lai, C.K., and Pearce, N. 2000. Prevalence and etiology of asthma. *J. Allergy Clin. Immunol.* **105**:S466–S472.

Beasley, R., Ellwood, P., and Asher, I. 2003. International patterns of the prevalence of pediatric asthma the ISAAC program. *Pediatr. Clin. North Am.* **50**:539–553.

Bjorksten, B., Dumitrascu, D., Foucard, T., Khetsuriani, N., Khaitov, R., Leja, M., Lis, G., Pekkanen, J., Priftanji, A., and Riikjarv, M.A. 1998. Prevalence of childhood asthma, rhinitis and eczema in Scandinavia and Eastern Europe. *Eur. Respir. J.* **12**:432–437.

Bjornsdottir, U.S., and Busse, W.W. 1992. Respiratory infections and asthma. [Review]. *Med. Clin. North Am.* **76**:895–915.

Bodansky, H.J., Staines, A., Stephenson, C., Haigh, D., and Cartwright, R. 1992. Evidence for an environmental effect in the aetiology of insulin dependent diabetes in a transmigratory population. *BMJ* **304**:1020–1022.

Braback, L., Breborowicz, A., Dreborg, S., Knutsson, A., Pieklik, H., and Bjorksten, B. 1994. Atopic sensitization and respiratory symptoms among Polish and Swedish school children. *Clin. Exp. Allergy* **24**:826–835.

Braback, L., Breborowicz, A., Julge, K., Knutsson, A., Riikjarv, M.A., Vasar, M., and Bjorksten, B. 1995. Risk factors for respiratory symptoms and atopic sensitisation in the Baltic area. *Arch. Dis. Child* **72**:487–493.

Burney, P. 1995. The origins of obstructive airways disease. A role for diet? *Am. J. Respir. Crit. Care Med.* **151**:1292–1293.

Burney, P., Malmberg, E., Chinn, S., Jarvis, D., Luczynska, C., and Lai, E. 1997. The distribution of total and specific serum IgE in the European Community Respiratory Health Survey. *J. Allergy Clin. Immunol.* **99**:314–322.

Burr, M.L., Emberlin, J.C., Treu, R., Cheng, S., and Pearce, N.E. 2003. Pollen counts in relation to the prevalence of allergic rhinoconjunctivitis, asthma and atopic eczema in the International Study of Asthma and Allergies in Childhood (ISAAC). *Clin. Exp. Allergy* **33**:1675–1680.

Cookson, J.B. 1987. Prevalence rates of asthma in developing countries and their comparison with those in Europe and North America. *Chest* **91**:97S–103S.

Dietary supplementation with n-3 polyunsaturated fatty acids and vitamin E after myocardial infarction: results of the GISSI-Prevenzione trial. Gruppo Italiano per lo Studio della Sopravvivenza nell'Infarto miocardico. 1999. *Lancet* **354**:447–455.

Dokholyan, R.S., Albert, C.M., Appel, L.J., Cook, N.R., Whelton, P., and Hennekens, C.H. 2004. A trial of omega-3 fatty acids for prevention of hypertension. *Am. J. Cardiol.* **93**:1041–1043.

Eaton, S.B., Eaton, S.B., III, Konner, M.J., and Shostak, M. 1996. An evolutionary perspective enhances understanding of human nutritional requirements. *J. Nutr.* **126**:1732–1740.

Eaton, S.B., Eaton, S.B., III, and Konner, M.J. 1997. Paleolithic nutrition revisited: a twelve-year retrospective on its nature and implications. *Eur. J. Clin. Nutr.* **51**:207–216.

Eaton, S.B., Eaton, S.B., III, Sinclair, A.J., Cordain, L., and Mann, N.J. 1998. Dietary intake of long-chain polyunsaturated fatty acids during the paleolithic. *World Rev. Nutr. Diet.* **83**:12–23.

Eaton, S.B., and Eaton, S.B., III. 2000. Paleolithic vs. modern diets—selected pathophysiological implications. *Eur. J. Nutr.* **39**:67–70.

Eaton, S.B., Cordain, L., and Eaton, S.B. 2001. An evolutionary foundation for health promotion. *World Rev. Nutr. Diet.* **90**:5–12.

Eaton, S.B., and Eaton, S.B. 2003. An evolutionary perspective on human physical activity: implications for health. *Comp. Biochem. Physiol. A Mol. Integr. Physiol.* **136**:153–159.

El, B.M., Boniface, S., Koscher, V., Mamessier, E., Dupuy, P., Milhe, F., Ramadour, M., Vervloet, D., and Magnan, A. 2003. T cell activation, from atopy to asthma: more a paradox than a paradigm. *Allergy* **58**:844–853.

Ernst, P., and Cormier, Y. 2000. Relative scarcity of asthma and atopy among rural adolescents raised on a farm. *Am. J. Respir. Crit. Care Med.* **161**:1563–1566.

Friedmann, H. 1983. From Peasant to Proletarian—Capitalist development and agrarian transitions—Goodman, D., Redclift, M. *Theory and Society* **12**:539–544.

Friedmann, H. 1985. Health, food, and nutrition in third-world development—Ghosh, Pk. *Contemporary Sociology—A Journal of Reviews* **14**:542–545.

Harris, W.S. 1997. N-3 fatty acids and serum lipoproteins: human studies *Am. J. Clin. Nutr.* **65**:1645S–1654S.

Hotamisligil, G.S. 2000. Molecular mechanisms of insulin resistance and the role of the adipocyte. *Int. J. Obes. Relat. Metab. Disord.* **24 Suppl 4**:S23–S27.

Hotamisligil, G.S. 2003. Inflammatory pathways and insulin action. *Int. J. Obes. Relat. Metab. Disord.* **27 Suppl 3**:S53–S55.

Hu, F.B., Bronner, L., Willett, W.C., Stampfer, M.J., Rexrode, K.M., Albert, C.M., Hunter, D., and Manson, J.E. 2002. Fish and omega-3 fatty acid intake and risk of coronary heart disease in women. *JAMA* **287**:1815– 1821.

Hu, F.B., Cho, E., Rexrode, K.M., Albert, C.M., and Manson, J.E. 2003. Fish and long-chain omega-3 fatty acid intake and risk of coronary heart disease and total mortality in diabetic women. *Circulation* **107**:1852–1857.

Jogi, R., Janson, C., Bjornsson, E., Boman, G., and Bjorksten, B. 1996. The prevalence of asthmatic respiratory symptoms among adults in Estonian and Swedish university cities. *Allergy* **51**:331–336.

Jogi, R., Janson, C., Bjornsson, E., Boman, G., and Bjorksten, B. 1998. Atopy and allergic disorders among adults in Tartu, Estonia, compared with Uppsala, Sweden. *Clin. Exp. Allergy* **28**:1072–1080.

Julge, K., Munir, A.K., Vasar, M., and Bjorksten, B. 1998. Indoor allergen levels and other environmental risk factors for sensitization in Estonian homes. *Allergy* **53**:388–393.

Kris-Etherton, P.M., Harris, W.S., and Appel, L.J. 2002. Fish consumption, fish oil, omega-3 fatty acids, and cardiovascular disease. *Circulation* **106**:2747– 2757.

Kromann, N., and Green, A. 1980. Epidemiological studies in the Upernavik district, Greenland. Incidence of some chronic diseases 1950–1974. *Acta Med. Scand.* **208**:401–406.

Lewis, S., Hales, S., Slater, T., Pearce, N., Crane, J., and Beasley, R. 1997. Geographical variation in the prevalence of asthma symptoms in New Zealand. *N. Z. Med. J.* **110**:286–289.

Maziak, W. 2002. The hygiene hypothesis and the evolutionary perspective of health. *Prev. Med.* **35**:415–418.

Maziak, W., Behrens, T., Brasky, T.M., Duhme, H., Rzehak, P., Weiland, S.K., and Keil, U. 2003. Are asthma and allergies in children and adolescents increasing? Results from ISAAC phase I and phase III surveys in Munster, Germany. *Allergy* **58**:572–579.

McGeady, S.J. 2004. Immunocompetence and allergy. *Pediatrics* **113**:1107– 1113.

Molokhia, M., and McKeigue, P. 2000. Risk for rheumatic disease in relation to ethnicity and admixture. *Arthritis Res.* **2**:115–125.

Molokhia, M., McKeigue, P.M., Cuadrado, M., and Hughes, G. 2001. Systemic lupus erythematosus in migrants from west Africa compared with Afro-Caribbean people in the UK. *Lancet* **357**:1414–1415.

Molokhia, M., Hoggart, C., Patrick, A.L., Shriver, M., Parra, E., Ye, J., Silman, A.J., and McKeigue, P.M. 2003. Relation of risk of systemic lupus erythematosus to west African admixture in a Caribbean population. *Hum. Genet.* **112**:310–318.

Muller, H., de Toledo, F.W., Resch, K.L. Fasting followed by vegetarian diet in patients with rheumatoid arthritis: a systematic review. 2001. *Scand. J. Rheumatol.* **30(1)**:1–10

Murphy, K. 2003. When it comes to fish, go wild. *Business Week,* January 2, 2003.

Nicolai, T., and von Mutius, E. 1996. Respiratory hypersensitivity and environmental factors: East and West Germany. *Toxicol. Lett.* **86**:105–113.

Nicolai, T., and von Mutius, E. 1997. Pollution and the development of allergy: the East and West Germany story. *Arch. Toxicol. Suppl.* **19**:201–206.

Northridge, M.E., Jean-Louis, B., Shoemaker, K., Nicholas, S. 2002. Advancing population health in the Harlem Children's Zone Project. *Soz Praventivmed.* **47(4)**:201–202.

Pearce, N., Sunyer, J., Cheng, S., Chinn, S., Bjorksten, B., Burr, M., Keil, U., Anderson, H.R., and Burney, P. 2000. Comparison of asthma prevalence in the ISAAC and the ECRHS. ISAAC Steering Committee and the European Community Respiratory Health Survey. International Study of Asthma and Allergies in Childhood. *Eur. Respir. J.* **16**:420–426.

Pirotta, Y.F., Mann, N.J., and Kelly, F. 2003. Fatty acid composition of habitual diet. *Asia Pac. J. Clin. Nutr.* **12 Suppl**:S27.

Population Reference Bureau. www.prb.org.

Riikjarv, M.A., Julge, K., Vasar, M., Braback, L., Knutsson, A., and Bjorksten, B. 1995. The prevalence of atopic sensitization and respiratory symptoms among Estonian schoolchildren. *Clin. Exp. Allergy* **25**:1198–1204.

Simon, R.A. 2003. Adverse reactions to food additives. *Curr. Allergy Asthma Rep.* Jan;**3(1)**:62–66.

Strachan, D., Sibbald, B., Weiland, S., it-Khaled, N., Anabwani, G., Anderson, H.R., Asher, M.I., Beasley, R., Bjorksten, B., Burr, M. et al. 1997. Worldwide variations in prevalence of symptoms of allergic rhinoconjunctivitis in children: the International Study of Asthma and Allergies in Childhood (ISAAC). *Pediatr. Allergy Immunol.* **8**:161–176.

U.S. Commodity Rankings. 1998.

Vasar, M., Braback, L., Julge, K., Knutsson, A., Riikjarv, M.A., and Bjorksten, B. 1996. Prevalence of bronchial hyperreactivity as determined by several methods among Estonian schoolchildren. *Pediatr. Allergy Immunol.* **7**:141–146.

von Hertzen, L.C., and Haahtela, T. 2004. Asthma and atopy—the price of affluence? *Allergy* **59**:124–137.

von Mutius, E., Fritzsch, C., Weiland, S.K., Roll, G., and Magnussen, H. 1992. Prevalence of asthma and allergic disorders among children in united Germany: a descriptive comparison. *BMJ* **305**:1395–1399.

von Mutius, E., Martinez, F.D., Fritzsch, C., Nicolai, T., Roell, G., and Thie-
mann, H.H. 1994. Prevalence of asthma and atopy in two areas of West and
East Germany. *Am. J. Respir. Crit. Care Med.* **149**:358–364.

von Mutius, E. 1996. Epidemiology of asthma: ISAAC—International Study of
Asthma and Allergies in Childhood. *Pediatr. Allergy Immunol.* **7**:54–56.

von Mutius, E., Illi, S., Hirsch, T., Leupold, W., Keil, U., and Weiland, S.K.
1999. Frequency of infections and risk of asthma, atopy and airway hyper-
responsiveness in children. *Eur. Respir. J.* **14**:4–11.

von Mutius, E. 1999. ISAAC, the world-wide study of asthma and allergies in
childhood. *Pneumologie* **53**:101–102.

von Mutius, E. 2001. Infection: friend or foe in the development of atopy and
asthma? The epidemiological evidence. *Eur. Respir. J.* **18**:872–881.

von Mutius, E. 2002. Environmental factors influencing the development
and progression of pediatric asthma. *J. Allergy Clin. Immunol.*
109:S525–S532.

von Mutius, E. 2002. Childhood experiences take away your breath as a young
adult. *Am. J. Respir. Crit. Care Med.* **165**:1467–1468.

Wahle, K.W., Rotondo, D., and Heys, S.D. 2003. Polyunsaturated fatty
acids and gene expression in mammalian systems. *Proc. Nutr. Soc.*
62:349–360.

Weiss, S.T. 2002. Eat dirt—the hygiene hypothesis and allergic diseases. *N.
Engl. J. Med.* **347**:930–931.

Xu, H., Uysal, K.T., Becherer, J.D., Arner, P., and Hotamisligil, G.S. 2002. Altered tumor necrosis factor-alpha (TNF-alpha) processing in adipocytes
and increased expression of transmembrane TNF-alpha in obesity. *Diabetes*
51:1876–1883.

Capítulo 2: La guerra interna

Aiello, R.J., Bourassa, P.A., Lindsey, S., Weng, W., Freeman, A., and Showell,
H.J. 2002. Leukotriene B4 receptor antagonism reduces monocytic foam
cells in mice. *Arterioscler. Thromb. Vasc. Biol.* **22**:443–449.

Aiello, R.J., Bourassa, P.A., Lindsey, S., Weng, W., Freeman, A., and Showell,
H.J. 2002. Leukotriene B4 receptor antagonism reduces monocytic foam
cells in mice. *Arterioscler. Thromb. Vasc. Biol.* **22**:443–449.

Bousquet, J., Chanez, P., Lacoste, J.Y., Barneon, G., Ghavanian, N., Enander, I.,
Venge, P., Ahlstedt, S., Simony-Lafontaine, J., Godard, P. et al. 1990.
Eosinophilic inflammation in asthma. *N. Engl. J. Med.* **323**:1033–1039.

Camp, R.D.R., Coutts, A.A., Greaves, M.W., Kay, A.B., and Walport, M.J.
1983. Response of human skin to intradermal injection of leukotrienes C_4,
D_4 and B_4. *Br. J. Pharmacol.* **80**:497–502.

Chandran, M., Phillips, S.A., Ciaraldi, T., and Henry, R.R. 2003. Adiponectin: more than just another fat cell hormone? *Diabetes Care* **26**:2442–2450.

Dahlén, S.-E., Hedqvist, P., Hammarström, S., and Samuelsson, B. 1980. Leukotrienes are potent constrictors of human bronchi. *Nature* **288**:484–486.

Drazen, J.M., and Austen, K.F. 1987. Leukotrienes and airway responses. *Am. Rev. Respir. Dis.* **136**:985–998.

Drazen, J.M., O'Brien, J., Sparrow, D., Weiss, S.T., Martins, M.A., Israel, E., and Fanta, C.H. 1992. Recovery of leukotriene E, from the urine of patients with airway obstruction. *Am. Rev. Respir. Dis.* **146**:104–108.

Drazen, J.M. 1998. Leukotrienes as mediators of airway obstruction. *Am. J. Respir. Crit. Care Med.* **158**:S193–S200.

Elmgreen, J., Nielsen, O.H., and Ahnfelt-Ronne, I. 1987. Enhanced capacity for release of leucotriene B_4 by neutrophils in rheumatoid arthritis. *Ann. Rheum. Dis.* **46**:501–505.

Folco, G., Rossoni, G., Buccellati, C., Berti, F., Maclouf, J., and Sala, A. 2000. Leukotrienes in cardiovascular diseases. *Am. J. Respir. Crit. Care Med.* **161**: S112–S116.

Ford-Hutchinson, A.W., Bray, M.A., Doig, M.V., Shipley, M.E., and Smith, M.J.H. 1980. Leukotriene B, a potent chemokinetic and aggregating substance released from polymorphonuclear leukocytes. *Nature* **286**:264–265.

Griffin, M., Weiss, J.W., Leitch, A.G., McFadden, E.R., Jr., Corey, E.J., Austen, K.F., and Drazen, J.M. 1983. Effects of leukotriene D on the airways in asthma. *N. Engl. J. Med.* **308**:436–439.

Hedley, A.A., Ogden, C.L., Johnson, C.L., Carroll, M.D., Curtin, L.R., Flegal, K.M. 2004. Prevalence of overweight and obesity among U.S. children, adolescents, and adults, 1999–2002. *JAMA.* **291(23)**:2847–2850.

Henderson, W.R. 1994. The role of leukotrienes in inflammation. *Ann. Intern. Med.* **121**:684–697.

Holgate, S.T. 1990. Mediator and cellular mechanisms in asthma. *J. R. Coll. Physicians Lond.* **24**:304–317.

Holtzman, M.J. 1991. Arachidonic acid metabolism. Implications of biological chemistry for lung function and disease. *Am. Rev. Respir. Dis.* **143**:188–203.

Lee, T.H., Israel, E., Drazen, J.M., Leitch, A.G., Ravalese, J.I., Corey, E.J., Robinson, D.R., Lewis, R.A., and Austen, K.F. 1986. Enhancement of plasma levels of biologically active leukotriene B compounds during anaphylaxis in guinea pigs pretreated by indomethacin or by a fish oil-enriched diet. *J. Immunol.* **136(7)**:2575–2582.

Samuelsson, B. 1983. Leukotrienes: mediators of hypersensitivity reactions and inflammation. *Science* **220**:568–575.

Smith, C.M., Christie, P.E., Hawksworth, R.J., Thien, F., and Lee, T.H. 1991. Urinary leukotriene E_4 levels following allergen and exercise challenge in bronchial asthma. *Am. Rev. Respir. Dis.* **144:**1411–1413.

Smith, C.M., Hawksworth, R.J., Thien, F.C.K., Christie, P.E., and Lee, T.H. 1992. Urinary leukotriene E_4 in bronchial asthma. *Eur. Respir. J.* **5:**693–699.

Westcott, J.Y., Smith, H.R., Wenzel, S.E., Larsen, G.L., Thomas, R.B., Felsien, D., and Voelkel, N.F. 1991. Urinary leukotriene E_4 in patients with asthma; effect of airways reactivity and sodium cromoglycate. *Am. Rev. Respir. Dis.* **143:**1322–1328.

Capítulo 3: El continuo inflamatorio

Bousquet, J., Chanez, P., Lacoste, J.Y., Barneon, G., Ghavanian, N., Enander, I., Venge, P., Ahlstedt, S., Simony-Lafontaine, J., Godard, P. et al. 1990. Eosinophilic inflammation in asthma. *N. Engl. J. Med.* **323:**1033–1039.

Brown, A.A., and Hu, F.B. 2001. Dietary modulation of endothelial function: implications for cardiovascular disease. *Am. J. Clin. Nutr.* **73:**673–686.

Casserly, I., and Topol, E. 2004. Convergence of atherosclerosis and Alzheimer's disease: inflammation, cholesterol, and misfolded proteins. *Lancet* **363:**1139–1146.

Chandran, M., Phillips, S.A., Ciaraldi, T., and Henry, R.R. 2003. Adiponectin: more than just another fat cell hormone? *Diabetes Care* **26:**2442–2450.

Christie, P.E., Tagari, P., Ford-Hutchinson, A.W., Charlesson, S., Chee, P., Arm, J.P., and Lee, T.H. 1991. Urinary leukotriene E_4 concentrations increase after aspirin challenge in aspirin-sensitive asthmatic subjects. *Am. Rev. Respir. Dis.* **143:**1025–1029.

Cordain, L., Watkins, B.A., and Mann, N.J. 2001. Fatty acid composition and energy density of foods available to African hominids. Evolutionary implications for human brain development. *World Rev. Nutr. Diet.* **90:**144–161.

Coussens, L.M., Werb, Z. 2002. Inflammation and cancer. *Nature.* **420(691):** 860–867.

Coussens, L.M., Werb, Z. 2001. Inflammatory cells and cancer: think different! *J. Exp. Med.* **193(6):**F23–26.

Deen, D. 2004. Metabolic syndrome: what is it and what can I do about it? *Am. Fam. Physician* **69:**2887–2888.

Deen, D. 2004. Metabolic syndrome: time for action. *Am. Fam. Physician* **69:**2875–2882.

Diamond, J. 1997. The worst mistake in the history of the human race. *Discovery Magazine.* May:64–66.

Eaton, S.B., Eaton, S.B., III, Konner, M.J., and Shostak, M. 1996. An evolutionary perspective enhances understanding of human nutritional requirements. *J. Nutr.* **126:**1732–1740.

Eaton, S.B., Eaton, S.B., III, and Konner, M.J. 1997. Paleolithic nutrition revisited: a twelve-year retrospective on its nature and implications. *Eur. J. Clin. Nutr.* **51:**207–216.

Eaton, S.B., Eaton, S.B., III, Sinclair, A.J., Cordain, L., and Mann, N.J. 1998. Dietary intake of long-chain polyunsaturated fatty acids during the paleolithic. *World Rev. Nutr. Diet.* **83:**12–23.

Eaton, S.B., and Eaton, S.B., III 2000. Paleolithic vs. modern diets—selected pathophysiological implications. *Eur. J. Nutr.* **39:**67–70.

Eaton, S.B., Cordain, L., and Eaton, S.B. 2001. An evolutionary foundation for health promotion. *World Rev. Nutr. Diet.* **90:**5–12.

Eaton, S.B., and Eaton, S.B. 2003. An evolutionary perspective on human physical activity: implications for health. *Comp. Biochem. Physiol. A Mol. Integr. Physiol.* **136:**153–159.

Global initiative for asthma: global strategy for asthma management and prevention. National Institutes of Health. 2002.

Hotamisligil, G.S. 2000. Molecular mechanisms of insulin resistance and the role of the adipocyte. *Int. J. Obes. Relat. Metab. Disord.* **24 Suppl 4:**S23–S27.

Hotamisligil, G.S. 2003. Inflammatory pathways and insulin action. *Int. J. Obes. Relat. Metab. Disord.* **27 Suppl 3:**S53–S55.

Lemiere, C., Bai, T., Balter, M., Bayliff, C., Becker, A., Boulet, L.P., Bowie, D., Cartier, A., Cave, A., Chapman, K. et al. 2004. Adult asthma consensus guidelines update 2003. *Can. Respir. J.* **11:**9A–18A.

Libby, P., and Simon, D.I. 2001. Inflammation and thrombosis: the clot thickens. *Circulation* **103:**1718–1720.

Libby, P., Ridker, P.M., and Maseri, A. 2002. Inflammation and atherosclerosis. *Circulation* **105:**1135–1143.

Libby, P., and Ridker, P.M. 2004. Inflammation and atherosclerosis: role of C-reactive protein in risk assessment. *Am. J. Med.* **116 Suppl 6A:**S9–S16.

Mann, N.J. 2004. Paleolithic nutrition: what can we learn from the past? *Asia Pac. J. Clin. Nutr.* **13:**S17.

Mehrabian, M., and Allayee, H. 2003. 5-lipoxygenase and atherosclerosis. *Curr. Opin. Lipidol.* **14:**447–457.

Perseghin, G., Petersen, K., and Shulman, G.I. 2003. Cellular mechanism of insulin resistance: potential links with inflammation. *Int. J. Obes. Relat. Metab. Disord.* **27 Suppl 3**:S6–S11.

Schulze, M.B., Rimm, E.B., Shai, I., Rifai, N., and Hu, F.B. 2004. Relationship between adiponectin and glycemic control, blood lipids, and inflammatory markers in men with type 2 diabetes. *Diabetes Care* **27**:1680–1687.

Schulze, M.B., Rimm, E.B., Li, T., Rifai, N., Stampfer, M.J., and Hu, F.B. 2004. C-reactive protein and incident cardiovascular events among men with diabetes. *Diabetes Care* **27**:889–894.

Simopoulos, A.P. 1999. Evolutionary aspects of omega-3 fatty acids in the food supply. *Prostaglandins Leukot. Essent. Fatty Acids* **60**:421–429.

Simopoulos, A.P., and Sidossis, L.S. 2000. What is so special about the traditional diet of Greece: the scientific evidence. *World Rev. Nutr. Diet.* **87**:24–42.

Simopoulos, A.P. 2001. Evolutionary aspects of diet and essential fatty acids. *World Rev. Nutr. Diet.* **88**:18–27.

Simopoulos, A.P. 2001. The Mediterranean diets: what is so special about the diet of Greece? The scientific evidence. *J. Nutr.* **131**:S3065–S3073.

Spanbroek, R., and Habenicht, A.J. 2003. The potential role of antileukotriene drugs in atherosclerosis. *Drug News Perspect.* **16**:485–489.

Sponheimer, M., and Lee-Thorp, J.A. 1999. Isotopic evidence for the diet of an early hominid, Australopithecus africanus. *Science* **283**:368–370.

Steinbaum, S.R. 2004. The metabolic syndrome: an emerging health epidemic in women. *Prog. Cardiovasc. Dis.* **46**:321–336.

Taylor, G.W., Taylor, I., Black, P., Maltby, N.H., Turner, N., Fuller, R.W., and Dollery, C.T. 1989. Urinary leukotriene E_4 after antigen challenge and in acute asthma and allergic rhinitis. *Lancet* **1**:584–588.

Weiss, S.T., and Shore, S. 2004. Obesity and asthma: directions for research. *Am. J. Respir. Crit. Care Med.* **169**:963–968.

Wellen, K.E., and Hotamisligil, G.S. 2003. Obesity-induced inflammatory changes in adipose tissue. *J. Clin. Invest.* **112**:1785–1788.

Wenzel, S.E. 2000. *Asthma and the small airways.* S.P. Peters, editor. American Thoracic Society, New York.

Xu, H., Uysal, K.T., Becherer, J.D., Arner, P., and Hotamisligil, G.S. 2002. Altered tumor necrosis factor-alpha (TNF-alpha) processing in adipocytes and increased expression of transmembrane TNF-alpha in obesity. *Diabetes* **51**:1876–1883.

Yeh, E.T. 2004. C-reactive protein is an essential aspect of cardiovascular risk factor stratification. *Can. J. Cardiol.* **20**:93B–96B.

Yeh, E.T. 2004. CRP as a mediator of disease. *Circulation* **109**:II11–II14.

Capítulo 4: El camino multibillonario

Borgeat, P., and Samuelsson, B. 1979. Metabolism of arachidonic acid by poly-morphonuclear leukocytes: structural analysis of novel hydroxylated com-pounds. *J. Biol. Chem.* **254:**7865–7869.

Borgeat, P., and Samuelsson, B. 1979. Arachidonic acid metabolism in polymor-phonuclear leukocytes: unstable intermediate in the formation of dihydroxy acids. *Proc. Natl. Acad. Sci. U.S.A.* **76:**3213–3217.

Borgeat, P., and Samuelsson, B. 1979. Transformation of arachidonic acid by rabbit polymorphonuclear leukocytes: formation of a novel dihydroxy-eicosatetraenoic acid. *J. Biol. Chem.* **254:**2643–2646.

Chilton, F.H., Connell, T.R. 1988. 1-ether-linked phosphoglycerides: major en-dogenous sources of arachidonate in the human neutrophil. *J. Biol. Chem.* Apr **15;263(11):**5260–5265.

Chilton, F.H. 1989. Potential phospholipid source(s) of arachidonate used for the synthesis of leukotrienes by the human neutrophil. *Biochem. J.* Mar **1;258(2):** 327–333.

Chilton, F.H., Murphy, R.C. 1986. Remodeling of arachidonate-containing phosphoglycerides within the human neutrophil. *J. Biol. Chem.* **261(17):** 7771–7777.

Hui, K.P., Taylor, I.K., Taylor, G.W., Rubin, P., Kesterson, J., Barnes, N.C., and Barnes, P.J. 1991. Effect of a 5-lipoxygenase inhibitor on leukotriene gener-ation and airway responses after allergen challenge in asthmatic patients. *Thorax* **46:**184–189.

Lane, S.J., Palmer, J.B.D., Skidmore, I.F., and Lee, T.H. 1990. Corticosteroid pharmacokinetics in asthma. *Lancet* **336:**1265.

Larsen, J.S., and Acosta, E.P. 1993. Leukotriene-receptor antagonists and 5-lipoxygenase inhibitors in asthma. *Ann. Pharmacother.* **27:**898–903.

Murphy, R.C., Hammarstrom, S., and Samuelsson, B. 1979. Leukotriene C: a slow-reacting substance from murine mastocytoma cells. *Proc. Natl. Acad. Sci. U.S.A.* **76(9):**4275–4279.

O'Banion, M.K., Winn, V.D., Young, D.A. 1992. cDNA cloning and functional activity of a glucocorticoid-regulated inflammatory cyclooxygenase. *Proc. Natl. Acad. Sci. USA.* **89(11):**4888–4892.

O'Sullivan, M.G., Chilton, F.H., Huggins, E.M., Jr., McCall, C.E. 1992. Lipopolysaccharide priming of alveolar macrophages for enhanced synthe-sis of prostanoids involves induction of a novel prostaglandin H synthase. *J. Biol Chem.* **267(21):**14547–14550.

Rouzer, C.A., Matsumoto, T., and Samuelsson, B. 1986. Single protein from human leukocytes possesses 5-lipoxygenase and leukotriene A_4 synthase activities. *Proc. Natl. Acad. Sci. U.S.A.* **83:**857–861.

Samuelsson, B., Borgeat, P., Hammarstrom, S., Murphy, R.C. 1980. Leuko-trienes: a new group of biologically active compounds. *Adv. Prosta-glandin Thromboxane Leukot. Res.* **6**:1–18.

Schleimer, R.P. 1993. Glucocorticosteroids. In *Allergy, Principles and Practice*. E. Middleton, Jr., Reed, C.E., Ellis, E.F., Adkinson, N.F., Jr., Yunginger, J.W., and Busse, W.W., editors. Mosby. St Louis. 893–925.

Surette, M.E., Koumenis, I.L., Edens, M.B., Tramposch, K.M., Clayton, B., Bowton, D., and Chilton, F.H. 2003. Inhibition of leukotriene biosynthesis by a novel dietary fatty acid formulation in patients with atopic asthma: a randomized, placebo-controlled, parallel-group, prospective trial. *Clin. Ther.* **25**:972–979.

Vane, J. 1994. Towards a better aspirin. *Nature* **367**:215–216.

Vane, J.R., and Botting, R.M. 1998. Anti-inflammatory drugs and their mecha-nism of action. *Inflamm. Res.* **47**:S78–S87.

Venkatesh, V.C., and Ballard, P.L. 1991. Glucocorticoids and gene expression. *Am. J. Respir. Cell Mol. Biol.* **4**:301–303.

Capítulo 5: A rodear al culpable

Burdge, G.C., Jones, A.E., and Wootton, S.A. 2002. Eicosapentaenoic and do-cosapentaenoic acids are the principal products of alpha-linolenic acid me-tabolism in young men. *Br. J. Nutr.* **88**:355–363.

Burdge, G.C., Finnegan, Y.E., Minihane, A.M., Williams, C.M., and Wootton, S.A. 2003. Effect of altered dietary n-3 fatty acid intake upon plasma lipid fatty acid composition, conversion of [13C]alpha-linolenic acid to longer-chain fatty acids and partitioning towards beta-oxidation in older men. *Br. J. Nutr.* **90**:311–321.

Cho, H.P., Nakamura, M., and Clarke, S.D. 1999. Cloning, expression, and fatty acid regulation of the human delta-5 desaturase. *J. Biol. Chem.* **274**: 37335–37339.

Cho, H.P., Nakamura, M.T., and Clarke, S.D. 1999. Cloning, expression, and nutritional regulation of the mammalian delta-6 desaturase. *J. Biol. Chem.* **274**:471–477.

Dwyer, J.H., Wu, H.Y., Dwyer, K.M., Allayee, H., Lusis, A.J., and Mehrabian, M. 2003. Dietary arachidonic acid and linoleic acid are atherogenic while fish oils are protective, in a variant 5-lipoxygenase promoter genotype. *Cir-culation* **107**:E7003.

Dwyer, J.H., Allayee, H., Dwyer, K.M., Fan, J., Wu, H.Y., Mar, R., Lusis, A.J., and Mehrabian, M. 2004. Arachidonate 5-lipoxygenase promoter geno-type, dietary arachidonic acid, and atherosclerosis. *N. Engl. J. Med.* **350**:29–37.

Ferretti, A., Nelson, G.J., Schmidt, P.C., Kelley, D.S., Bartolini, G., and Flanagan, V.P. 1997. Increased dietary arachidonic acid enhances the synthesis of vasoactive eicosanoids in humans. *Lipids* **32**:435–439.

Helgadottir, A., Manolescu, A., Thorleifsson, G., Gretarsdottir, S., Jonsdottir, H., Thorsteinsdottir, U., Samani, N.J., Gudmundsson, G., Grant, S.F.A., Thorgeirsson, G. et al. 2004. The gene encoding 5-lipoxygenase activating protein confers risk of myocardial infarction and stroke. *Nat. Genet.* **36:** 233–239.

High, K.P., Sinclair, J., Easter, L.H., Case, D., Chilton, F.H. 2003. Advanced age, but not anergy, is associated with altered serum polyunsaturated fatty acid levels. *J. Nutr. Health Aging* **7(6):**378–384.

Innis, S.M., and Elias, S.L. 2003. Intakes of essential n-6 and n-3 polyunsaturated fatty acids among pregnant Canadian women. *Am. J. Clin. Nutr.* **77:** 473–478.

Jump, D.B. 2002. The biochemistry of n-3 polyunsaturated fatty acids. *J. Biol. Chem.* **277:**8755–8758.

Kelley, D.S., Nelson, G.J., Love, J.E., Branch, L.B., Taylor, P.C., Schmidt, P.C., Mackey, B.E., and Iacono, J.M. 1993. Dietary alpha-linolenic acid alters tissue fatty acid composition, but not blood lipids, lipoproteins or coagulation status in humans. *Lipids* **28:**533–537.

Kelley, D.S., Taylor, P.C., Nelson, G.J., Schmidt, P.C., Mackey, B.E., and Kyle, D. 1997. Effects of dietary arachidonic acid on human immune response. *Lipids* **32:**449–456.

Kelley, D.S. 2001. Modulation of human immune and inflammatory responses by dietary fatty acids. *Nutrition* **17:**669–673.

Li, D., Ng, A., Mann, N.J., and Sinclair, A.J. 1998. Contribution of meat fat to dietary arachidonic acid. *Lipids* **33:**437–440.

Mehrabian, M., Allayee, H., Wong, J., Shi, W., Wang, X.P., Shaposhnik, Z., Funk, C.D., Lusis, A.J., and Shih, W. 2002. Identification of 5-lipoxygenase as a major gene contributing to atherosclerosis susceptibility in mice. *Circ. Res.* **91:**120–126.

Mehrabian, M., and Allayee, H. 2003. 5-Lipoxygenase and atherosclerosis. *Curr. Opin. Lipidol.* **14:**447–457.

Meyer, B.J., Mann, N.J., Lewis, J.L., Milligan, G.C., Sinclair, A.J., and Howe, P.R. 2003. Dietary intakes and food sources of omega-6 and omega-3 polyunsaturated fatty acids *Lipids* **38:**391–398.

Murray, M.J., Kumar, M., Gregory, T.J., Banks, P.L., Tazelaar, H.D., and DeMichele, S.J. 1995. Select dietary fatty acids attenuate cardiopulmonary dysfunction during acute lung injury in pigs. *Am. J. Physiol.* **269:**H_2O90–H_2O99.

Parker-Barnes, J.M., Das, T., Bobik, E., Leonard, A.E., Thurmond, J.M., Chaung, L.T., Huang, Y.S., and Mukerji, P. 2000. Identification and characterization of an enzyme involved in the elongation of n-6 and n-3 polyunsaturated fatty acids. *Proc. Natl. Acad. Sci. U.S.A.* **97**:8284–8289.

Pawlosky, R.J., Hibbeln, J.R., Novotny, J.A., and Salem, N., Jr. 2001. Physiological compartmental analysis of alpha-linolenic acid metabolism in adult humans. *J. Lipid Res.* **42**:1257–1265.

Pischon, T., Hankinson, S.E., Hotamisligil, G.S., Rifai, N., Willett, W.C., and Rimm, E.B. 2003. Habitual dietary intake of n-3 and n-6 fatty acids in relation to inflammatory markers among U.S. men and women. *Circulation* **108**:155–160.

Salem, N., Jr., and Pawlosky, R.J. 1994. Arachidonate and docosahexaenoate biosynthesis in various species and compartments in vivo. *World Rev. Nutr. Diet.* **75**:114–119.

Salem, N., Jr., Pawlosky, R., Wegher, B., and Hibbeln, J. 1999. In vivo conversion of linoleic acid to arachidonic acid in human adults. *Prostaglandins Leukot. Essent. Fatty Acids* **60**:407–410.

Seyberth, H.W., Oelz, O., Kennedy, T., Sweetman, B.J., Danon, A., Frolich, J.C., Heimberg, M., and Oates, J.A. 1975. Increased arachidonate in lipids after administration to man: effects on prostaglandin biosynthesis. *Clin. Pharmacol. Ther.* **18**:521–529.

Sinclair, A.J., and Mann, N.J. 1996. Short-term diets rich in arachidonic acid influence plasma phospholipid polyunsaturated fatty acid levels and prostacyclin and thromboxane production in humans. *J. Nutr.* **126**:S1110–S1114.

Singer, P., Berger, I., Wirth, M., Godicke, W., Jaeger, W., and Voigt, S. 1986. Slow desaturation and elongation of linoleic and alpha-linolenic acids as a rationale of eicosapentaenoic acid-rich diet to lower blood pressure and serum lipids in normal, hypertensive and hyperlipemic subjects. *Prostaglandins Leukot. Med.* **24**:173–193.

Spanbroek, R., Grabner, R., Lotzer, K., Hildner, M., Urbach, A., Ruhling, K., Moos, M.P., Kaiser, B., Cohnert, T.U., Wahlers, T. et al. 2003. Expanding expression of the 5-lipoxygenase pathway within the arterial wall during human atherogenesis. *Proc. Natl. Acad. Sci. U.S.A.* **100**:1238–1243.

Ticono, J. 1982. Dietary requirements and functions of alpha-linolenic acid in animals. *Prog. Lipid. Res.* **21**:1–45.

Whelan, J., Surette, M.E., Hardardottir, I., Lu, G., Golemboski, K.A., Larsen, E., and Kinsella, J.E. 1993. Dietary arachidonate enhances tissue arachidonate levels and eicosanoid production in Syrian hamsters. *J. Nutr.* **123**:2174–2185.

Yamazaki, K., Fujikawa, M., Hamazaki, T., Yano, S., and Shono, T. 1992. Comparison of the conversion rates of alpha-linolenic acid (18:3[n-3]) and stearidonic acid (18:4[n-3]) to longer polyunsaturated fatty acids in rats. *Biochim. Biophys. Acta* **1123**:18–26.

Yu, G., and Bjorksten, B. 1998. Polyunsaturated fatty acids in school children in relation to allergy and serum IgE levels. *Pediatr. Allergy Immunol.* **9**:133–138.

Capítulo 6: Superalimentos tóxicos

Allman, M.A., Pena, M.M., and Pang, D. 1995. Supplementation with flaxseed oil versus sunflower seed oil in healthy young men consuming a low fat diet: effects on platelet composition and function. *Eur. J. Clin. Nutr* **49**:169–178.

Burdge, G.C., Jones, A.E., and Wootton, S.A. 2002. Eicosapentaenoic and docosapentaenoic acids are the principal products of alpha-linolenic acid metabolism in young men. *Br. J. Nutr.* **88**:355–363.

Burdge, G.C., Finnegan, Y.E., Minihane, A.M., Williams, C.M., and Wootton, S.A. 2003. Effect of altered dietary n-3 fatty acid intake upon plasma lipid fatty acid composition, conversion of (13C)alpha-linolenic acid to longer-chain fatty acids and partitioning towards beta-oxidation in older men. *Br. J. Nutr.* **90**:311–321.

Cho, H.P., Nakamura, M., and Clarke, S.D. 1999. Cloning, expression, and nutritional regulation of the human delta-5 desaturase. *J. Biol. Chem.* **274**: 37335–37339.

Cho, H.P., Nakamura, M.T., and Clarke, S.D. 1999. Cloning, expression, and nutritional regulation of the mammalian delta-6 desaturase. *J. Biol. Chem.* **274**:471–477.

Clay, C.E., Atsumi, G.I., High, K.P., and Chilton, F.H. 2001. Early *de novo* gene expression is required for 15-Deoxy-Delta 12,14-prostaglandin J$_2$-induced apoptosis in breast cancer cells. *J. Biol. Chem.* **276**:47131–47135.

Duchen, K., Yu, G., and Bjorksten, B. 1998. Atopic sensitization during the first year of life in relation to long chain polyunsaturated fatty acid levels in human milk. *Pediatr. Res.* **44**:478–484.

Dwyer, J.H., Wu, H.Y., Dwyer, K.M., Allayee, H., Lusis, A.J., and Mehrabian, M. 2003. Dietary arachidonic acid and linoleic acid are atherogenic while fish oils are protective, in a variant 5-lipoxygenase promoter genotype. *Circulation* **107**:E7003.

Dwyer, J.H., Allayee, H., Dwyer, K.M., Fan, J., Wu, H.Y., Mar, R., Lusis, A.J., and Mehrabian, M. 2004. Arachidonate 5-lipoxygenase promoter genotype, dietary arachidonic acid, and atherosclerosis. *N. Engl. J. Med.* **350**:29–37.

Ferretti, A., Nelson, G.J., Schmidt, P.C., Kelley, D.S., Bartolini, G., and Flanagan, V.P. 1997. Increased dietary arachidonic acid enhances the synthesis of vasoactive eicosanoids in humans. *Lipids* **32**:435–439.

Guichardant, M., Traitler, H., Spielmann, D., Sprecher, H., and Finot, P.A. 1993. Stearidonic acid, an inhibitor of the 5-lipoxygenase pathway: a comparison with timnodonic and dihomogammalinolenic acid. *Lipids* **28**:321–324.

Helgadottir, A., Manolescu, A., Thorleifsson, G., Gretarsdottir, S., Jonsdottir, H., Thorsteinsdottir, U., Samani, N.J., Gudmundsson, G., Grant, S.F.A., Thorgeirsson, G. et al. 2004. The gene encoding 5-lipoxygenase activating protein confers risk of myocardial infarction and stroke. *Nat. Genet.* **36**:233–239.

Innis, S.M., and Elias, S.L. 2003. Intakes of essential n-6 and n-3 polyunsaturated fatty acids among pregnant Canadian women. *Am. J. Clin. Nutr.* **77**:473–478.

Ishihara, K., Komatsu, W., Saito, H., and Shinohara, K. 2002. Comparison of the effects of dietary alpha-linolenic, stearidonic, and eicosapentaenoic acids on production of inflammatory mediators in mice. *Lipids* **37**:481–486.

James, M.J., Ursin, V.M., and Cleland, L.G. 2003. Metabolism of stearidonic acid in human subjects: comparison with the metabolism of other n-3 fatty acids. *Am. J. Clin. Nutr.* **77**:1140–1145.

Jump, D.B. 2002. The biochemistry of n-3 polyunsaturated fatty acids. *J. Biol. Chem.* **277**:8755–8758.

Kelley, D.S., Nelson, G.J., Love, J.E., Branch, L.B., Taylor, P.C., Schmidt, P.C., Mackey, B.E., and Iacono, J.M. 1993. Dietary alpha-linolenic acid alters tissue fatty acid composition, but not blood lipids, lipoproteins or coagulation status in humans. *Lipids* **28**:533–537.

Kelley, D.S., Taylor, P.C., Nelson, G.J., Schmidt, P.C., Mackey, B.E., and Kyle, D. 1997. Effects of dietary arachidonic acid on human immune response. *Lipids* **32**:449–456.

Kelley, D.S. 2001. Modulation of human immune and inflammatory responses by dietary fatty acids. *Nutrition* **17**:669–673.

Layne, K.S., Goh, Y.K., Jumpsen, J.A., Ryan, E.A., Chow, P., and Clandinin, M.T. 1996. Normal subjects consuming physiological levels of 18:3(n-3) and 20:5(n-3) from flaxseed or fish oils have characteristic differences in plasma lipid and lipoprotein fatty acid levels. *J. Nutr.* **126**:2130–2140.

Li, D., Ng, A., Mann, N.J., and Sinclair, A.J. 1998. Contribution of meat fat to dietary arachidonic acid. *Lipids* **33**:437–440.

Mantzioris, E., James, M.J., Gibson, R.A., and Cleland, L.G. 1994. Dietary substitution with an alpha-linolenic acid-rich vegetable oil increases eicosapentaenoic acid concentrations in tissues. *Am. J. Clin. Nutr.* **59**:1304–1309.

Mehrabian, M., Allayee, H., Wong, J., Shi, W., Wang, X.P., Shaposhnik, Z., Funk, C.D., Lusis, A.J., and Shih, W. 2002. Identification of 5-lipoxygenase as a major gene contributing to atherosclerosis susceptibility in mice. *Circ. Res.* **91**:120–126.

Parker-Barnes, J.M., Das, T., Bobik, E., Leonard, A.E., Thurmond, J.M., Chaung, L.T., Huang, Y.S., and Mukerji, P. 2000. Identification and characterization of an enzyme involved in the elongation of n-6 and n-3 polyunsaturated fatty acids. *Proc. Natl. Acad. Sci. U.S.A.* **97**:8284–8289.

Pawlosky, R.J., Hibbeln, J.R., Novotny, J.A., and Salem, N., Jr. 2001. Physiological compartmental analysis of alpha-linolenic acid metabolism in adult humans. *J. Lipid Res.* **42**:1257–1265.

Pawlosky, R.J., Hibbeln, J.R., Lin, Y., Goodson, S., Riggs, P., Sebring, N., Brown, G.L., and Salem, N., Jr. 2003. Effects of beef- and fish-based diets on the kinetics of n-3 fatty acid metabolism in human subjects. *Am. J. Clin. Nutr.* **77**:565–572.

Petrik, M.B., McEntee, M.F., Johnson, B.T., Obukowicz, M.G., and Whelan, J. 2000. Highly unsaturated (n-3) fatty acids, but not alpha-linolenic, conjugated linoleic or gamma-linolenic acids, reduce tumorigenesis in Apc (Min/+) mice. *J. Nutr.* **130**:2434–2443.

Salem, N., Jr., and Pawlowsky, R.J. 1994. Arachidonate and docosahexaenoate biosynthesis in various species and compartments in vivo. *World Rev. Nutr. Diet.* **75**:114–119.

Salem, N., Jr., Pawlosky, R., Wegher, B., and Hibbeln, J. 1999. In vivo conversion of linoleic acid to arachidonic acid in human adults. *Prostaglandins Leukot. Essent. Fatty Acids* **60**:407–410.

Seyberth, H.W., Oelz, O., Kennedy, T., Sweetman, B.J., Danon, A., Frolich, J.C., Heimberg, M., and Oates, J.A. 1975. Increased arachidonate in lipids after administration to man: effects on prostaglandin biosynthesis. *Clin. Pharmacol. Ther.* **18**:521–529.

Sinclair, A.J., and Mann, N.J. 1996. Short-term diets rich in arachidonic acid influence plasma phospholipid polyunsaturated fatty acid levels and prostacyclin and thromboxane production in humans. *J. Nutr.* **126**:S1110–S1114.

Singer, P., Berger, I., Wirth, M., Godicke, W., Jaeger, W., and Voigt, S. 1986. Slow desaturation and elongation of linoleic and alpha-linolenic acids as a rationale of eicosapentaenoic acid-rich diet to lower blood pressure and serum lipids in normal, hypertensive and hyperlipemic subjects. *Prostaglandis Leukot. Med.* **24**:173–193.

Surette, M.E., Edens, M., Chilton, F.H., and Tramposch, K.M. 2004. Dietary echium oil increases plasma and neutrophil long-chain (n-3) fatty acids and lowers serum triacylglycerols in hypertriglyceridemic humans. *J. Nutr.* **134**:1406–1411.

Uauy, R., Hoffman, D.R., Mena, P., Llanos, A., and Birch, E.E. 2003. Term infant studies of DHA and ARA supplementation on neurodevelopment: results of randomized controlled trials. *J. Pediatr.* **143**:S17–S25.

Uauy, R., and Castillo, C. 2003. Lipid requirements of infants: implications for nutrient composition of fortified complementary foods. *J. Nutr.* **133**: 2962S–2972S.

Ursin, V.M. 2003. Modification of plant lipids for human health: development of functional land-based omega-3 fatty acids. *J. Nutr.* **133**:4271–4274.

Wensing, A.G., Mensink, R.P., and Hornstra, G. 1999. Effects of dietary n-3 polyunsaturated fatty acids from plant and marine origin on platelet aggregation in healthy elderly subjects. *Br. J. Nutr.* **82**:183–191.

Yamazaki, K., Fujikawa, M., Hamazaki, T., Yano, S., and Shono, T. 1992. Comparison of the conversion rates of alpha-linolenic acid (18:3[n-3]) and stearidonic acid (18:4[n-3]) to longer polyunsaturated fatty acids in rats. *Biochim. Biophys. Acta* **1123**:18–26.

Yu, G., Duchen, K., and Bjorksten, B. 1998. Fatty acid composition in colostrum and mature milk from non-atopic and atopic mothers during the first 6 months of lactation. *Acta Paediatr.* **87**:729–736.

Yu, G., and Bjorksten, B. 1998. Serum levels of phospholipid fatty acids in mothers and their babies in relation to allergic disease. *Eur. J. Pediatr.* **157**: 298–303.

Yu, G., and Bjorksten, B. 1998. Polyunsaturated fatty acids in school children in relation to allergy and serum IgE levels. *Pediatr. Allergy Immunol.* **9**:133–138.

Capítulo 7: Cómo restablecer el equilibrio cuando hay demasiada inflamación

Arm, J.P., Horton, C.E., Mencia-Huerta, J.-M., House, F., Eiser, N.M., Clark, T.J.H., Spur, B.W., and Lee, T.H. 1988. Effect of dietary supplementation with fish oil lipids on mild asthma. *Thorax* **43**:84–92.

Arm, J.P., Horton, C.E., Spur, B.W., Mencia-Huerta, J.-M., and Lee, T.H. 1989. The effects of dietary supplementation with fish oil lipids on the airways response to inhaled allergen in bronchial asthma. *Am. Rev. Respir. Dis.* **139**:1395–1400.

Barham, J.B., Edens, M.B., Fonteh, A.N., Johnson, M.M., Easter, L., and Chilton, F.H. 2000. Addition of eicosapentaenoic acid to gamma-linolenic acid-supplemented diets prevents serum arachidonic acid accumulation in humans. *J. Nutr.* **130**:1925–1931.

Chapkin, R.S., Somers, S.D., and Erickson, K.L. 1988. Dietary manipulation of macrophage phospholipid classes: selective increase of dihomogamma-linolenic acid. *Lipids* **23**:766–770.

Chapkin, R.S., Miller, C.C., Somers, S.D., and Erickson, K.L. 1988. Ability of 15-hydroxyeicosatrienoic acid (15-OH-20:3) to modulate macrophage arachidonic acid metabolism. *Biochem. Biophys. Res. Commun.* **153**: 799–804.

Chapkin, R.S., and Coble, K.J. 1991. Utilization of gammalinolenic acid by mouse peritoneal macrophages. *Biochim. Biophys. Acta* **1085**:365–370.

Chilton, F.H., Patel, M., Fonteh, A.N., Hubbard, W.C., and Triggiani, M. 1993. Dietary n-3 fatty-acid effects on neutrophil lipid-composition and mediator production-influence of duration and dosage. *J. Clin. Invest.* **91**: 115–122.

Chilton, L., Surette, M.E., Swan, D.D., Fonteh, A.N., Johnson, M.M., and Chilton, F.H. 1996. Metabolism of gammalinolenic acid in human neu-trophils. *J. Immunol.* **156**:2941–2947.

Christophe, A., Robberecht, E., Franckx, H., De Baets, F., and van de Pas, M. 1994. Effect of administration of gamma-linolenic acid on the fatty acid composition of serum phospholipids and cholesteryl esters in patients with cystic fibrosis. *Ann. Nutr. Metab.* **38**:40–47.

Dooper, M.M., van Riel, B., Graus, Y.M., and M'Rabet, L. 2003. Dihomo-gamma-linolenic acid inhibits tumour necrosis factor-alpha production by human leucocytes independently of cyclooxygenase activity. *Immunology* **110**:348–357.

Eaton, S.B., Eaton, S.B., III, Konner, M.J., and Shostak, M. 1996. An evolu-tionary perspective enhances understanding of human nutritional require-ments. *J. Nutr.* **126**:1732–1740.

Eaton, S.B., Eaton, S.B., III, and Konner, M.J. 1997. Paleolithic nutrition revis-ited: a twelve-year retrospective on its nature and implications. *Eur. J. Clin. Nutr.* **51**:207–216.

Eaton, S.B., Eaton, S.B., III, Sinclair, A.J., Cordain, L., and Mann, N.J. 1998. Dietary intake of long-chain polyunsaturated fatty acids during the pale-olithic. *World Rev. Nutr. Diet.* **83**:12–23.

Eaton, S.B., and Eaton, S.B., III. 2000. Paleolithic vs. modern diets—selected pathophysiological implications. *Eur. J. Nutr.* **39**:67–70.

Eaton, S.B., Cordain, L., and Eaton, S.B. 2001. An evolutionary foundation for health promotion. *World Rev. Nutr. Diet.* **90**:5–12.

Eaton, S.B., and Eaton, S.B. 2003. An evolutionary perspective on human phys-ical activity: implications for health. *Comp Biochem. Physiol. A Mol. Integr. Physiol.* **136**:153–159.

Fan, Y.Y., Ramos, K.S., and Chapkin, R.S. 1997. Dietary gamma-linolenic acid enhances mouse macrophage-derived prostaglandin E1 which inhibits vascular smooth muscle cell proliferation. *J. Nutr.* **127**:1765–1771.

Fan, Y.Y., Ramos, K.S., and Chapkin, R.S. 1999. Modulation of atherogenesis by dietary gamma-linolenic acid. *Adv. Exp. Med. Biol.* **469**:485–491.

Fletcher, M.P., and Ziboh, V.A. 1990. Effects of dietary supplementation with eicosapentaenoic acid or gamma-linolenic acid on neutrophil phospholipid fatty acid composition and activation responses. *Inflammation* **14**:585–597.

Forman, B.M., Tontonoz, P., Chen, J., Brun, R.P., Spiegelman, B.M., and Evans, R.M. 1995. 15-Deoxy-delta 12, 14-prostaglandin J_2 is a ligand for the adipocyte determination factor PPAR gamma. *Cell* **83**:803–812.

Goldman, D.W., Pickett, W.C., and Goetzl, E.J. 1983. Human neutrophil chemotactic and degranulating activities of leukotriene B_5 (LTB_5) derived from eicosapentaenoic acid. *Biochem. Biophys. Res. Commun.* **117**:282–288.

Guil-Guerrero, J.L., Gomez-Mercado, F., Garcia-Maroto, F., and Campra-Madrid, P. 2000. Occurrence and characterization of oils rich in gamma-linolenic acid Part I: echium seeds from Macaronesia. *Phytochemistry* **53**: 451–456.

Harbige, L.S., Layward, L., Morris-Downes, M.M., Dumonde, D.C., and Amor, S. 2000. The protective effects of omega-6 fatty acids in experimental autoimmune encephalomyelitis (EAE) in relation to transforming growth factor-beta 1 (TGF-beta1) up-regulation and increased prostaglandin E2 (PGE2) production. *Clin. Exp. Immunol.* **122**:445–452.

Hirafuji, M., Machida, T., Tsunoda, M., Miyamoto, A., and Minami, M. 2002. Docosahexaenoic acid potentiates interleukin-1b induction of nitric oxide synthase through mechanism involving p44/42 MAPK activation in rat vascular smooth muscle cells. *Br. J. Pharmacol.* **136**:613–619.

Johnson, M.M., Swan, D.D., Surette, M.E., Stegner, J., Chilton, T., Fonteh, A.N., and Chilton, F.H. 1997. Dietary supplementation with gamma-linolenic acid alters fatty acid content and eicosanoid production in healthy humans. *J. Nutr.* **127**:1435–1444.

Layne, K.S., Goh, Y.K., Jumpsen, J.A., Ryan, E.A., Chow, P., and Clandinin, M.T. 1996. Normal subjects consuming physiological levels of 18:3(n-3) and 20:5(n-3) from flaxseed or fish oils have characteristic differences in plasma lipid and lipoprotein fatty acid levels. *J. Nutr.* **126**:2130–2140.

Lee, T.H., Mencia-Huerta, J.M., Shih, C., Corey, E.J., Lewis, R.A., and Austen, K.F. 1984. Characterization and biological properties of 5,12-dihydroxy derivatives of eicosapentaenoic acid including leukotriene B_5 and the double lipoxygenase product. *J. Biol. Chem.* **259**:2383–2389.

Lee, T.H., Mencia-Huerta, J.M., Shih, C., Corey, E.J., Lewis, R.A., and Austen, K.F. 1984. Effects of exogenous arachidonic, eicosapentaenoic, and docosahexaenoic acids on the generation of 5-lipoxygenase pathway products by ionophore-activated human neutrophils. *J. Clin. Invest.* **74**:1922–1933.

Lee, T.H., Hoover, R.L., Williams, J.D., Sperling, R.I., Ravelese, J., Spur, B.W., Robinson, D.R., Corey, E.J., Lewis, R.A., and Austen, K.F. 1985. Effect of dietary enrichment with eicosapentaenoic and docosahexaenoic acid on *in vitro* neutrophil and monocyte leukotriene generation and neutrophil function. *N. Engl. J. Med.* **312**:1217–1224.

Lee, T.H., Austen, K.F., Leitch, A.G., Israel, E., Robinson, D.R., Lewis, R.A., Corey, E.J., and Drazen, J.M. 1985. The effects of a fish-oil enriched diet on pulmonary mechanics during anaphylaxis. *Am. Rev. Respir. Dis.* **132**:1204–1209.

Lee, T.H., and Arm, J.P. 1986. Prospects for modifying the allergic response by fish oil diets. *Clin. Allergy* **16**:89–100.

Leventhal, L.J., Boyce, E.G., and Zurier, R.B. 1993. Treatment of rheumatoid arthritis with gammalinolenic acid. *Ann. Intern. Med.* **119**:867–873.

Lopez-Garcia, E., Schulze, M.B., Manson, J.E., Meigs, J.B., Albert, C.M., Rifai, N., Willett, W.C., and Hu, F.B. 2004. Consumption of (n-3) fatty acids is related to plasma biomarkers of inflammation and endothelial activation in women. *J. Nutr.* **134**:1806–1811.

Pek, S.B., Nathan, M.H. 1994. Role of eicosanoids in biosynthesis and secretion of inslin. *Diabete. Metab.* **20(2)**:146–149.

Petrik, M.B., McEntee, M.F., Johnson, B.T., Obukowicz, M.G., and Whelan, J. 2000. Highly unsaturated (n-3) fatty acids, but not alpha-linolenic, conjugated linoleic or gamma-linolenic acids, reduce tumorigenesis in Apc (Min/+) mice. *J. Nutr.* **130**:2434–2443.

Picado, C., Castillo, J.A., Schinca, N., Pujades, M., Ordinas, A., Coronas, A., and Agusti-Vidal, A. 1988. Effects of a fish oil enriched diet on aspirin intolerant asthmatic patients: a pilot study. *Thorax* **43**:93–97.

Rosenstein, E.D., Kushner, L.J., Kramer, N., and Kazandjian, G. 2003. Pilot study of dietary fatty acid supplementation in the treatment of adult periodontitis. *Prostaglandins Leukot. Essent. Fatty Acids* **68**:213–218.

Simopoulos, A.P. 2002. Omega-3 fatty acids in inflammation and autoimmune diseases. *J. Am. Coll. Nutr.* **21**:495–505.

Spector, S.L., Surette, M.E. 2003. Diet and asthma: has the role of dietary lipids been overlooked in the management of asthma? *Ann. Allergy Asthma Immunol.* **90(4)**:371–377.

Surette, M.E., Koumenis, I.L., Edens, M.B., Tramposch, K.M., and Chilton, F.H. 2003. Inhibition of leukotriene synthesis, pharmacokinetics, and tolerability of a novel dietary fatty acid formulation in healthy adult subjects. *Clin. Ther.* **25**:948–971.

Surette, M.E., Edens, M., Chilton, F.H., and Tramposch, K.M. 2004. Dietary echium oil increases plasma and neutrophil long-chain (n-3) fatty acids and lowers serum triacylglycerols in hypertriglyceridemic humans. *J. Nutr.* **134**:1406–1411.

Thien, F.C.K., Atkinson, B.A., Khan, A., Mencia-Huerta, J.-M., and Lee, T.H. 1992. Effect of dietary fish oil supplementation on the antigen-induced late-phase response in the skin. *J. Allergy Clin. Immunol.* **89**:829–835.

Thien, F.C.K., Menciahuerta, J.M., and Lee, T.K. 1993. Dietary fish oil: effects on seasonal hay fever and asthma in pollen-sensitive subjects. *Am. Rev. Respir. Dis.* **147**:1138–1143.

Tollesson, A., and Frithz, A. 1993. Borage oil, an effective new treatment for infantile seborrhoeic dermatitis. *Br. J. Dermatol.* **129**:95.

Ursin, V.M. 2003. Modification of plant lipids for human health: development of functional land-based omega-3 fatty acids. *J. Nutr.* **133**:4271–4274.

van Gool, C.J., Thijs, C., Henquet, C.J., van Houwelingen, A.C., Dagnelie, P.C., Schrander, J., Menheere, P.P., and van den Brandt, P.A. 2003. Gamma-linolenic acid supplementation for prophylaxis of atopic dermatitis—a randomized controlled trial in infants at high familial risk. *Am. J. Clin. Nutr.* **77**:943–951.

Wensing, A.G., Mensink, R.P., and Hornstra, G. 1999. Effects of dietary n-3 polyunsaturated fatty acids from plant and marine origin on platelet aggregation in healthy elderly subjects. *Br. J. Nutr.* **82**:183–191.

Capítulo 10: ¿Cuál es su Cociente Inflamatorio?

Berry, K.A., Borgeat, P., Gosselin, J., Flamand, L., and Murphy, R.C. 2003. Urinary metabolites of leukotriene B_4 in the human subject. *J. Biol. Chem.* **278**:24449–24460.

Christie, P.E., Tagari, P., Ford-Hutchinson, A.W., Charlesson, S., Chee, P., Arm, J.P., and Lee, T.H. 1991. Urinary leukotriene E_4 concentrations increase after aspirin challenge in aspirin-sensitive asthmatic subjects. *Am. Rev. Respir. Dis.* **143**:1025–1029.

Drazen, J.M., O'Brien, J., Sparrow, D., Weiss, S.T., Martins, M.A., Israel, E., and Fanta, C.H. 1992. Recovery of leukotriene E_4 from the urine of patients with airway obstruction. *Am. Rev. Respir. Dis.* **146**:104–108.

Smith, C.M., Christie, P.E., Hawksworth, R.J., Thien, F., and Lee, T.H. 1991. Urinary leukotriene E_4 levels following allergen and exercise challenge in bronchial asthma. *Am. Rev. Respir. Dis.* **144**:1411–1413.

Smith, C.M., Hawksworth, R.J., Thien, F.C.K., Christie, P.E., and Lee, T.H. 1992. Urinary leukotriene E_4 in bronchial asthma. *Eur. Respir. J.* **5**:693–699.

Taylor, G.W., Taylor, I., Black, P., Maltby, N.H., Turner, N., Fuller, R.W., and Dollery, C.T. 1989. Urinary leukotriene E_4 after antigen challenge and in acute asthma and allergic rhinitis. *Lancet* **1**:584–588.

Westcott, J.Y., Smith, H.R., Wenzel, S.E., Larsen, G.L., Thomas, R.B., Felsien, D., and Voelkel, N.F. 1991. Urinary leukotriene E_4 in patients with asthma: effect of airways reactivity and sodium cromoglycate. *Am. Rev. Respir. Dis.* **143**:1322–1328.

Yeh, E.T. 2004. C-reactive protein is an essential aspect of cardiovascular risk factor stratification. *Can. J. Cardiol.* **20**:93B–96B.

Yeh, E.T. 2004. CRP as a mediator of disease. *Circulation* **109**:II11–II14.

Tiendas de productos naturales de habla hispana

Hemos creado la siguiente lista de tiendas de productos naturales en las que se habla español para ayudarle a conseguir los productos mencionados en este libro. El hecho de que hayamos incluido un establecimiento específico no significa que lo estemos recomendando. Por supuesto que no hacemos mención de todas las tiendas que existen con empleados que hablan español; nuestra intención es que usted tenga un punto de partida para conseguir los hierbas y productos que se recomiendan en este libro. Aparte de consultar esta lista, usted también puede buscar una tienda en su zona consultando el directorio telefónico local y buscar bajo el nombre de "productos naturales" o "*health food stores*".

Arizona

Yerbería San Francisco
6403 N. 59th Avenue
Glendale, AZ 85301

Yerbería San Francisco
2718 W. Van Buren
Phoenix, AZ 85009

Yerbería San Francisco
13370 W. Van Buren
#103
Goodyear, AZ 85338

Yerbería San Francisco
340 W. University Drive
Mesa, AZ 85201

Yerbería San Franciso
5233 S. Central Avenue
Phoenix, AZ 85040

Yerbería San Francisco
961 W. Ray Road
Chandler, AZ 85224

California

Capitol Drugs, Inc.
8578 Santa Monica Boulevard
West Hollywood, CA 90069

Buena Salud Centro Naturista
12824 Victory Boulevard
North Hollywood, CA 91606

Consejería Naturista
40 Persia Avenue
San Francisco, CA 94112

Cuevas Health Foods
738 S. Atlantic Boulevard
Los Ángeles, CA 90022

Natucentro Xandu
179 N. 1st St.
Fresno, CA 93702

La Fuente de la Salud
757 S. Fetterly Avenue #211
Los Ángeles, CA 90022

Centro Naturista
7860 Paramount Boulevard
Suite K26
Pico Rivera, CA 90660

Hierbas Naturales
420 E. 4th Street
Perris, CA 92570

Franco's Naturista
14925 S. Vermont Avenue
Gardenia, CA

Casa Naturista
384 E. Orange Grove Boulevard
Pasadena, CA 91104

Natural Center Vida Sana
2661 E. Florence Avenue
Suite E
Huntington Park, CA 90255

Colorado

Tienda Naturista
3158 W. Alameda Avenue
Denver, CO 80219

Connecticut

Centro de Nutrición y Terapias
Naturales
1764 Park Street
Hartford, CT 06105

Florida

Nutrition Mart Health Food and
Vitamins
10740 W. Flagler St.
Miami, FL 33174

Illinois

Vida Sana
4045 W. 26th Street
Chicago, IL 60623

Centro Naturista Nature's Herbs
2430 S. Laramie Avenue
Cicero, IL 60804

Massachusetts

Centro de Nutrición y Terapias
107 Essex Street
Lawrence, MA 01841

Nueva Jersey

Centro Naturista
28 B Broadway
Passaic, NJ 07055

Revé Health Food Store
839 Elizabeth Avenue
Elizabeth, NJ 07201

Be-Vi Natural Food Center
4005 Bergenline Avenue
Union City, NJ 07087

Nueva York

Vida Natural
79 Clinton Street
New York, NY 10002

Vida Saludable
604 W. 139th St. (entre Broadway
y Riverside)
New York, NY 10031

Puerto Rico

El Nuevo Lucero
1160 Avenida Américo Miranda
San Juan, PR 00921

La Natura Health Food
Carretera 194
Fajardo Gardens
Fajardo, PR 00738

Natucentro
92 Calle Giralda
Marginal Residencial Sultana
Mayagüez, PR 00680

Centro Naturista de Guaynabo
Avenida Méjico, Carretera 177
Suite Nº4, Parkville
Mayagüez, PR 00680

Nutricentro Health Food
965 de Infantería
Lajas, PR 00667

Natural Health Food
Calle Enrique González Nº46 Sur
Guayama, PR 00784

Texas

Héctor's Health Company
4500 N. 10th Street
Suite 10
McAllen, TX 78504

Naturaleza y Nutrición
123 N. Marlborough Avenue
Dallas, TX 75208

La Vida Health Food Store
410 W. Craig Place
San Antonio, TX 78207

Hierba Salud Internacional
9119 S. Gessner Drive
Suite 118
Houston, TX 77074

El Paso Health Food Center
2700 Montana Avenue
El Paso, TX 79903

Índice de términos

Las referencias de páginas <u>subrayadas</u> indican que el término o tema tratado se encuentra en un recuadro en la página correspondiente. Las referencias de páginas *en cursivas* indican que el término o tema se encuentra en una tabla en la página correspondiente. Las referencias de páginas **en negritas** indican que hay una ilustración o una figura del término o tema en la página correspondiente.

Los autores

EL DR. FLOYD H. "SKI" CHILTON cuenta con amplio reconocimiento en los círculos académicos e industriales por su labor en relación con el papel que desempeñan los ácidos grasos con respecto a las enfermedades humanas. El Dr. Chilton asimismo posee mucha experiencia en puestos directivos de organismos académicos e industriales. Actualmente es profesor titular del departamento de Fisiología y Farmacología en la Escuela de Medicina de la Universidad Wake Forest. Antes de asumir esta responsabilidad, el Dr. Chilton fundó una compañía biotecnológica, Pilot Therapeutics, en la que trabajó como director, gerente general y director de tecnología desde finales del año 2000 hasta 2003. En ese último año fue nombrado finalista del premio Ernst & Young al Empresario del Año para Carolina del Norte y del Sur (uno de tres finalistas seleccionados entre más de 400 gerentes generales de empresas ubicadas en esta región geográfica para la categoría de biotecnología y ciencias de la vida).

Antes de fundar Pilot Therapeutics, el Dr. Chilton fundó el Programa para Medicina Molecular en la Escuela de Medicina de la Universidad Wake Forest y ayudó a convertirlo en uno de los más exitosos de su tipo en los Estados Unidos. Desde que entró a Wake Forest, ha sido director de Medicina Molecular, profesor de Fisiología y Farmacología, profesor de Medicina Interna y profesor de Bioquímica; también fue director adjunto del Centro para el Asma y las Enfermedades de las Vías Respiratorias, así como director adjunto de los Programas de Investigación Clínica. Antes de llegar a Wake Forest, formó parte del cuerpo docente en la Escuela de Medicina de la Universidad Johns Hopkins.

El Dr. Chilton es titular de 32 patentes ya otorgadas y de 17 patentes en trámite. Ha sido autor o coautor de más de 110 artículos científicos y capítulos de libros. Asimismo dirigió u organizó varias conferencias internacionales sobre la regulación alimenticia de las enfermedades humanas y del metabolismo de los lípidos. El Dr. Chilton obtuvo su doctorado en Bioquímica de la Universidad Wake Forest en 1984. Hasta 1986 fue becario de postdoctorado en Farmacología en la Universidad de Colorado. Ha recibido un gran número de premios a lo largo de su carrera, entre ellos la Beca Cowgill y el premio Sigma Xi a la

Investigación en la Universidad Wake Forest, el Premio al Mérito Académico Distinguido de la Universidad de Carolina Occidental en 1999 y el Premio al Servicio y la Docencia Distinguidos otorgado por el Congreso Italiano de Alergias e Inmunología.

EL DR. CHARLES E. "CASH" MCCALL es profesor de Medicina Interna, Microbiología e Inmunología, director del Centro General para la Investigación Clínica y vicedecano adjunto de Investigaciones en el Departamento de Ciencias de la Salud de la Universidad Wake Forest. Se recibió como doctor en Medicina en el primer lugar del mérito académico en 1961 por parte de la que ahora es la Escuela de Medicina de la Universidad Wake Forest (*WFUSM* por sus siglas en inglés). Después de cinco años de capacitación de postgrado en la Escuela de Medicina de Harvard y dos años en los Centros para el Control de las Enfermedades, ingresó al cuerpo docente de la WFUSM en 1968. En 1972, al comienzo de su carrera en el Centro Médico Bautista de la Universidad Wake Forest, recibió una Beca de Investigación para el Desarrollo Profesional del Instituto Nacional para la Salud, así como una Beca Médica de Postgrado como investigador por parte de la Escuela Real de Postgrado de Medicina en Londres. Dentro del área de Investigación y Asuntos Académicos dirigió la División de Enfermedades Infecciosas de 1973 a 1998, fungió como coordinador de Microbiología e Inmunología de 1981 a 1983 y como vicecoordinador del Departamento de Medicina Interna durante 11 años. Ha dirigido el Centro General para la Investigación Clínica financiado por el Instituto Nacional para la Salud desde sus comienzos en 1993.

El Dr. McCall fue el primer miembro del cuerpo docente de la WFUSM electo para ingresar a la Sociedad Estadounidense de Investigación Clínica y la Asociación de Médicos Estadounidenses.

El Dr. McCall ha dedicado la mayor parte de su carrera profesional a la investigación clínica traduccional sobre la inflamación y ha escrito más de 160 publicaciones sobre investigaciones originales. Ha recibido fondos para la investigación de las inflamaciones de manera consistente desde 1970. Su exitosa carrera en la investigación traduccional de la inflamación con concentración en el paciente le valió recibir el primer premio al Investigador Establecido en Investigaciones Clínicas de la Escuela de Medicina de la Universidad Wake Forest en 1997. El Dr. McCall recibió asimismo el premio al Profesor y Exalumno Distinguido y el premio al Servicio Distinguido de la Escuela de Medicina de la Universidad Wake Forest.

LAURA TUCKER ha escrito varios libros médicos y de salud. Vive en Brooklyn, Nueva York, con su esposo e hija.